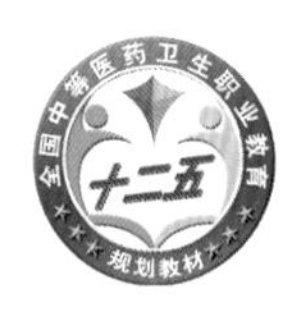

全国中等医药卫生职业教育“十二五”规划教材

病理学基础

（供护理、助产、药剂、农村医学等专业用）

主　编　王志敏（无锡卫生高等职业技术学校）
　　　　王永实（淮阴卫生高等职业技术学校）
副主编　曹靖宇（甘肃省中医学校）
　　　　关　鑫（泰山护理职业学院）
编　委（以姓氏笔画为序）
　　　　王智明（镇江卫生学校）
　　　　刘　洋（哈尔滨市卫生学校）
　　　　李华汉（广东省江门中医药学校）
　　　　陶　黎（安阳职业技术学院）
　　　　崔　莹（郑州市卫生学校）

中国中医药出版社
·北　京·

图书在版编目（CIP）数据

病理学基础 / 王志敏，王永实主编 .—北京：中国中医药出版社，2013. 8（2014.8重印）
全国中等医药卫生职业教育“十二五”规划教材
ISBN 978-7-5132-1502-2

Ⅰ. ①病…　Ⅱ. ①王…　②王…　Ⅲ. ①病理学－中等专业学校－教材
Ⅳ. ① R36

中国版本图书馆 CIP 数据核字（2013）第 131148 号

中 国 中 医 药 出 版 社 出 版
北京市朝阳区北三环东路 28 号易亨大厦 16 层
邮政编码　100013
传真　010 64405750
三河市同力印刷装订有限公司印刷
各地新华书店经销
*
开本 787 × 1092　1/16　印张 15　字数 330 千字
2013 年 8 月第 1 版　　2014 年 8 月第 2 次印刷
书　号　ISBN 978-7-5132-1502-2
*
定价　39.00 元
网址　www.cptcm.com

社长热线　010　64405720

购书热线　010　64065415　010　64065413

书店网址　csln.net/qksd/

官方微博　http://e.weibo.com/cptcm

全国中等医药卫生职业教育“十二五”规划教材
专家指导委员会

前　言

“全国中等医药卫生职业教育‘十二五’规划教材”由中国职业技术教育学会教材工作委员会中等医药卫生职业教育教材建设研究会组织，全国120余所高等和中等医药卫生院校及相关医院、医药企业联合编写，中国中医药出版社出版。主要供全国中等医药卫生职业学校护理、助产、药剂、医学检验技术、口腔修复工艺专业使用。

《国家中长期教育改革和发展规划纲要（2010－2020年）》中明确提出，要大力发展职业教育，并将职业教育纳入经济社会发展和产业发展规划，使之成为推动经济发展、促进就业、改善民生、解决“三农”问题的重要途径。中等职业教育旨在满足社会对高素质劳动者和技能型人才的需求，其教材是教学的依据，在人才培养上具有举足轻重的作用。为了更好地适应我国医药卫生体制改革，适应中等医药卫生职业教育的教学发展和需求，体现国家对中等职业教育的最新教学要求，突出中等医药卫生职业教育的特色，中国职业技术教育学会教材工作委员会中等医药卫生职业教育教材建设研究会精心组织并完成了系列教材的建设工作。

本系列教材采用了“政府指导、学会主办、院校联办、出版社协办”的建设机制。2011年，在教育部宏观指导下，成立了中国职业技术教育学会教材工作委员会中等医药卫生职业教育教材建设研究会，将办公室设在中国中医药出版社，于同年即开展了系列规划教材的规划、组织工作。通过广泛调研、全国范围内主编遴选，历时近2年的时间，经过主编会议、全体编委会议、定稿会议，在700多位编者的共同努力下，完成了5个专业61本规划教材的编写工作。

本系列教材具有以下特点：

1. 以学生为中心，强调以就业为导向、以能力为本位、以岗位需求为标准的原则，按照技能型、服务型高素质劳动者的培养目标进行编写，体现“工学结合”的人才培养模式。

2. 教材内容充分体现中等医药卫生职业教育的特色，以教育部新的教学指导意见为纲领，注重针对性、适用性以及实用性，贴近学生、贴近岗位、贴近社会，符合中职教学实际。

3. 强化质量意识、精品意识，从教材内容结构、知识点、规范化、标准化、编写技巧、语言文字等方面加以改革，具备“精品教材”特质。

4. 教材内容与教学大纲一致，教材内容涵盖资格考试全部内容及所有考试要求的知识点，注重满足学生获得“双证书”及相关工作岗位需求，以利于学生就业，突出中等医药卫生职业教育的要求。

5. 创新教材呈现形式，图文并茂，版式设计新颖、活泼，符合中职学生认知规律及特点，以利于增强学习兴趣。

6. 配有相应的教学大纲，指导教与学，相关内容可在中国中医药出版社网站

（www. cptcm. com）上进行下载。本系列教材在编写过程中得到了教育部、中国职业技术教育学会教材工作委员会有关领导以及各院校的大力支持和高度关注，我们衷心希望本系列规划教材能在相关课程的教学中发挥积极的作用，通过教学实践的检验不断改进和完善。敬请各教学单位、教学人员以及广大学生多提宝贵意见，以便再版时予以修正，使教材质量不断提升。

中等医药卫生职业教育教材建设研究会
中国中医药出版社
2013 年 7 月

编写说明

《病理学基础》是“全国中等医药卫生职业教育‘十二五’规划教材”之一。该系列教材是根据“全国中等职业教育教学改革创新工作会议”的精神，为适应我国中等医药卫生职业教育发展的需要，全面推进素质教育，培养21世纪技能型高素质中等卫生劳动者而编写。

本教材以学生为中心，强调以就业为导向、以能力为本位、以岗位需求为标准的原则，按照技能型、服务型高素质劳动者的培养目标编写。注重针对性、适用性以及实用性，教育对象明确，教材言语简单，通俗易懂。贴近学生、贴近岗位、贴近社会，力争最大程度地符合中职教学的实际。它适用于护理、助产、药剂和农村医学等专业。

病理学基础是一门医学专业基础课，也是连接医学基础学科与临床学科之间的桥梁。它包括病理解剖和病理生理两方面的内容，主要介绍人体疾病发生的原因、发生机制、发展规律和转归，以及在疾病发展过程中机体出现的形态、功能和代谢的变化，为临床的诊断、治疗和预后的判断提供理论依据。本教材根据教学大纲，结合专业特点，注重前期与后期课程的联系，注重基础与临床的联系；同时通过增加知识链接和提供参考书籍等，帮助学生拓宽知识面和了解病理学基础的新理论、新知识和新方法，在学习过程中遇到问题、难题，可以方便地从参考书籍中找到答案。在同步训练中，除了要求学生复习巩固病理学的基本理论和基本知识外，还增加了一些病例讨论，启发学生应用这些基本理论和知识去分析临床病例，作出初步判断，使学生学有所用，而且突出了疾病的预防和“三早”——早期发现、早期诊断、早期治疗。病理学实验是学生在学习过程中进行理论与实践相结合的最好方法，病理学基础的实验指导对学生提出了较高的要求，指导学生观察大体标本和病理切片，从宏观和微观两方面去验证书本理论。

本教材的编写得到了中等医药卫生职业教育教材建设研究会、中国中医药出版社的大力支持，得到了各编者所在单位领导的关心和支持，在此表示衷心感谢。

由于编者水平有限，书中出现的错误之处，请广大师生提出宝贵意见和建议，以便再版时改进和提高。

《病理学基础》编委会

2013年6月

目　录

第五章 肿瘤

第六章 水、电解质代谢紊乱

第七章 酸碱平衡紊乱

第八章 发热

第九章 缺氧

第十章 弥散性血管内凝血

第十一章 休克

第十二章 常见疾病

第十三章　重要器官功能衰竭

实验指导

绪　论

病理学基础是研究疾病的原因、发病机制、病理变化和结局与转归的一门医学基础课程。在医学教育中，病理学基础是基础医学和临床医学之间的桥梁。学习病理学基础必须有扎实的医学前期学科知识，如解剖学、生理学、生物化学、微生物学和药理学等，为学习临床学科如内科学、外科学、妇产科学、儿科学和预防医学等打下基础。

一、病理学基础的任务和研究内容

病理学基础研究人体疾病发生的原因、发病机制和发展规律，疾病过程中机体出现的形态结构与功能代谢变化，这些变化与临床的联系，疾病的经过、转归与预后，为临床诊断、治疗、护理和预防疾病提供了科学理论依据。

病理学基础包括病理解剖学和病理生理学，前者从形态学角度研究疾病，后者从功能代谢方面研究疾病，二者关系密切。

二、学习病理学基础的指导思想和方法

学习病理学基础要坚持辩证唯物主义观点，提倡实事求是。既要认真学好“三基”，又要运用这些知识去认识疾病的发生和发展中出现的共性、个性和变化规律，解释临床上出现的各种表现；既要认识疾病发生的原因和机制，又要注意原因与条件以及它们之间的关系和相互影响；既要强调形态结构的变化，又要发现其功能与代谢的异常；既要观察疾病时局部表现，又不能忽视整体的变化与全身反应；既要了解疾病某个阶段的病理变化，又要把握疾病的动态过程。通过理论学习和实践，达到正确认识疾病本质，提高发现问题、分析问题和解决问题能力的目的，做到理论与实践相结合，学有所用。

三、病理学基础的研究方法

病理学基础从形态结构和功能代谢两个方面对疾病进行研究。常用的研究方法有以下几种：

1. 尸体解剖　简称尸解，通过对死者的遗体进行病理解剖，起到以下作用：①发现死亡原因，明确疾病诊断，提高诊治水平；②发现和确认某些传染病、地方病、流行病和新发生的疾病，为采取防治措施提供依据；③为医学教育和科研积累标本。

2. 活体组织检查　简称活检，采用手术方式，从活体内获取病变组织进行病理检查，及时准确地作出疾病诊断，为指导治疗和判断疗效提供依据。由于此方法简单易

行、对机体损伤少、费用低，所以在临床被广泛应用，对鉴别良、恶性肿瘤具有十分重要的意义。

3. 细胞学检查　在病变处采集细胞，进行涂片染色检查，作出初步诊断，最后确诊需要做进一步的病理检查。此方法设备简单、操作简便、患者痛苦小，所以不但可以用于患者，还可用于健康普查。

4. 动物实验　通过在动物身上复制某些人类疾病，研究疾病的原因、发病机制、病理变化和疾病的转归；还可以用药物进行治疗、观察疗效等。

5. 组织细胞培养　将人体正常或病变细胞、组织在培养基中进行体外培养，用于研究各种病因下的细胞、组织病变的发生和发展。

6. 其他　随着医学科学和相关学科的发展，许多新的技术和仪器设备被应用到医学研究和临床诊治中，如聚合酶链式反应（PCR）、流式细胞术（FCM）、图像分析技术（IA）和分子生物学、免疫病理学等，极大地促进了医学进步，克服了一个又一个顽症，提高了人民健康水平。

第一章 疾病概论

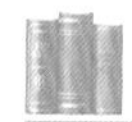

知识要点

健康是生理、心理和社会上处于完好的状态。在内因、外因的作用下，我们可能会生病。疾病的发生、发展有其规律。如果我们能够避免病因的形成或作用，可以达到预防的目的；如果我们能够把握疾病的发生、发展规律，就可以使患者早日康复。

疾病(disease)是影响人类健康和长寿的主要原因。如果没有疾病或减少疾病的发生，我们的生活质量会更高，生存期限会更长。疾病的发生有其原因、产生机制和发展规律，人类通过不懈地探索和研究，寻找并去除病因，控制和阻断疾病的发生、发展，就能提高人类的健康水平和生活质量，达到长寿的目的。

第一节 健康与疾病的概念

随着社会的进步和科技的发展，人类对健康与疾病的认识不断深入。健康与疾病是生命过程中的两种不同表现，在一定条件下可以相互转化。

一、健康的概念

健康（health）不仅是没有疾病和病痛，而且是躯体上、精神上和社会上处于完好状态。这是世界卫生组织提出的。健康的标准是相对的，不同国家或地区、不同年龄阶段，其标准也不相同。特别是随着经济的发展和社会进步，健康的标准和内涵也会发生变化。

根据现在的健康标准，人们应该增强自我保健意识，积极参与卫生保健行动，养成良好的生活习惯；主动参加社会活动，乐于贡献社会，帮助他人，勇于克服困难，保持良好的精神状态；注重体育锻炼，提高体质，防御疾病。

知识链接

亚健康与衰老

亚健康（sub-health）是指介于健康与疾病之间的生理功能低下的状态。亚健康状态下虽然没有明显的病理变化，但有疲劳、注意力不集中、失眠、头痛和躯体酸痛等表现。如果不注意防治会向疾病的方向发展。

衰老（senescence）是机体在年龄增加过程中由于形态改变、功能减退、代谢失调而导致机体内环境紊乱和对外部环境适应能力下降的综合状态。衰老时对一些疾病的易感性增加。

二、疾病的概念

目前认为，疾病是机体在一定病因的作用下，因自稳调节紊乱而发生的异常生命活动过程。在疾病过程中，机体发生一系列功能、代谢和形态结构的变化，并由此产生一系列临床症状和体征，降低机体对环境的适应能力和劳动能力。例如，肝炎病毒侵入人体后可引起肝细胞的变性、坏死，肝功能受到影响，患者可出现厌食、乏力、恶心、呕吐、上腹部不适、腹胀、黄疸、发热等表现。

症状是指患者主观上的异常感觉，如头晕、头痛、恶心、呕吐、腹痛、腹胀、咳嗽、流涕等。体征是指患者客观存在的异常变化，如血压和体温升高、心率和呼吸加快、脉搏细速、瞳孔散大等。疾病时患者还可出现实验室检查的异常，如血液中白细胞变化、谷丙转氨酶增加、尿蛋白阳性、大便潜血试验阳性等。病理过程是指疾病时表现出的一系列共同的功能与代谢和形态结构的异常变化，如水肿、发热、淤血、休克和弥漫性血管内凝血（DIC）等。

第二节　病　因　学

所有疾病都有其原因，病因学（etiology）主要研究疾病发生的原因和条件。病因是指疾病发生的原因，也称致病因素。病因在一定条件下发挥致病作用。诱因是指在疾病的条件中能够加强某一疾病或病理过程的原因或作用，从而促进疾病或者病理过程发生的因素。如高血压患者在情绪激动时可引起脑血管破裂而发生脑出血，情绪激动就是脑出血的诱因。病因的种类可分以下几种：

1. 生物性因素　这是最常见的致病因素，包括病原微生物（细菌、病毒、真菌、立克次体等）和寄生虫（原虫、蠕虫等）。它们的致病作用主要与病原体的数量、毒力和侵袭力及机体的抵抗力等有关。它们的致病特点是病原体通过一定的途径进入机体并作用于特定的部位，引起有一定特异性的病理变化。

2. 理化因素　物理因素包括机械力、温度、大气压、电流、电离辐射、噪声、光线等，其致病特点是需要一定的强度和时间；化学因素有强酸、强碱、化学毒物（一氧化碳、氰化物、有机磷等)、动物性与植物性毒物及某些药物等,致病特点与其化学性质、剂量和作用部位有关。

3. 营养因素 机体正常生理需要的物质,包括水、氧、蛋白质、脂肪、糖、维生素、无机盐和微量元素(硒、锌、碘等)等缺乏或过剩都可以引起疾病。如长期脂肪和糖摄入不足会引起营养不良,但过量摄入则会导致肥胖症、动脉粥样硬化和胆囊炎等疾病。

4. 遗传因素 遗传因素有两类:一是遗传性疾病,主要是因为基因突变或畸变引起,如血友病、唐氏综合征等;二是遗传易感性,由于遗传因素,某些家族成员容易患某种疾病,如原发性高血压、糖尿病、精神分裂症、病毒性肝炎等。

5. 先天因素 先天因素指那些能够影响胎儿的有害因素。由先天因素引起的疾病称为先天性疾病,如先天性心脏病与母亲怀孕期患风疹有关。母亲的不良生活习惯,如酗酒、吸烟也会影响胎儿的发育。

6. 免疫因素 免疫功能对机体非常重要,免疫功能的不足、过强和异常均可引发疾病。如恶性肿瘤、感染与免疫功能降低有关;免疫功能过强会引起超敏反应(变态反应),如青霉素过敏、支气管哮喘等;免疫功能异常会导致全身红斑性狼疮和类风湿性关节炎等自身免疫性疾病。

7. 精神因素、心理因素和社会因素 随着社会的进步,这些因素对健康的影响越来越大,与疾病发生的关系也越来越密切。如高血压病、溃疡病、失眠、精神分裂症、神经官能症、职业病,甚至肿瘤,都与这些因素密切相关。

8. 行为因素 良好的生活和行为习惯可以保持健康,而不良的生活方式和行为,如吸烟、酗酒、性行为不当、文体活动过少等可损害健康,甚至引发疾病,如AIDS、肿瘤和心脑血管疾病等。

病因还有很多,如年龄、性别、环境、气候等。每种疾病都有原因,但某些疾病在目前的科技水平还找不到原因。疾病的发生可由一种因素引起,也可以是在多种因素作用下发生。

第三节 发 病 学

发病学(pathogenesis)是研究疾病发生、发展过程中的一般规律和共同机制。

一、疾病发展的一般规律

一般规律是指各种疾病过程中一些普遍存在的共同的基本规律。

1. 损伤与抗损伤 损伤与抗损伤始终贯穿于疾病的整个过程,二者可以转化。损伤占优势,病情就会恶化;抗损伤占优势,疾病则向愈合方向发展。如外伤大出血时,缺血、缺氧引起组织细胞变性、坏死,这是损伤的表现;但同时引起交感神经兴奋,动脉收缩,维持动脉血压,保证心脑血液供应,则是抗损伤反应;如果动脉收缩时间过长,又能导致局部组织缺血、缺氧,加重组织的变性、坏死,抗损伤的动脉收缩转变成损伤变化。所以我们要帮助患者提高抵抗能力，去除损伤因素，促进患者康复。

2. 因果交替　在疾病的发生与发展过程中，因果关系可发生交替变化，并形成一个环状的恶性循环（图 1-1）。如手术时、外伤后的大出血，如果没有及时止血或者进行有效的治疗，最后可由于恶性循环导致休克，甚至引起患者死亡。所以在临床上，医务人员要针对病因和可能会出现的因果交替与恶性循环，在各个环节采取积极有效的措施，阻止病情的恶化。

3. 自稳调节紊乱　在机体神经与体液的调节下，系统、器官、组织和细胞进行着正常的新陈代谢以维持正常的生理功能。正是这样的调节，才使我们机体有稳定的内环境。当病因作用于机体后，引起损伤，机体某个或几个方面自稳调节发生紊乱，出现相应的代谢与功能障碍，而且会发起连锁反应，加重生命活动障碍。因此在疾病中要注意

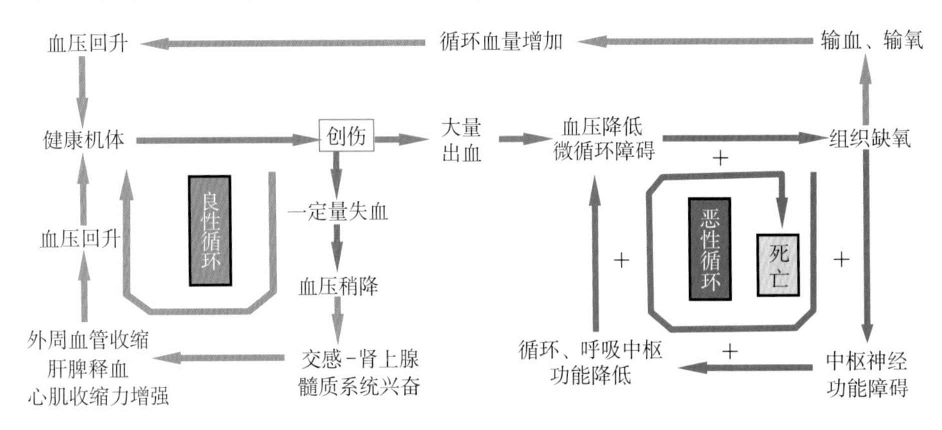

图 1-1　机体创伤失血的因果转化示意图

这种紊乱的产生并及时纠正。

二、疾病发生发展的共同机制

疾病发生发展的共同机制指参与很多疾病发生的共同机制，而不同于个别疾病的特殊机制。

1. 神经机制　神经系统在人体生命活动中的维持和调控起主导作用。有些病因可直接损害神经系统，破坏神经组织，如乙型脑炎病毒可直接破坏神经细胞；有些病因通过神经反射引起相应器官发生功能、代谢变化，如长期精神紧张，可导致大脑皮质功能紊乱，引起血压升高。

2. 体液机制　与神经系统一样，体液也是维持机体内环境的重要因素。病因通过改变体液的质与量，造成内环境紊乱，从而发生疾病。体液中的因子在疾病的发生与发展中起重要作用。体液因子有：①起全身性作用的体液因子，如组胺、儿茶酚胺、前列腺素、激活的补体等；②起局部作用的体液因子，如内皮素和某些神经肽等；③细胞因子，如白介素、肿瘤坏死因子等。

以上两种机制在疾病的发生发展中往往同时或先后参与，故常称为神经－体液机

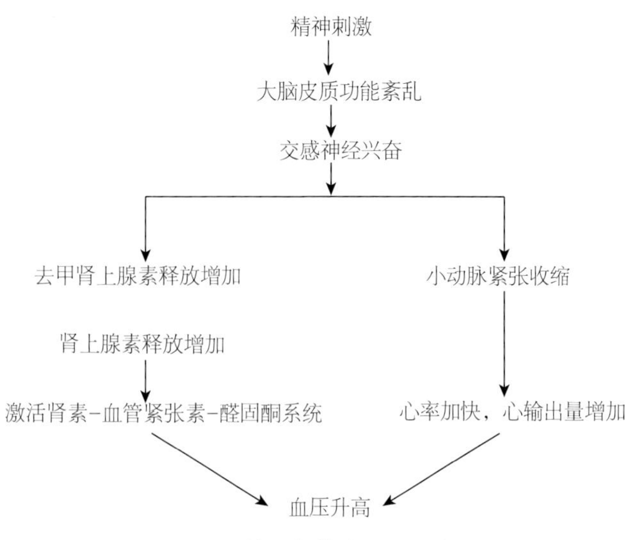

图 1-2　神经与体液机制示意图

制（图 1-2）。

其他发病机制，如组织细胞机制、分子机制等在疾病的发生发展中也有重要影响，并越来越受到重视。

第四节　疾病的经过与转归

疾病从病因的作用开始，经历其发展过程到终结，就是疾病的经过。医学上一般把疾病的发展过程分为四期。大多数疾病经过及时有效的治疗，患者可以康复；少数患者因为发病急、病情重，或目前的医疗水平不能治愈，则会死亡。

一、疾病的经过

1. 潜伏期　指病因侵入机体到出现临床症状的阶段。传染病的潜伏期比较明显，认识疾病的潜伏期有助于临床诊断，特别是及早进行隔离，以防传染。

2. 前驱期　指症状开始出现到发生典型症状前的阶段。在前驱期会出现一些不典型的临床表现，如头昏、头痛、乏力、食欲不振和全身不适等。及时发现和识别这些表现，配合必要的实验室检查，可以达到早期诊断、早期治疗和防止病情恶化、挽救患者生命的目的。

3. 症状明显期　指出现该疾病典型的特征性临床表现的阶段。疾病的典型表现全部出现，对于疾病诊断有重要价值，如大叶性肺炎的铁锈色痰、阑尾炎的转移性右下腹疼痛、急性病毒性肝炎的黄疸和厌油腻等。

4. 转归期　这是疾病的终结阶段，有康复（rehabilitation）和死亡（death）两种表现形式。

二、疾病的转归

1. 康复　①完全康复：指病因完全消除，形态结构、功能代谢完全恢复正常，临床表现全部消失，患者可以正常生活与工作，又称痊愈。②不完全康复：指疾病时机体所发生的损伤性变化已经得到控制，但没完全消失，机体通过代偿反应维持相对正常的生命活动，主要症状消失，但多数患者会留下后遗症。

2. 死亡　死亡是指机体作为整体功能的永久性停止。

（1）死亡的原因　死亡分为生理性死亡（自然死亡或衰老死亡）和病理性死亡两种。病理性死亡的原因有：①生命重要器官的不可逆性损伤，如心肌梗死、脑梗死、肝硬化晚期和慢性肾炎晚期等。②慢性消耗性疾病，如严重肺结核、恶性肿瘤等。③某些意外，如严重创伤、溺水、电击和中毒等。

（2）死亡过程　①濒死期：指脑干以上的中枢神经处于深度抑制状态，各系统功能出现严重障碍，临床表现有意识模糊、反应迟钝、血压下降和多系统功能进行性减弱等。②临床死亡期：主要标志是心跳、呼吸停止和各种反射消失。一般为 6 ~ 8 分钟，是大脑从血液供应停止后所能耐受的缺氧时间。虽然这时期患者只有微弱的代谢活动，但有复活的可能，尤其是意外导致的急性死亡，经过及时抢救可以使患者复活，如遭遇电击、溺水、车祸等造成的急性死亡。③生物学死亡期：此期患者的一切代谢活动先后停止，是生命不可恢复的阶段。死者逐渐出现尸冷、尸斑、尸僵，最后发生腐败。

3. 脑死亡（brain death）　是指全脑功能不可逆的永久性停止。

（1）脑死亡的标志　①自主呼吸停止，这是脑死亡的首要指征；②不可逆性深昏迷和对外界刺激无反应性；③瞳孔放大或者固定；④脑干反射消失；⑤脑电波消失；⑥脑血管造影显示脑血流灌注停止。

（2）判断脑死亡的意义　①具备了法律死亡的依据；②能提供新鲜的器官移植材料，挽救其他患者生命。

知识链接

植物状态

植物状态是指脑认知功能和意识的丧失，但有睡眠－觉醒周期，有自主呼吸，有脑干反射，所以有恢复的可能，应该与脑死亡相区别。

同步训练

一、名词解释

病理学基础　健康　疾病　脑死亡

二、填空题

1. 疾病的发生机制有________、________。
2. 死亡的过程有________期、________期、________期。
3. 病理性死亡的原因有________、________、________。
4. 判断脑死亡的标志有________、________、________、________、________、________。
5. 判断脑死亡的意义有________、________。

三、问答题

1. 研究病理学基础的方法有哪些？如何学好病理学基础？
2. 如何保持健康，防止疾病的产生？
3. 疾病分几期？结合你的专业，你认为哪一期最为重要？为什么？
4. 疾病的发生发展规律有哪些？如何帮助患者恢复健康？

第二章　细胞和组织的适应、损伤与修复

知识要点

1. 适应是指细胞和由其构成的组织、器官对于内、外环境中各种有害因子和刺激作用而产生的非损伤性应答反应，表现为萎缩、肥大、增生和化生。

2. 可逆性损伤常见的类型主要有细胞水肿、脂肪变性、玻璃样变；不可逆性损伤有坏死和凋亡两种类型。

3. 局部细胞和组织损伤后，机体对所形成的损伤通过再生和纤维性修复两种形式进行修复。肉芽组织在修复中起重要作用。再生修复受到机体局部与全身因素的影响，局部因素更为重要。

机体在内、外环境不断改变的刺激下，通过自身的调节，使细胞和组织维持正常的功能代谢，并处于相对稳定的内环境中。

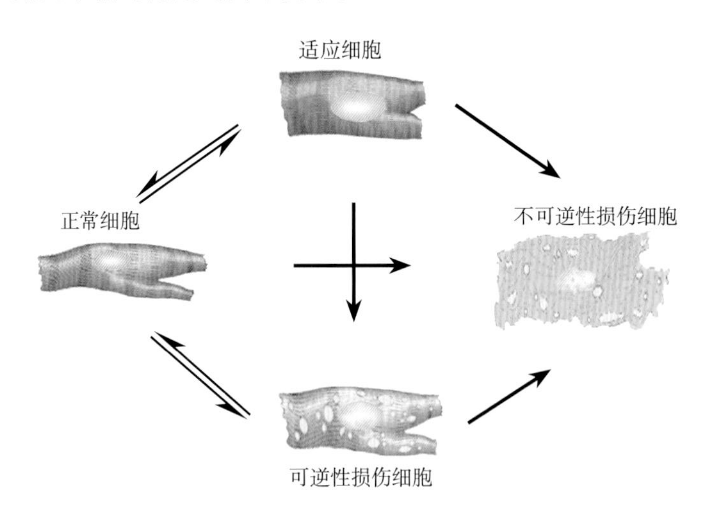

图 2–1　正常细胞、适应细胞、损伤细胞间的关系模式图

若生理负荷增强或减弱，或有轻微持久的病理性刺激时，细胞可通过形态和功能上的调整来适应改变的环境。若上述刺激超过了细胞和组织的调节能力，则会出现形

态、功能、代谢方面的损伤性变化（图 2-1）。在机体损伤的同时，也出现了各种抗损伤的防御反应。

第一节 细胞和组织的适应

适应（adaptation）是指细胞和由其构成的组织、器官，对于内、外环境中各种有害因子和刺激作用而产生的非损伤性应答反应。适应在形态学上一般表现为萎缩、肥大、增生和化生。

适应是细胞生长和分化受到调整的结果，是介于正常与损伤之间的一种状态。

一、萎缩

萎缩（atrophy）是指已发育正常的实质细胞、组织或器官的体积缩小。器官组织的萎缩常伴有实质细胞数量的减少。萎缩不同于发育不全或未发育。

（一）原因和类型

萎缩可分为生理性萎缩和病理性萎缩。

1. 生理性萎缩　常见于青春期后的胸腺萎缩、更年期后的性腺萎缩、高龄时期各器官的萎缩等。

2. 病理性萎缩　常见的类型有：

（1）营养不良性萎缩　分为全身营养不良性萎缩和局部营养不良性萎缩。前者多由蛋白质摄入不足、慢性消耗性疾病引起，如恶性肿瘤晚期、结核病、糖尿病等；后者多由局部缺血引起，如脑动脉粥样硬化引起脑萎缩，肾细动脉玻璃样变引起肾萎缩。

（2）压迫性萎缩　组织、器官长期受压后可发生萎缩，如尿路阻塞引起肾盂积水，从而压迫肾实质发生萎缩。

（3）失用性萎缩　因组织、器官长期不活动，功能代谢降低所致。如肢体骨折后长期不活动或久病卧床患者的肌肉萎缩和骨质疏松。

（4）去神经性萎缩　神经元或轴突损伤引起效应器官萎缩。如脊髓灰质炎患者下肢的肌肉萎缩。

（5）内分泌性萎缩　内分泌功能下降而引起的靶器官萎缩。如垂体功能严重损伤引起的肾上腺、甲状腺、性腺等发生萎缩。

知识链接

萎缩的预防

临床上护理骨折患者时，应叮嘱患者在机体允许的情况下，尽早进行功能恢复，以防止发生失用性萎缩；长期卧床患者的护理过程中，应注意帮助其勤翻身、勤按摩等，既可防止失用性萎缩，又可预防褥疮的发生。

（二）病理变化

1. 肉眼观　萎缩的组织、器官体积缩小，包膜皱缩，量轻，色深，质韧，但一般保持原有形态。如脑萎缩时，脑回变窄，脑沟加深；心肌萎缩时，心脏的体积缩小，冠状动脉迂曲呈蛇状（图 2-2）。

2. 镜下观　实质细胞体积缩小或伴有数量减少。萎缩的心肌细胞和肝细胞的胞质内，还可见脂褐素（细胞内未被彻底消化的富含磷脂的细胞器残留小体）沉积。

（三）影响和结局

萎缩的细胞、组织或器官功能减弱，如脑萎缩引起记忆力下降、肌肉萎缩引起收缩力下降等。萎缩一般是可复性的。若及时去除原因，轻度萎缩的细胞仍可恢复原有状态，如果原因未除，病变加重，萎缩的细胞可发生死亡。

二、肥大

肥大（hypertrophy）指细胞、组织或器官的体积增大。组织和器官常由于实质细胞体积增大引起肥大，也可伴有实质细胞数量增多、功能增强、代谢旺盛。

1. 原因和类型　肥大可分为生理性肥大和病理性肥大。根据原因不同，又可分为代偿性肥大和内分泌性肥大。代偿性肥大由组织、器官的功能负荷过重引起。如生理状态下，运动员四肢肌肉的肥大；病理状态下，高血压患者左心后负荷增加导致的左心室心肌肥大（图 2-2）等。内分泌性肥大由激素作用于靶器官所致。如生理状态下，妊娠期的子宫肥大；病理状态下，垂体腺瘤引起的肢端肥大等。

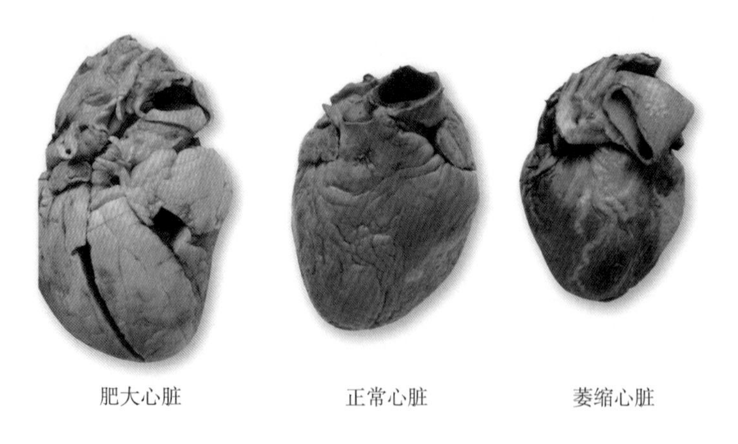

图 2-2　心肌肥大与萎缩

2. 病理变化和结局　肥大的细胞导致组织、器官体积增大，重量增加，功能增强，往往具有代偿意义。如病因及时去除，肥大的细胞可以恢复正常；若发生代偿肥大的器官超过代偿限度，则发生失代偿，如心肌过度肥大可引发心力衰竭。

三、增生

增生（hyperplasia）指组织或器官内实质细胞数目增多，常导致组织或器官的体积增大。

1. 原因和类型　增生可分为生理性增生和病理性增生。生理性增生又包括代偿性增生和内分泌性增生，前者见于部分肝脏切除后残留肝细胞的增生，后者见于女性青春期乳腺增生以及育龄期妇女月经周期子宫内膜增生等。病理性增生常见于激素分泌过多引起的内分泌性增生以及由于生长因子过多引起的再生性增生，前者见于体内雌激素水平增加引起的子宫内膜增生、与雄激素增多有关的前列腺增生等，后者见于组织、细胞损伤后的增生。

2. 病理变化和结局　增生是细胞有丝分裂增强的结果，增多的实质细胞可引起器官、组织体积增大，功能增强。细胞的增生受到机体的调控，原因去除，增生停止；但细胞增生过度，失去调控，则可能演变为肿瘤性增生。

四、化生

化生（metaplasia）指一种分化成熟的细胞或组织被另一种分化成熟的细胞或组织取代的过程。化生的细胞并不是由原来已分化成熟的细胞直接转变而来，而是由该处具有分化潜能的未分化细胞向另一方向分化而成的。化生通常只出现在再生能力强的上皮组织和间叶组织，且常发生在同源性细胞之间。

（一）化生的类型

1. 上皮组织的化生

（1）鳞状上皮化生　常见于气管、支气管黏膜受到病因刺激，原有的假复层纤毛柱状上皮化生为鳞状上皮（图 2-3），简称鳞化。鳞状上皮化生还可见于肾盂结石的肾盂黏膜、慢性宫颈炎的宫颈腺体、慢性胆囊炎的胆囊黏膜等。

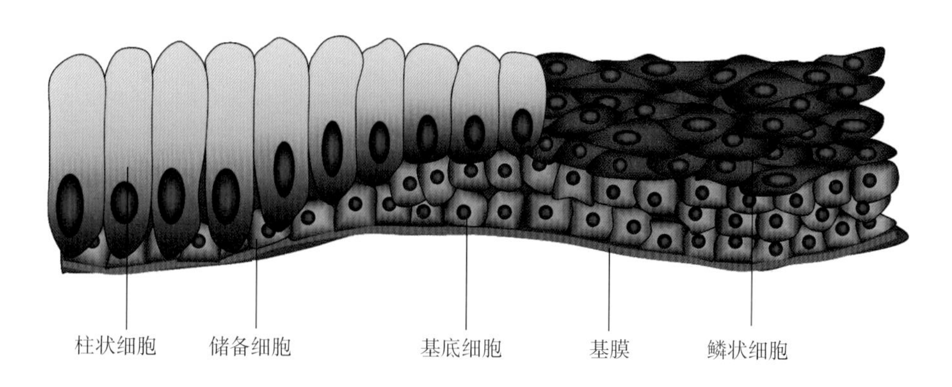

图 2-3　柱状上皮的鳞状上皮化生模式图

（2）肠上皮化生　常见于慢性萎缩性胃炎时，胃黏膜上皮化生为肠黏膜上皮，简称肠化。

2. 间叶组织的化生　间叶组织中幼稚的成纤维细胞化生为成骨细胞或成软骨细胞等，如骨化性肌炎。

（二）化生对机体的影响

化生对机体的影响有利有弊：①增强局部组织的抵抗力：如支气管黏膜鳞化后，增强了抵抗病因（如有害烟雾、寒冷、感染等）的能力；②失去原有组织的功能：鳞化的支气管黏膜纤毛脱落，清除呼吸道分泌物和异物的功能降低，可导致阻塞性肺气肿甚至肺心病；③癌变：若病因持续存在，化生的细胞可能发生癌变，如支气管、胆囊的鳞状上皮化生有可能发展为鳞癌，胃黏膜的大肠型化生也可能成为肠型胃癌发生的基础。

第二节　细胞和组织的损伤

当机体内、外环境的变化超过了细胞和组织的耐受能力后，细胞和细胞间质发生一系列形态结构、功能代谢方面的异常变化，称为损伤（injury）。凡能引起疾病发生的原因，通过破坏细胞膜、活性氧类物质和胞质内游离钙的增多、缺氧、化学毒害等机制，引起细胞和组织的损伤。细胞和组织损伤后，根据损伤程度的不同，轻度的损伤在刺激消除后大多恢复正常，称为可逆性损伤；严重的损伤为不可逆的，称为不可逆性损伤。

一、可逆性损伤

可逆性损伤（reversible injury）旧称变性（degeneration），指由于物质代谢障碍，细胞或细胞间质内出现异常物质或原有正常物质的数量异常增多的现象，常伴细胞功能下降。常见的类型有：

（一）细胞水肿

细胞水肿（cellular swelling）又称水变性，即细胞内水、钠过多聚集。为细胞损伤的最早变化，常见于肾、肝、心等器官的实质细胞。

1. 原因和机制　在缺氧、急性感染、毒素等有害因素的作用下，损伤线粒体，ATP生成减少，细胞膜 Na^+–K^+ 泵功能障碍，造成细胞内水、钠积聚，导致细胞水肿。

2. 病理变化　①肉眼观：病变器官体积增大，颜色变淡，混浊、无光泽，重量增加，包膜紧张，切面外翻。②镜下观：水肿细胞体积增大，胞质疏松、淡染，胞质内出现散在细小红染的颗粒状物质（图 2–4），此为肿胀的线粒体和内质网。若细胞水肿进一步发展，胞质疏松呈空泡状，严重时可致细胞膨胀如气球，又称气球样变，常见于病毒性肝炎。

3. 结局　细胞水肿通常为细胞较轻度的损伤，病因去除后可恢复正常。但较重的细胞水肿可使细胞功能减弱，如心肌细胞水肿致收缩力减弱。若水肿持续加重，则可发生坏死。

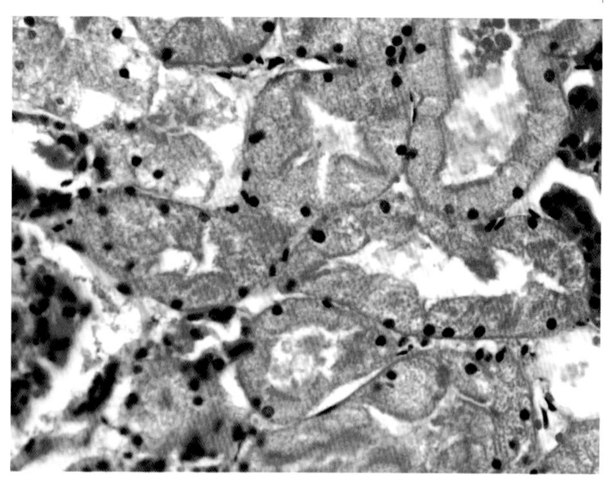

图 2-4　肾小管上皮细胞水肿

（二）脂肪变性

脂肪变性（fatty degeneration）指中性脂肪特别是甘油三酯蓄积于非脂肪细胞的细胞质内。常发生在肝、心、肾等器官的实质细胞。

1. 原因和机制　严重感染、缺氧、中毒、长期贫血、营养不良、酗酒等因素干扰或破坏了细胞脂肪代谢，从而引起脂肪变性。脂质代谢主要在肝内进行，因此脂肪变性最常见于肝。以肝细胞变性为例，其脂肪变性的机制如下：①肝细胞内脂肪酸增多；②甘油三酯合成过多；③脂蛋白、载脂蛋白减少。

2. 病理变化　①肉眼观：脂肪变性的器官体积增大，颜色淡黄，包膜紧张，触之有油腻感。②镜下观：脂肪变性的细胞体积增大。石蜡切片中，胞质内显现大小不等的空泡（为脂肪被有机溶剂溶解所致），细胞核偏于一侧（图 2-5）。冰冻切片中，可应用苏丹Ⅲ染脂肪为橘红色、锇酸染脂肪为黑色。

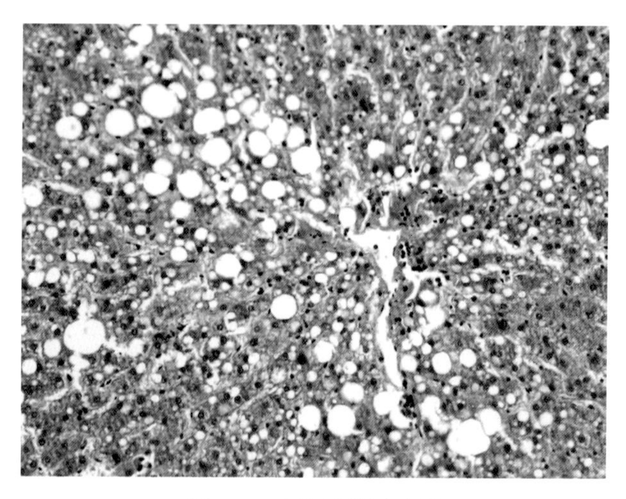

图 2-5　肝细胞脂肪变性

在正常情况下，心肌含少量脂滴。在慢性酒精中毒、严重贫血或缺氧时，可引起心肌脂肪变性，在左心室心内膜下和乳头肌的部位，脂肪变的心肌出现成排的黄色条纹，与正常的暗红色心肌相间排列，形似虎皮斑纹，称为“虎斑心”。

3. 结局　脂肪变性为可逆性病变。轻、中度脂肪变性，病因去除，可恢复正常。

严重的脂肪变性可使器官功能减弱甚至障碍，如显著弥漫性的肝细胞脂肪变性引起脂肪肝（fatty liver）。严重的肝脂肪变性时，肝细胞可发生坏死，并可继续发展为肝硬化。

（三）玻璃样变

玻璃样变（hyaline degeneration）或称透明变，指细胞或细胞间质内出现均匀、红染的半透明状蛋白质蓄积。玻璃样变在不同的组织中病因、机制及化学性质各不相同，但有着相似的形态学改变。常见的玻璃样变有：

1. 细动脉壁玻璃样变 又称细动脉硬化，常见于糖尿病或缓进型高血压，全身（如脑、脾、肾、视网膜等）细动脉壁出现玻璃样物质沉积（图 2-6）。病变使该动脉管壁增厚，导致弹性下降、脆性增加、管腔狭窄，可引起血压持续升高、血管破裂和组织器官缺血，后果严重。

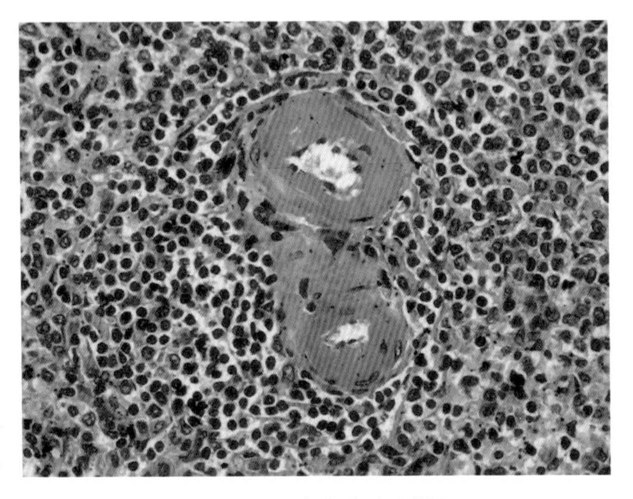

图 2-6 细动脉壁玻璃样变

2. 结缔组织玻璃样变 为胶原纤维老化的表现，既可见于生理状态下萎缩的子宫、乳腺间质，又可见于病理状态下的瘢痕组织、动脉粥样硬化纤维斑块及纤维化的肾小球等病变。病变处胶原纤维增粗，融合成梁状或片状的均质玻璃样物，纤维细胞减少，外观呈灰白色、质韧半透明状。

3. 细胞内玻璃样变 多种原因引起的细胞质内出现大小不等、圆形的均质红染物质。如肾小球肾炎时，肾小管上皮细胞吞饮蛋白，胞质内形成许多圆形小滴；酒精性肝炎时，肝细胞胞质内出现红染的玻璃样物。

二、不可逆性损伤

当细胞严重损伤累及细胞核时，发生代谢停止、结构破坏和功能丧失等不可逆性损伤（irreversible injury），即细胞死亡（cell death）。细胞死亡主要有坏死和凋亡两种类型。

（一）坏死

坏死（necrosis）指活体内局部组织、细胞的死亡。坏死是细胞病理性死亡的主要形式，大多由可逆性损伤发展而来。

1. 坏死的基本病理变化

（1）肉眼观 早期坏死组织或坏死范围较小时，常不易辨别。坏死若干小时后或坏死范围较大时表现为：①外观混浊无光泽；②失去正常的组织弹性；③局部无血液供应，温度降低；④丧失正常感觉及运动功能。临床上将此失去活力的组织称为失活组织。

（2）镜下观　细胞核的变化是细胞坏死的主要标志。细胞核的表现为：①核固缩：核缩小，染色质凝集、深染；②核碎裂：核膜破裂，核染色质崩解成碎片，分散于胞质中；③核溶解：核 DNA 和核蛋白被 DNA 酶和蛋白酶分解，核淡染，最后消失（图 2-7）。

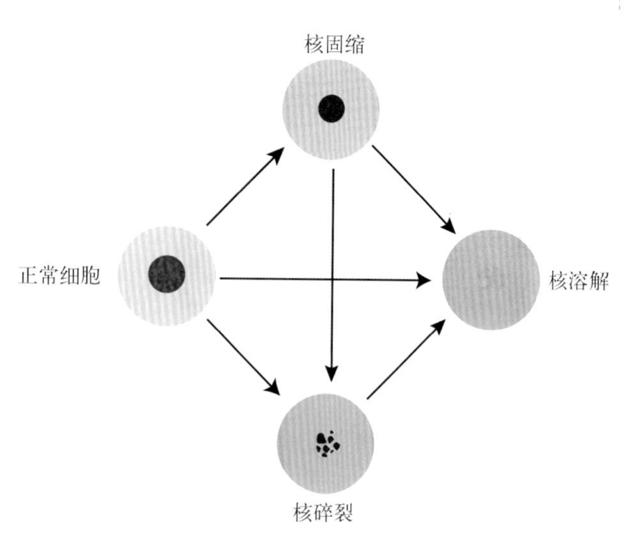

图 2-7　细胞坏死时核的变化模式图

除细胞核的变化外，细胞质红染，进而胞膜破裂，细胞解体、消失。间质内基质解聚，胶原纤维肿胀、崩解、液化。坏死组织最终融合成片状模糊的无结构物质。

2. 坏死的类型　根据坏死形态学变化和原因的不同，将坏死分为以下几种类型：

（1）凝固性坏死（coagulative necrosis）凝固性坏死最为常见，发生于坏死细胞内蛋白质变性凝固且溶酶体水解酶能力较弱时。常见于心、肾、脾、肝等实质器官的缺血性坏死。①肉眼观：坏死组织呈灰黄或灰白、干燥的固体性病灶，与健康组织分界清楚。②镜下观：坏死处细胞微细结构消失，但轮廓尚可保留一段时间。

干酪样坏死（caseous necrosis）是坏死更为彻底的特殊类型的凝固性坏死，是结核病的典型病变。由于结核病灶中含脂质较多，坏死区呈淡黄色，质地松软，状似干酪，故称干酪样坏死。镜下见坏死组织为无结构颗粒状红染物，不见坏死组织轮廓。

（2）液化性坏死（liquefactive necrosis）发生于坏死组织可凝固的蛋白质少，酶的水解、液化占优势时，坏死组织呈液态。例如，脑组织坏死时，由于脑组织水分及磷脂含量多、蛋白质少，坏死灶不易凝固而形成软化灶，故脑液化性坏死又称为脑软化；化脓性炎症时，凝固性坏死灶内因含大量中性粒细胞，当其崩解后释放出水解酶将坏死组织溶解液化而形成脓液；急性胰腺炎时胰酶分解周围脂肪组织，以及乳房创伤时脂肪细胞破裂，可分别引起酶解性或创伤性脂肪坏死，也属于液化性坏死。

（3）纤维素样坏死（fibrinoid necrosis）旧称纤维素样变性，是结缔组织及小血管壁常见的坏死形式。病变区形成颗粒状、小条块状或细丝状的强嗜酸性无结构物质，由于其与纤维素染色性质相似，故称纤维素样坏死。可见于风湿病、急进型高血压、胃溃疡底部小血管等。

（4）坏疽（gangrene）指局部组织大块坏死并继发腐败菌感染。坏疽处由于细菌分解坏死组织而产生的硫化氢与红细胞破坏后游离出的铁离子结合而产生硫化铁，常使局部变成黑褐色。由于条件和病变特点不同，坏疽可分为干性坏疽、湿性坏疽、气性坏疽三种类型：①干性坏疽：常见于动脉阻塞而静脉回流尚通畅的四肢末端。因水分散失较多，故坏死组织局部干燥而皱缩，呈黑褐色，与周围正常组织分界清楚，腐败菌感染较轻。全身中毒症状轻（图 2–8）。②湿性坏疽：常见于与外界相通的内脏（如肺、肠、阑尾、子宫、胆囊），也可见于动脉阻塞及静脉回流受阻的肢体。因局部水分多，适宜细菌繁殖，因而感染重，病变组织肿胀，与周围正常组织分界不清，坏死组织呈污黑色或灰绿色，有恶臭。全身中毒症状重。③气性坏疽：是一种特殊类型的湿性坏疽，见于深部肌肉开放性创伤伴产气荚膜杆菌等厌氧菌感染。细菌分解坏死组织，产生大量气体，使坏死区呈蜂窝状，按之有捻发感。细菌随气体扩散而播散，界限不清，病情发展迅猛，中毒症状严重。

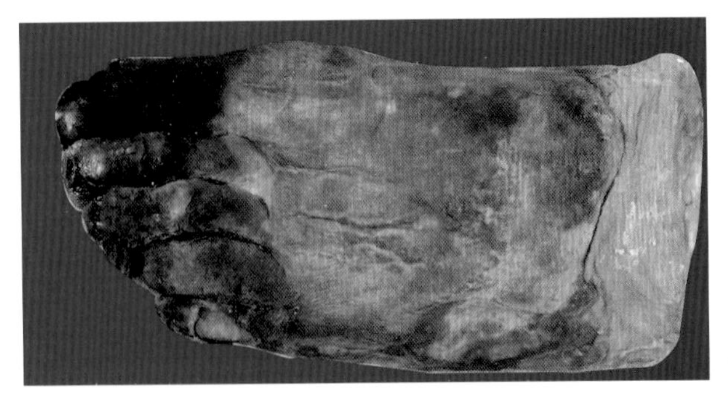

图 2–8　足干性坏疽

3. 坏死的结局

（1）溶解吸收　坏死组织范围较小时，坏死细胞本身或中性粒细胞释放的各种水解酶可将坏死组织分解、液化，再由淋巴管、小静脉吸收，碎片则由巨噬细胞吞噬消化。大的液化坏死灶，吸收不完全，可形成囊腔。

（2）分离排出　坏死灶较大难以完全溶解吸收时，坏死灶周围出现炎症反应，其中大量中性粒细胞释放蛋白溶解酶，将该处的坏死组织分解、吞噬、吸收，与健康组织分离，通过各种途径排出。表皮、黏膜的坏死组织排出后，形成浅表的缺损，称为糜烂（erosion），较深的缺损称为溃疡（ulcer）。肾、肺等内脏的坏死组织液化后，可通过自然的管道（如输尿管、支气管）排出，残留下的空腔称为空洞（cavity）。

（3）机化与包裹　由新生的肉芽组织长入并取代坏死组织、血栓、脓液、异物等的过程，称为机化(organization)。坏死组织不能被溶解吸收或分离排出，则可发生机化；但如坏死组织较大，肉芽组织不能完全机化时，则由周围增生的肉芽组织将其包绕，称为包裹（encapsulation）。机化与包裹的组织最终形成纤维瘢痕。

（4）钙化　陈旧的坏死组织或陈旧的机化组织中，可有钙盐的沉积，引起营养不良性钙化。

4. 坏死的后果　坏死的后果与下列因素有关：

（1）坏死组织的生理重要性　如心肌梗死、脑梗死后果严重。

（2）坏死组织的范围　如急性重症病毒性肝炎时广泛的肝细胞坏死，可造成死亡。

（3）坏死组织细胞的再生能力　如表皮、肝脏等细胞再生能力强，坏死后组织容易恢复原有结构和功能，而神经细胞、心肌细胞等坏死后则无法再生。

（4）坏死器官的代偿能力　如肺、肾等成对器官代偿能力较强，损伤后可通过另一侧代偿。

（二）凋亡

凋亡（apoptosis）是指活体内单个细胞或小团细胞的程序性细胞死亡。凋亡既可以见于生理状态，也可见于病理状态。凋亡是由于体内外因素触发细胞内预存的死亡程序而导致的细胞主动性死亡方式。凋亡的重要生化改变是 DNA 断裂，凋亡的细胞通常体积缩小，胞质致密，强嗜酸性，染色质在核膜下边集，核崩解，胞质生出芽突，最终形成凋亡小体。如病毒性肝炎时，肝细胞内的嗜酸性小体即是肝细胞凋亡的体现。

第三节　损伤的修复

局部细胞和组织损伤后，机体对所形成的缺损在结构和功能上进行修补恢复，这一过程称为修复（repair）。受损的实质细胞和间质细胞通过周围健康的细胞再生和纤维组织的增生来实现修复，这是机体的一种防御功能。

一、再生

再生（regeneration）是指组织或细胞损伤后，由周围存活的同种细胞进行增殖修复的过程。

（一）再生的类型

1. 生理性再生　生理情况下，有些细胞、组织不断老化、消耗，不断被新生的同种细胞增生代替，以保持原有的结构和功能。如表皮的角化细胞脱落由基底细胞增生、补充；月经期子宫内膜功能层周期性剥脱，又由基底层细胞增生、恢复等。

2. 病理性再生　是指病理状态下组织、细胞缺损后发生的再生，分为完全性再生和不完全性再生。组织受损较轻，损伤细胞由同种细胞再生补充，完全恢复原有的结构和功能，称为完全性再生；若组织损伤严重或细胞再生能力较弱时，则常由肉芽组织增生、修补，最终形成瘢痕，不能完全恢复原有的结构和功能，称不完全性再生。

（二）细胞的再生能力

人体内不同种类的组织细胞再生能力不同。按再生能力强弱，可将人体的各种细胞分为 3 类。

1. 不稳定细胞（labile cells）　这类细胞平时不断地进行生理性再生，再生能力强，损伤后一般可完全再生。见于表皮细胞，如皮肤、呼吸道、消化管和泌尿生殖器的黏膜被覆上皮，淋巴、造血细胞等。

2. 稳定细胞（stable cells）　这类细胞在生理情况下不表现出再生能力，但当受到损伤破坏时，表现出潜在的再生能力。见于肝、胰等腺细胞，血管内皮细胞，原始的间叶细胞，肾小管上皮细胞，骨细胞等。

3. 永久性细胞（permanent cells）　这类细胞再生能力弱或无再生能力，一旦损伤则永久性缺失，由纤维组织增生修复，最终形成瘢痕。见于神经细胞（中枢神经细胞及周围神经的神经节细胞）、心肌细胞和骨骼肌细胞。

（三）各种组织的再生过程

1. 上皮组织的再生

（1）被覆上皮的再生　鳞状上皮缺损时，由创缘或底部的基底层细胞分裂增生，向缺损中心迁移，先形成单层上皮，后增生分化为鳞状上皮。胃肠黏膜被覆的柱状上皮缺损时，由邻近的基底部细胞分裂增生形成扁平上皮，后转变为立方上皮及柱状上皮。

（2）腺上皮再生　腺上皮的再生能力比被覆上皮弱。腺体的上皮损伤后，若腺体的基底膜或支架完整，则由残存的细胞再生恢复原有结构；若腺体结构被完全破坏，则难以再生。

2. 纤维组织的再生　在损伤的刺激下，邻近静止状态的纤维细胞或原始的间叶细胞分化形成成纤维细胞。成纤维细胞胞体大，呈椭圆状或星状，胞质略嗜碱性。成纤维细胞不断分裂、增生，在细胞周围形成胶原纤维，随着细胞的成熟、胶原纤维的增多，成纤维细胞逐渐成熟为长梭形的纤维细胞。

3. 神经组织的再生　脑及脊髓内的神经细胞破坏后不能再生，由神经胶质细胞及其纤维修复，形成胶质瘢痕。外周神经受损时，若与其相连的神经细胞仍然存活，可完全再生；若断离两端相隔太远或两端之间有瘢痕等阻隔，再生的轴突不能到达远端，而与再生的结缔组织混杂形成创伤性神经瘤，引起顽固性疼痛。

知识链接

干细胞

干细胞（stem cells）是一类具有无限或较长时间自我更新和多向分化能力的多潜能细胞。当组织损伤后，组织和骨髓内的干细胞都可以进一步分化成熟，从而修复受损组织。目前，干细胞和再生医学的研究已成为自然科学中最为引人注目的领域。随着各种生物技术的快速发展，在体外人工分离培养干细胞已成为可能，干细胞在组织修复和细胞再生中的应用，已不再只是设想。利用干细胞构建各种细胞、组织、器官为器官移植提供来源，将成为干细胞应用的主要方向。

二、纤维性修复

纤维性修复（fibrous repair）是指组织、细胞丧失后，机体通过肉芽组织增生对缺损组织进行修补恢复，最终形成瘢痕组织的过程，也称为瘢痕性修复。在组织的修复过程中，肉芽组织发挥了重要作用。

肉芽组织（granulation tissue）是由新生的毛细血管和增生的成纤维细胞组成，并伴有炎细胞浸润的幼稚结缔组织。

1. 肉芽组织的形态　①肉眼观：呈鲜红色，颗粒状，湿润，质地柔软，触之易出血，形似鲜嫩的肉芽，故名肉芽组织。②镜下观：新生的毛细血管垂直于创面生长，以

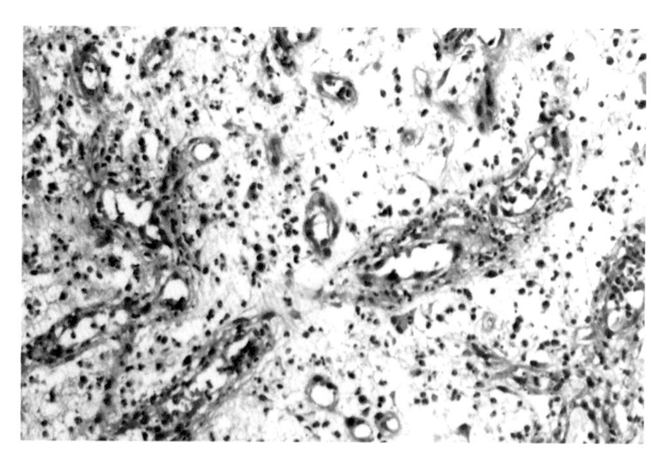

图 2–9 肉芽组织

小动脉为轴心，在周围形成袢状弯曲的毛细血管网。新生的毛细血管间有大量增生的成纤维细胞、渗出液及数量不等的巨噬细胞、中性粒细胞等炎细胞（图 2–9）。

2. 肉芽组织的功能 肉芽组织在组织修复中起着重要的作用：①抗感染、保护创面；②机化或包裹坏死组织、血栓、血凝块及其他异物；③填补伤口及其他组织缺损，连接断端组织。

3. 肉芽组织的结局 肉芽组织形成后逐渐成熟，转变为纤维结缔组织，表现为成纤维细胞转变为纤维细胞，胶原纤维增多，毛细血管逐渐闭塞、减少或演化为小血管，炎细胞及渗出液逐渐减少并消失，最后转化为瘢痕组织。

三、创伤愈合

创伤愈合（wound healing）是指机体遭受外力作用，皮肤等组织出现离断或缺损后的愈合过程，包括各种组织的再生和肉芽组织增生、瘢痕形成的过程，且各过程具有协同作用。

（一）皮肤创伤愈合

1. 创伤愈合的基本过程 皮肤表皮层的创伤，可通过上皮再生愈合；皮肤真皮层及皮下组织的创伤，则需上皮的再生和肉芽组织的增生来修复。以手术切口为例，创伤愈合的基本过程如下：

（1）伤口早期的变化 伤口局部有不同程度的组织坏死、出血及炎症反应，局部红肿。伤口中血液及渗出物中的纤维蛋白原凝结形成凝块和痂皮，起临时性的填充和保护作用；当上皮再生完成后，痂皮即脱落，硬痂对创面有保护作用。

（2）伤口收缩 损伤 2 ~ 3 天后，伤口边缘新生的肌成纤维细胞增生牵拉使伤口收缩，边缘的整层皮肤及皮下组织向中心移动，创面缩小，直到 14 天左右停止。

（3）肉芽组织增生和瘢痕形成 创伤后大约第 3 天开始，从伤口底部及边缘长出肉芽组织，逐渐填平伤口；第 5 ~ 7 天起，成纤维细胞产生胶原纤维连接伤口，达到临床愈合标准，可以拆线，以后转化为瘢痕组织；大约在伤后 1 个月完全形成瘢痕。

（4）表皮和其他组织再生　上皮损伤后，24 小时内伤口边缘的表皮基底细胞增生并向伤口中心移动，分裂增殖为鳞状上皮覆盖创面。皮肤附属器如遭完全破坏，不能完全再生，由瘢痕修复。

2. 创伤愈合的类型　根据组织损伤程度及有无感染，可将创伤愈合分为一期愈合和二期愈合。

（1）一期愈合　见于组织缺损少、创缘整齐、无感染、经黏合或缝合后创面对合严密的伤口，如无菌手术切口。由于仅有少量血凝块，炎症反应轻微，少量肉芽组织增生，故愈合时间短，形成瘢痕小（图 2-10）。

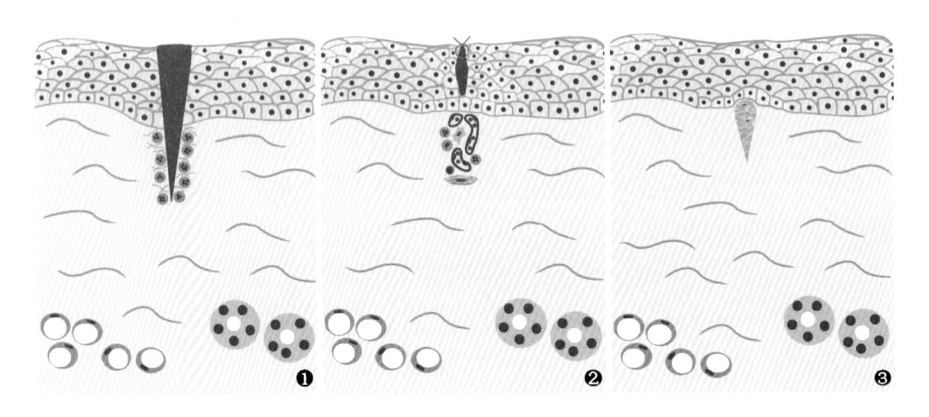

图 2-10　创伤一期愈合模式图

（2）二期愈合　见于组织缺损较大、创缘不整、哆开、无法整齐对合或伴有感染的伤口。由于坏死组织多或感染，炎症反应明显，需控制感染后，由大量肉芽组织填补，故愈合时间长，形成瘢痕大（图 2-11）。若伤口过大（一般认为直径超过 20cm 时），往往需要植皮。

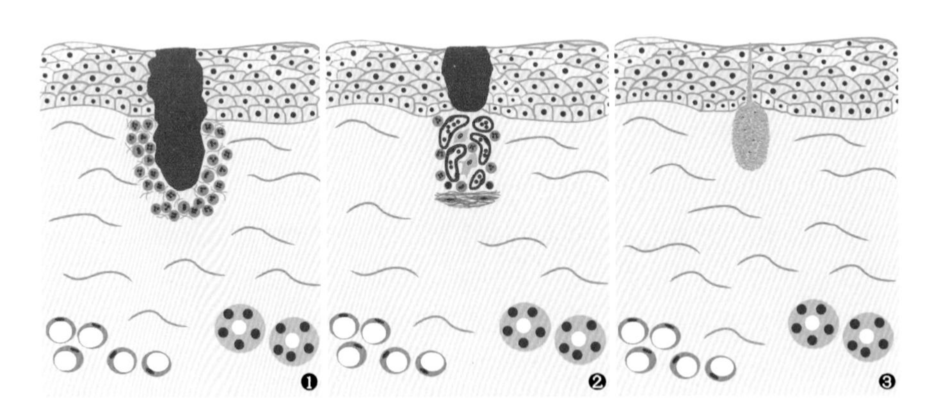

图 2-11　创伤二期愈合模式图

（二）骨折愈合

骨折愈合（fracture healing）是通过骨膜细胞再生来完成修复的过程。骨的再生能力很强，当骨折后，经过良好的复位和固定，可完全恢复正常的结构和功能。骨折愈合的过程分为以下 4 个阶段：

1. 血肿形成　骨折的两端及周围血管破裂，伴有大量出血，形成血肿，数小时后凝固。同时，局部组织常伴有轻度的炎症反应。

2. 纤维性骨痂形成　骨折后 2 ~ 3 天，血肿被肉芽组织取代，进而发生纤维化，形成纤维性骨痂，或称暂时性骨痂。

3. 骨性骨痂形成　纤维性骨痂内的成纤维细胞逐渐分化出骨母细胞，分泌大量骨基质，并形成类骨组织；随着钙盐的沉积，类骨组织转变为编织骨，使骨折的两端牢固地结合，并具有承重的能力。但此期骨小梁排列紊乱、结构疏松，仍不能满足正常功能需要。

4. 骨痂改建或再塑　编织骨为了适应骨活动时所受的应力，需要在破骨细胞的骨质吸收和骨母细胞新骨质形成的协调作用下，进一步改建为成熟的板层骨，重新恢复骨小梁正常的排列结构及皮质骨与髓腔的正常关系。

为了缩短骨折愈合的时间，恢复骨组织的生理功能，要注意以下几点：①骨折断端的及时、正确复位；②骨折断端的及时、牢固固定；③早日进行全身和局部功能锻炼，保持局部良好的血液供应。

（三）影响创伤愈合的因素

1. 全身因素

（1）年龄　青少年的组织再生能力强，伤口愈合快。老年人由于血管硬化，血供减少，代谢降低，使组织再生能力减弱，伤口愈合慢。

（2）营养　严重的蛋白质缺乏，特别是含硫氨基酸缺乏时，肉芽组织及胶原纤维形成减少，伤口愈合缓慢。维生素 C 缺乏时，可影响胶原纤维的形成，延缓伤口愈合。在微量元素中锌可促进伤口的愈合。

（3）激素与药物　肾上腺皮质激素能抑制炎症渗出、毛细血管新生和巨噬细胞的吞噬功能，还可以影响成纤维细胞增生和胶原合成；青霉胺可使伤口愈合推迟。所以要避免使用这些药物。

2. 局部因素

（1）感染与异物　许多化脓菌可产生毒素和酶，引起组织坏死、胶原纤维和基质溶解。同时，感染时的渗出物可增加局部伤口的张力，加重局部损伤。当异物残留伤口时，既妨碍伤口的愈合，又容易感染。

（2）局部血液循环　良好的血液循环既保证组织再生所需的氧和营养，又对坏死物质的吸收及控制感染起重要作用，促进创伤的愈合。当局部血液循环障碍（如动脉粥样硬化、淤血）时，则延缓创伤的愈合。

（3）神经支配　正常的神经支配有利于组织的再生。当神经损伤时，局部组织因神经性营养不良，影响创伤的愈合。

同步训练

一、名词解释

萎缩　化生　可逆性损伤　坏疽　机化　肉芽组织

二、填空题

1. 适应在形态学上改变有________、________、________、________。
2. 化生的类型有________、________。
3. 坏死的主要标志是________的变化，表现为________、________、________。
4. 玻璃样变性的类型有________、________、________。
5. 坏疽的类型有________、________、________。

三、选择题

1. 化生不可能发生于（　　）
   A. 假复层纤毛柱状上皮　B. 膀胱黏膜上皮　C. 神经组织　D. 结缔组织
   E. 胃黏膜上皮
2. 高血压病患者的左心室肌壁增厚是由于心肌的（　　）
   A. 增生　B. 化生　C. 变性　D. 水肿　E. 肥大
3. 最常见的变性是（　　）
   A. 细胞水肿　B. 脂肪变性　C. 玻璃样变　D. 黏液样变性　E. 病理性钙化
4. 最容易发生脂肪变性的实质器官是（　　）
   A. 肾脏　B. 心脏　C. 脾脏　D. 肝脏　E. 肺
5. 慢性萎缩性胃炎时，胃黏膜上皮可化生为（　　）
   A. 鳞状上皮　B. 结缔组织　C. 肠上皮　D. 移行上皮　E. 肌肉
6. 虎斑心是指心肌发生了（　　）
   A. 细胞水肿　B. 脂肪变性　C. 玻璃样变　D. 心肌纤维化　E. 心肌脂肪浸润
7. 下列哪种组织细胞再生能力最强（　　）
   A. 骨组织　B. 神经节细胞　C. 软骨组织　D. 心肌　E. 皮肤
8. 临床上，手术切口的拆线时间一般为（　　）
   A.1 ~ 2 天　B.3 ~ 4 天　C.5 ~ 7 天　D.7 ~ 8 天　E.9 ~ 10 天
9. 影响创伤愈合的全身性因素有（　　）
   A. 局部血液循环　B. 营养因素　C. 感染和异物　D. 神经支配　E. 电离辐射

四、问答题

1. 简述坏死的类型及结局。

2. 血管壁玻璃样变性是如何发生的？会导致哪些严重后果？

3. 何谓肉芽组织？简述其形态结构和功能。

4. 简述一期愈合与二期愈合的区别。

五、病例讨论

病例（一）

患者，男，70 岁，吸烟史三十余年，诊断为慢性支气管炎。经常咳嗽、咳灰白色黏液性痰，现以肺部感染入院。做痰涂片检查，发现脱落的气管黏膜上皮中有鳞状上皮，但细胞无异型性。

呼吸道检查：各级支气管均受累，主要变化是黏膜上皮细胞变性、坏死，纤毛倒伏、脱落，部分黏膜上皮出现鳞状化生；黏液腺数量增多，且细胞体积增大，分泌功能明显；管壁平滑肌细胞数量减少，纤维结缔组织增多。

讨论题：

1. 根据病史及检查结果，判断患者发生了哪种病变？依据是什么？
2. 该病变对机体有何影响？
3. 如果不控制病变，患者会继发哪些疾病？

病例（二）

张某，男，62 岁，既往有高血压病史 20 年。今晨因情绪激动诱发脑出血，抢救无效死亡。尸检发现：脑右侧内囊可见 3cm × 3cm × 2cm 血肿。心脏体积增大，左心室肌壁显著增厚。镜下观：心肌纤维明显变粗。肾入球小动脉和脾中央动脉管壁增厚，管腔狭窄，管壁可见大量均匀红染无结构物质沉积。

讨论题：

1. 根据病史及尸检结果，判断该患者的脑、心脏、肾脏、脾脏各发生了什么病变？
2. 推测该患者的病变过程。

第三章　局部血液循环障碍

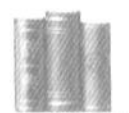

知识要点

正常的血液循环是机体生命的基本保障。血液循环障碍的范围可以是全身，也可以是局部。局部血液循环障碍有充血、出血、血栓形成、栓塞和梗死等。其发生的原因可能是心脏、血管或血液等多方面的因素。障碍发生后会对机体造成不利后果，甚至危及生命。

血液循环障碍可分全身性和局部性两种。全身性血液循环障碍是整个心血管系统的功能失调，如心力衰竭、休克；局部性血液循环障碍是指某一局部组织或个别器官的血液循环异常，如充血、出血、血栓形成、栓塞和梗死等。

尽管全身性和局部性血液循环障碍的表现与影响各不相同，但两者关系密切。全身性血液循环障碍可通过局部表现出来，如右心衰竭时全身各组织器官均有淤血、水肿；而局部血液循环障碍有时也可影响到全身，如冠状动脉粥样硬化引起心肌缺血时，心肌收缩性减弱而导致全身性血液循环障碍。

第一节　充　　血

局部组织或器官的血管内血液含量增多称为充血（hyperemia）。它是局部小动脉、毛细血管或小静脉扩张，血液充盈所致。按其发生原因和机制的不同，可分为动脉性充血和静脉性充血两类（图 3-1）。

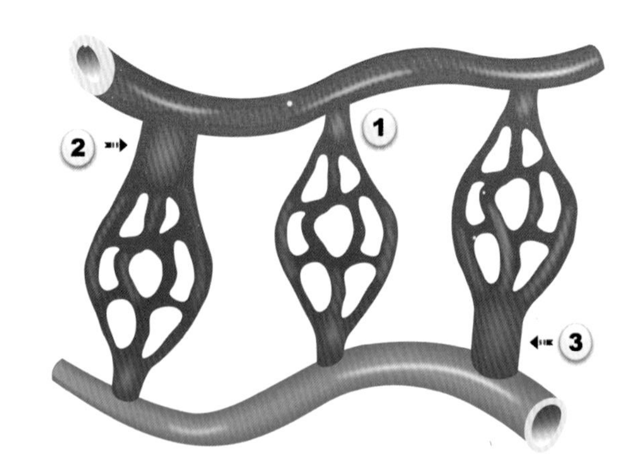

图 3–1 动脉性充血和静脉性充血模式图

①正常供血；②动脉性充血；③静脉性充血

一、动脉性充血

因动脉血液流入过多所引起的器官或组织血管内血液含量增多，称为动脉性充血（arterial hyperemia），简称充血。这是一个主动过程，又称主动性充血。

（一）原因

凡能引起局部细小动脉血管扩张的因素均可导致动脉性充血。各种原因大都通过神经体液作用，使血管舒张神经兴奋性升高或血管收缩神经兴奋性降低，引起细动脉扩张，血流加快，微循环动脉血灌注量增多。

1. 生理性充血　生理条件下，局部组织或器官由于功能代谢活动增强而发生细动脉扩张引起的充血，称为生理性充血。如进食后的胃肠道黏膜充血、运动时的骨骼肌和妊娠的子宫充血。

2. 病理性充血　病理情况下由于各种外来刺激因素引起的充血，称为病理性充血。

（1）*炎性充血*　炎症早期，由于致炎因子的刺激，经神经轴突反射及炎症介质的作用而使炎症区细动脉扩张，局部红肿。

（2）*减压后充血*　长期受压的局部组织或器官，其动脉管壁张力降低，当突然解除压力时，该部位的动脉可迅速扩张而致充血。如迅速大量放腹水或摘除腹腔巨大肿瘤时，可使腹腔内动脉高度充血，甚至反射性地造成脑缺血而引起昏厥、虚脱。

（3）*侧支性充血*　在局部缺血组织周围，由于其吻合支动脉扩张而发生的充血称为侧支性充血，具有代偿意义，可改善缺血组织的血液供应。

（二）病理变化

动脉性充血的组织或器官体积轻度增大，颜色鲜红；局部细动脉扩张，血流加快；物质代谢增强，温度升高，功能活动增强。

（三）结局

动脉性充血多为短暂性的血管反应，原因去除后即可恢复正常，通常对机体无不良后果。但患有高血压或动脉粥样硬化的患者，脑动脉充血可引起血管破裂，造成严重后果。

二、静脉性充血

局部组织或器官静脉回流受阻，使血液淤积在小静脉和毛细血管内，导致血液含量增多，称静脉性充血（venous hyperemia），简称淤血（congestion）。淤血是一被动过程，又称被动性充血，可发生于全身或局部，临床上淤血比充血多见且重要。

（一）原因

1. 静脉受压　静脉血管壁薄、内压低，易受管外各种原因压迫而致管腔狭窄或闭塞，血液回流障碍发生淤血。如妊娠子宫压迫髂静脉引起下肢淤血；肿瘤压迫周围静脉引起相应组织器官淤血；肠套叠、肠扭转、肠疝时，肠系膜静脉受压引起局部肠管淤血。

2. 静脉腔阻塞　静脉内血栓形成或侵入静脉血管内的肿瘤细胞形成瘤栓时，可阻塞静脉管腔，导致静脉回流受阻而发生淤血。

3. 心力衰竭　心力衰竭时心肌收缩力减弱，心搏血量减少，心腔内血液滞留、压力升高，阻碍静脉血液回流，造成淤血。左心衰竭时，肺静脉压升高，发生肺淤血；右心衰竭时，体循环静脉压升高，导致体循环静脉淤血，常见有肝淤血、脾淤血、肾淤血、胃肠道淤血、下肢淤血等。

（二）病理变化

淤血组织或器官体积肿大，颜色暗红，位于体表时皮肤黏膜呈紫蓝色。局部小静脉和毛细血管扩张，血流缓慢甚至停滞，温度降低，功能代谢活动减弱。

（三）结局

淤血的结局取决于淤血的发生部位、严重程度、持续时间等因素。当引起淤血的原因能及时得到解除时，组织即可恢复正常；但若淤血持续存在，可引起以下后果：

1. 淤血性水肿和出血　由于淤血使毛细血管内压升高及缺氧和代谢产物积聚均可导致血管壁通透性升高，水、无机盐和少量蛋白等血浆成分漏出到血管外，在组织间隙积聚形成淤血性水肿，严重时红细胞也漏出而发生淤血性出血。

2. 实质细胞萎缩、变性、坏死　长期缺氧和氧化不全产物堆积可引起实质细胞代谢障碍而发生萎缩、变性，甚至坏死。

3. 淤血性硬化　实质细胞萎缩消失使间质网状纤维相互融合成胶原纤维，同时缺氧及组织崩解产物刺激间质纤维结缔组织增生，使器官或组织质地变硬，称为淤血性硬化。

4. 侧支循环形成　静脉血管分支之间有较多的吻合支，当某一静脉分支受压狭窄或阻塞时，阻塞前血管内血液流体静压升高，促使静脉分支间吻合支开放，形成侧支循环，淤滞的血液通过吻合支得以回流，具有代偿意义。如肝硬化门静脉高压时，门静脉血液通过胃左冠状静脉经胃底和食管下段静脉丛，从奇静脉回流入上腔静脉，这就造成了胃底和食管下段静脉丛曲张，如发生破裂，可引起大出血，是肝硬化患者常见的死亡原因。此外，肝硬化门静脉高压时，还可以引起脐周静脉丛和痔静脉丛曲张。

（四）常见器官的淤血

1. 慢性肺淤血　常见于二尖瓣狭窄、高血压等引起的左心衰竭。由于左心腔内压升高，肺静脉回流阻力增大而引起肺淤血。①肉眼观：肺体积增大，重量增加，颜色暗红，质地变实，切面有泡沫状红色血性液体流出。②镜下观：肺泡壁毛细血管和小静脉高度扩张，充满血细胞，肺泡腔内见多少不等、淡红染色的水肿液及红细胞、巨噬细胞。巨噬细胞胞质内常见多少不等的棕黄色颗粒，系红细胞被巨噬细胞吞噬后，其血红蛋白被分解形成的含铁血黄素。这种含有含铁血黄素颗粒的巨噬细胞称为心力衰竭细胞（heart failure cells）（图 3–2A，图 3–2B），简称心衰细胞。长期肺淤血，肺间质纤维组织增生，肺质地变硬，最终导致肺褐色硬化，影响呼吸功能。

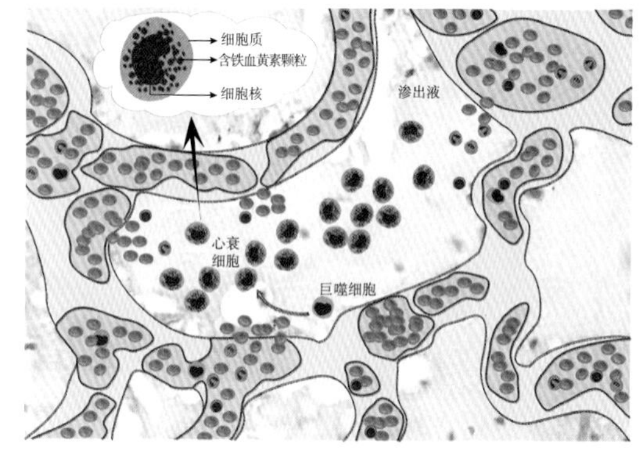

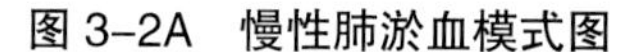
图 3–2A　慢性肺淤血模式图

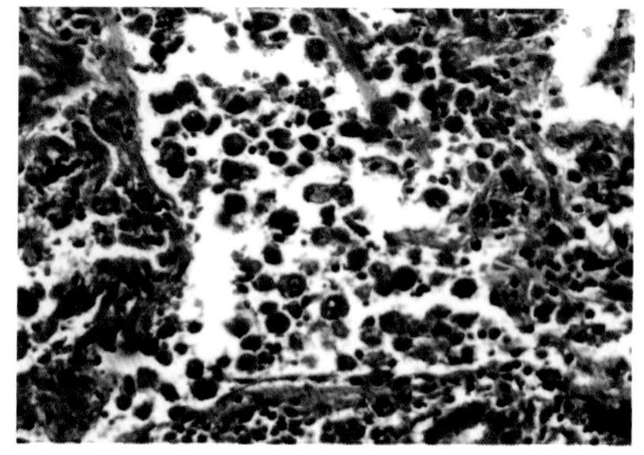
图 3–2B　慢性肺淤血

2. 慢性肝淤血　常见于肺源性心脏病等引起的右心衰竭。由于右心腔压力升高，上下腔静脉回流受阻，引起肝静脉回流受阻而发生肝淤血。①肉眼观：肝脏体积增大，包膜紧张，颜色暗红，切面呈红黄相间的花纹，状似槟榔的切面，故称槟榔肝（nutmeg liver）（图 3–3）。②镜下观：肝小叶中央静脉及其周围肝窦扩张，充满红细胞，严重时小叶中央区肝细胞因缺氧、受压而萎缩、消失；小叶周边肝细胞由于缺氧发生脂肪变性，从而形成槟榔肝的外观（图 3–4）。严重长期肝淤血，肝间质网状纤维胶原化及纤维结缔组织增生，最终发展为淤血性肝硬化，临床上可出现门静脉高压和肝功能障碍的表现。

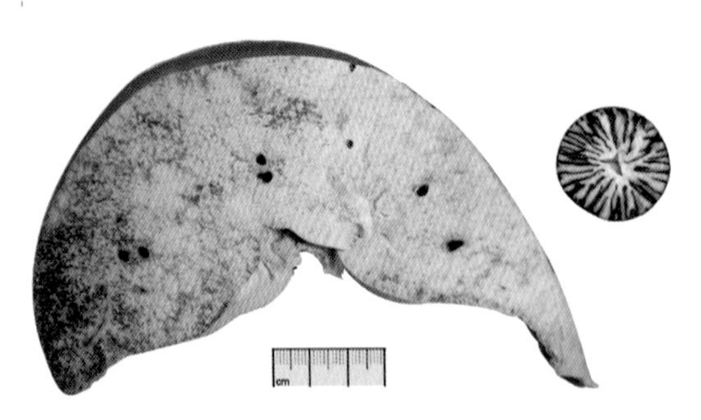

图 3-3 慢性肝淤血（槟榔肝）
肝切面见红黄相间网络状花纹

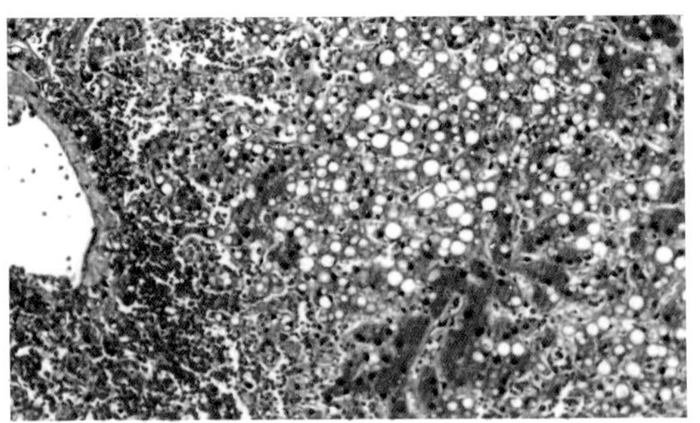

图 3-4 慢性肝淤血

第二节 出 血

血液从血管或心腔溢出称为出血（hemorrhage）。

一、出血的原因与类型

出血可发生在生理条件下，如女性正常月经期子宫内膜出血；病理性出血多由创伤、血管病变以及出血性疾病所致。根据血液溢出到达的部位可将出血分为内出血和外出血两种：前者指血液溢出在体腔或组织间隙内；后者指血液流出体外。按血液溢出的机制可分为破裂性出血和漏出性出血。

（一）破裂性出血

破裂性出血指心脏或血管壁破裂引起的出血，通常出血量较多。常见于创伤，如刀割伤、刺伤、弹伤；亦可由心血管本身病变所致，如心肌梗死、动脉瘤、曲张静脉破裂；还可因血管周围病变的侵蚀而引起继发性出血，如结核病、消化性溃疡、肿瘤等疾病的出血。

（二）漏出性出血

漏出性出血指由于毛细血管和毛细血管后静脉血管壁通透性升高，血液经扩大的内皮细胞间隙和受损的基底膜到达血管外所致的出血。常见原因如下：

1. 血管壁的损害或缺陷　最为常见，可由于缺氧、感染、变态反应、维生素缺乏等引起。

2. 血小板减少或功能障碍　当血小板少于 5×10^9/L 时，即有出血倾向。如原发性或继发性血小板减少性紫癜、弥散性血管内凝血（DIC）、白血病、再生障碍性贫血均有血小板破坏或消耗过多而导致出血；某些先天性血小板无力症、尿毒症时，由于血小板黏附聚集功能降低或血小板凝血因子释放功能障碍而引起出血。

3. 凝血因子缺乏　任何一种凝血因子缺乏均可使血液不易凝固而发生出血。如血友病（凝血因子Ⅷ或Ⅸ缺乏）、肝功能障碍致凝血因子合成减少以及 DIC 时凝血因子消耗过多。

二、出血的后果

出血的后果取决于出血的类型、数量、速度及部位等因素。缓慢少量出血，多可自行止血，组织内的少量血液可完全吸收，不留痕迹。组织内较多量出血可形成血肿，吸收不完全时可通过纤维包裹或机化形成瘢痕。急性大出血，短时间内失血量达全身血量的 20% ~ 25% 时即可发生出血性休克，甚至死亡。重要部位的出血，即使量不大也可引起严重后果，如脑干出血可压迫生命中枢，危及生命；内囊出血可引起对侧肢体偏瘫；视网膜出血可致失明；腹腔、胸腔等内出血时，可能因没有及时发现或被忽视而延误诊治，导致严重后果，在临床上要特别注意。

第三节 血栓形成

在活体心血管内，血液形成固体质块的过程称为血栓形成（thrombosis），所形成的固体质块称为血栓（thrombus）。

正常生理情况下，血液在循环系统内不会发生凝固，但当血管破损时又能迅速凝固而堵塞血管止血。这是因为血液内存在着凝血系统和抗凝血系统，二者保持着动态平衡。即在生理状态下，血液中凝血因子不断地、有限地被激活，产生凝血酶形成极少量纤维蛋白沉积于血管内膜，同时又不断被激活了的纤维蛋白溶解酶溶解清除，激活的凝血因子也可被单核细胞不断地吞噬清除。这样既保证了血液的流动状态，又保持了血液潜在的可凝固性。病理条件下，上述动态平衡被破坏，使凝血超过抗凝血而发生血栓形成。

一、血栓形成的条件和机制

血栓是在血液流动状态下逐渐形成的，其发生的基本环节是血小板的析出、黏集和血液凝固。血栓形成的条件主要有以下三方面：

（一）心血管内皮细胞的损伤

心血管内皮的损伤是血栓形成最常见且最重要的因素。心血管内皮细胞损伤时，内皮下胶原纤维暴露，从而通过以下环节使凝血系统激活：①激活血小板。血小板黏附于暴露的胶原纤维并释放二磷酸腺苷（ADP）和血栓素（TXA_2），可使更多的血小板在局部黏集，形成血小板黏集堆；②激活凝血因子Ⅻ，启动内源性凝血系统；③受损的血管内皮细胞释放凝血因子Ⅲ（组织因子），启动外源性凝血系统。内、外源凝血系统激活及血小板因子释放、参与形成凝血酶原激活物使凝血酶原转变为凝血酶，后者又促使纤维蛋白原转变为纤维蛋白，从而发生血液凝固。纤维蛋白又可参与并进一步加固血小板的黏集。

临床上，血栓形成多见于心血管内膜受损处，如心肌梗死区的心内膜、风湿性或感染性心内膜炎的心瓣膜、动脉粥样硬化斑块的溃疡灶、静脉内膜炎及反复静脉注射针刺处。

（二）血流缓慢或漩涡形成

正常血流中的有形成分流动于血管中央（轴流），而血浆在血流的周边（边流），将血液的有形成分与血管壁隔开，阻止血小板与内膜接触而被激活。当血流缓慢或漩涡形成时，轴流消失，血小板得以进入边流与血管壁接触、黏附；同时，激活了的凝血因子和形成的凝血酶也易于在局部聚集使血液凝固。

临床上，静脉血栓形成远多于动脉血栓形成，而下肢静脉血栓形成又多于上肢静脉血栓形成，尤其是心力衰竭、久病或术后卧床者，由于静脉回流更为缓慢而更易发生血栓形成。心脏、动脉内的血流速度较快，一般不易形成血栓，但若风湿性心脏病二尖瓣狭窄发生左心房纤维颤动、血流缓慢和动脉瘤中漩涡形成时均易发生血栓形成。

（三）血液凝固性增强

当血液中血小板和凝血因子增多、活性增强，而纤溶系统及抗凝血系统的活性降低，血液凝固性增强呈高凝状态，此时血液易凝固形成血栓。

临床上，在严重创伤、大手术、分娩伴有大出血时，由于血液中补充的大量幼稚血小板黏性较高，易发生黏集而形成血栓；大面积烧伤时，血浆外渗，血液浓缩，各种凝血因子浓度升高而发生血栓形成。

上述血栓形成的三个条件往往同时存在，协同作用，在不同情况下可由某一种因素起主要作用。例如外伤或手术后卧床患者易发生下肢静脉血栓形成，其有关因素除血管内膜受损外，同时伴有血液凝固性增强及长期卧床引起血流缓慢等因素的存在，共同作用导致血栓形成。因此，在临床治疗中应尽可能减少对血管的损伤；对长期卧床者应给予帮助和鼓励，及时进行适当的肢体活动和起床活动，以促进血液循环，防止血栓形成。对可能会出现的血液凝固性增强的危险情况要及早准备预防措施。

二、血栓形成的过程及类型

任何部位的血栓形成都是从血小板黏附聚集开始的，而后血栓的发展、形态、组成及大小则取决于血栓形成的部位及局部血流状态（图 3-5）。

（一）白色血栓

当血管内膜受损等血栓形成条件存在时，血小板即可在内膜受损部位黏附。黏附的血小板肿胀、变形并释放出 ADP，使更多的血小板黏附、聚集，形成血小板堆。这是一种可逆性改变，但随着凝血系统启动所形成的凝血酶及血小板释放的 ADP 和 TXA_2 增多，在这些物质的作用下越来越多的血小板黏集，形成血小板小结。①肉眼观：血栓与血管壁紧密相连，外观灰白、质地坚实，故称为白色血栓（pale thrombus）。②镜下观：白色血栓由红染均质状的血小板及少量纤维蛋白构成，故又称为血小板血栓或析出性血栓。

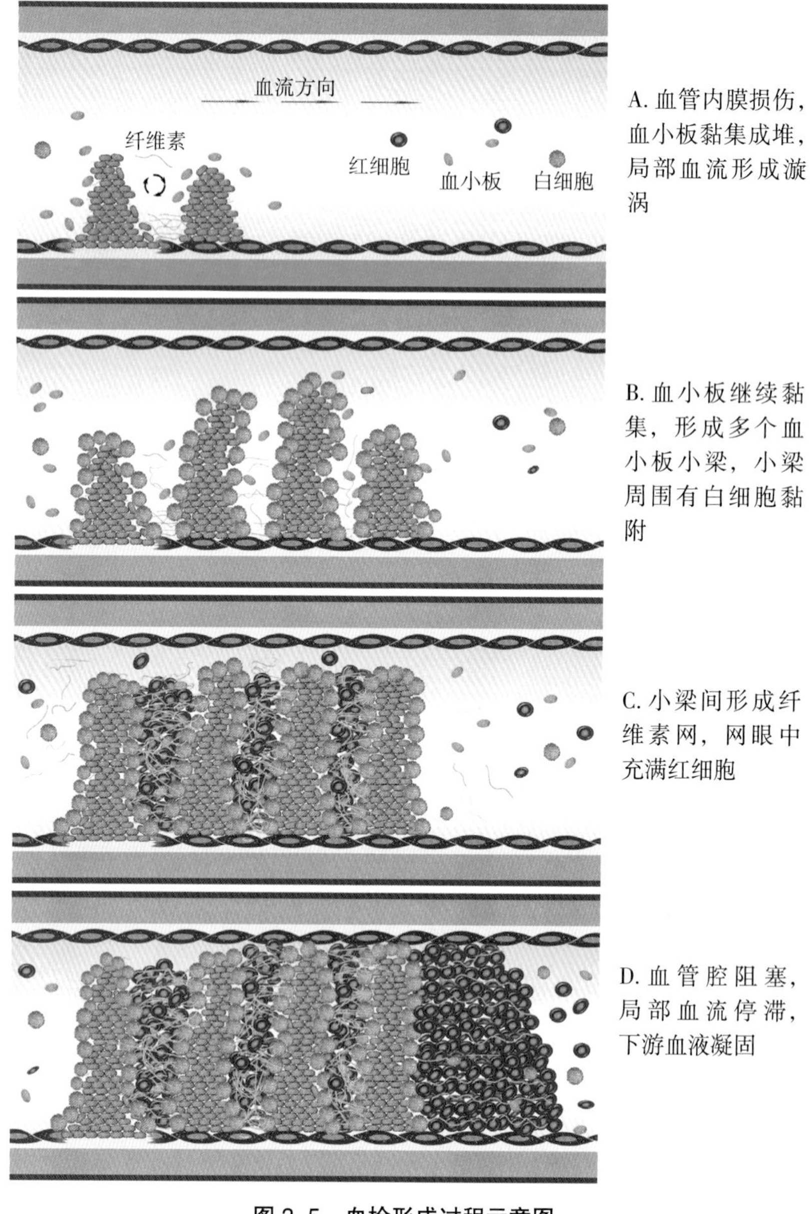

图 3-5 血栓形成过程示意图

在心脏及动脉内，由于血流速度快，激活的凝血因子难以达到较高的浓度而发生血液凝固，所以白色血栓可以单独存在；但在血流速度缓慢的静脉内，血栓可进一步发展为延续性血栓。白色血栓作为静脉延续性血栓的起始部分，亦称为血栓头。

（二）混合血栓

血栓头形成后突出于血管腔内阻碍血流，使血流在其下游形成漩涡，导致新的血小板黏集。如此反复进行，血小板黏集堆不断增多增大，逐渐形成不规则的分支状或珊瑚状突起的血小板小梁，其表面有白细胞附着。血小板小梁间血流更加缓慢，局部激活的凝血因子可达到较高的浓度使血液凝固，纤维蛋白原转变为纤细网状的纤维蛋白，架于血小板小梁之间，并网罗大量红细胞，此时血栓呈不规则的红白相间波纹状外观（图 3-6），称为混合血栓（mixed thrombus），是静脉内延续性血栓的主要结构，又称为血栓体。

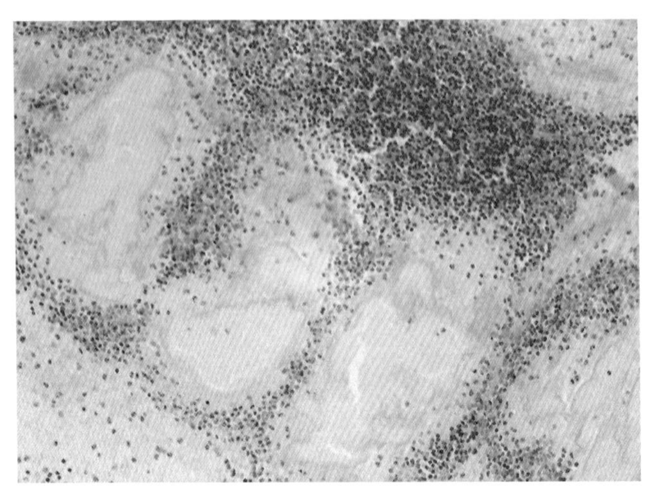

图 3-6　混合血栓

（三）红色血栓

混合血栓不断增大，最终可完全堵塞血管腔，使局部血流停滞，血液迅速凝固，形成均匀一致暗红色的血凝块，称为红色血栓（red thrombus），是延续性血栓的末尾部分，也称为血栓尾。红色血栓可延续到被阻塞血管最近的一个分支开口处，它与混合血栓相连，但与血管壁无粘连。当红色血栓中的水分被吸收后变得干燥、质脆易碎时，极易脱落成为栓子，引起栓塞。

（四）透明血栓

透明血栓（hyaline thrombus）主要由纤维蛋白构成，镜下呈均匀红染、半透明状。它发生于微循环的微血管内，只能在显微镜下见到，又称为微血栓（microthrombus），主要见于 DIC 时。

根据血栓阻塞血管腔的程度，可将血栓分成闭塞性血栓和附壁血栓两种。前者血管腔被血栓完全堵塞，多发生于中等大小血管内；后者血栓仅部分附着于血管壁上而无血管腔堵塞，常见于房颤、二尖瓣狭窄或心肌梗死时的心房和心室壁及大血管内，多为混合血栓。

三、血栓的转归

1. 溶解、吸收　血栓形成过程中纤维蛋白溶解系统同时被激活，在纤溶酶和血栓中白细胞崩解释放的蛋白水解酶作用下，血栓发生软化，逐渐溶解成细小颗粒或液体，随血流冲走或被吞噬细胞吞噬清除。较小的血栓可完全溶解、吸收，不留痕迹。

2. 软化、脱落　较大的血栓部分被软化溶解，在血流的冲击下或机体活动时，整个或部分血栓碎片可脱落成为血栓栓子，随血流运行，停留在与其大小相应的血管腔内，阻断血流形成血栓栓塞。

3. 机化、再通　在血栓形成后的 1 ～ 2 天即开始有肉芽组织从血栓附着处的血管壁中向血栓内生长，逐渐取代血栓。由肉芽组织取代血栓的过程称为血栓机化。此时血栓与血管壁紧密连接不再脱落。

在血栓机化过程中，随着水分的吸收，血栓干燥收缩使血栓内或血栓与血管壁之间出现裂隙，其周围的血管内皮细胞向裂隙内生长，覆盖于裂隙表面，形成新的血管腔并相互连接沟通，使被阻断的血流得到部分恢复，这一过程称为再通。

4. 钙化　未能软化又未完全机化的血栓，其内可有钙盐沉积而发生钙化，形成质地坚硬的静脉石或动脉石。

四、血栓对机体的影响

血栓形成是机体对血管壁损伤的一种防御反应，可堵塞血管破裂处起止血作用，这是对机体有利的一面。但多数情况下，血栓形成对机体不利。

1. 阻塞血管　动脉内血栓形成，若部分阻塞管腔，则引起局部器官或组织缺血，实质细胞萎缩；若完全阻塞管腔，又无有效侧支循环建立，则造成局部组织、器官的缺血性坏死。

静脉内血栓形成，若未能建立有效侧支循环，则导致静脉回流受阻而淤血、水肿、出血，甚至坏死。

2. 栓塞　血栓的整体或部分脱落成为栓子，随血流运行，阻塞他处血管腔而发生栓塞。若栓塞于重要器官可造成严重后果，如心肌梗死和肺梗死等。

3. 引起心瓣膜变形　风湿性心内膜炎时，心瓣膜上反复形成白色血栓并被机化，使瓣膜增厚、僵硬、卷曲、变形，造成瓣膜口狭窄或关闭不全，形成心瓣膜病。

4. 广泛出血或休克　DIC 时微血管内广泛微血栓形成，一方面消耗大量凝血物质导致血液凝固性降低，引起广泛出血；另一方面阻塞微循环，导致严重微循环障碍而发生休克。

第四节　栓　　塞

不溶于血液的异常物质，随血流运行阻塞血管腔的现象称为栓塞（embolism），引起栓塞的异常物质称为栓子（embolus）。栓子可以是固体（如血栓栓子、寄生虫虫卵、肿瘤细胞团），也可以是液体（如脂肪滴、羊水）或气体（如空气、氮气）。

一、栓子的运行途径

栓子随血流运行，其运行途径与血流方向一致（图 3–7）。

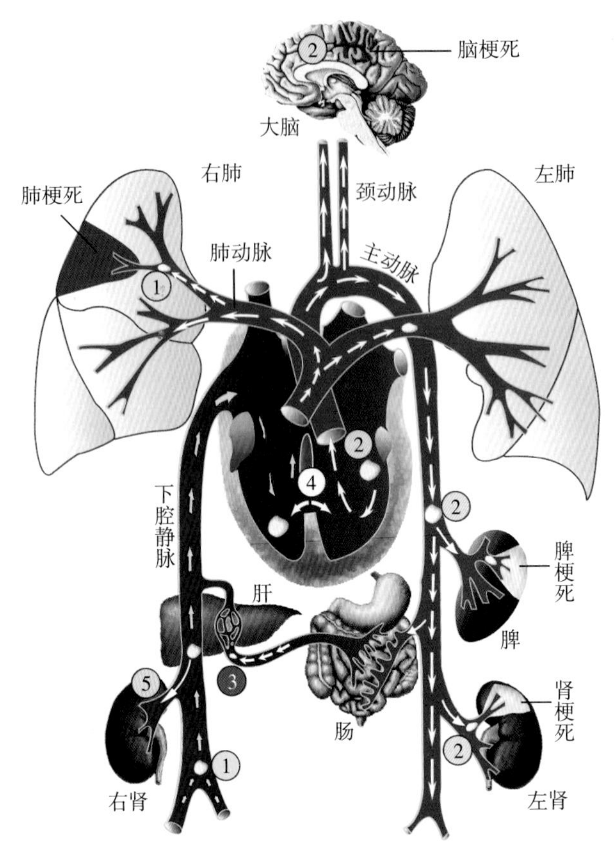

图 3-7 栓子运行途径与栓塞模式图

①右心或体静脉的栓子；②左心和动脉系统的栓子；

③门静脉系统的栓子；④交叉性栓塞；⑤逆行性栓塞

1. 来自体循环静脉系统和右心的栓子 随血流进入肺动脉，引起肺动脉及其分支栓塞。某些体积很小且有弹性的栓子（如脂肪滴）可通过肺毛细血管回流到左心，再随动脉血流栓塞小动脉。

2. 来自左心和体循环动脉系统的栓子 随血流运行，停留于全身各器官组织的动脉相应分支，常引起脑、脾、肾及四肢等栓塞。

3. 来自肝门静脉系统的栓子 随肠系膜静脉、脾静脉等血流进入肝内门静脉小分支，引起肝栓塞。

知识链接

栓子运行的特殊途径

①交叉性栓塞：见于先天性心脏病，如房间隔缺损或室间隔缺损的患者，心腔内的栓子可从压力高的一侧通过缺损处进入压力低的一侧，然后随血流运行，栓塞于相应血管（图 3-7）。②逆行性栓塞：是指下腔静脉内的栓子在剧烈咳嗽等使胸、腹腔内压力突然升高时，可随血液一时性逆流而栓塞于下腔静脉的肝、肾等分支中，极为罕见（图 3-7）。

二、栓塞的类型及后果

（一）血栓栓塞

由脱落的血栓引起的栓塞称为血栓栓塞（thromboembolism），是临床最常见的栓塞类型。根据栓子来源和栓塞部位不同可分为两种：

1. 肺动脉栓塞 体循环静脉系统和右心腔内的血栓脱落后成为栓子造成肺动脉栓塞，其中95%以上来自下肢深静脉。肺动脉栓塞的后果取决于栓子的大小、数量以及栓塞前肺血液循环的状况。当栓子体积较大栓塞了肺动脉主干及大分支，或栓子虽小但数量很多，广泛栓塞了肺动脉的多数小分支，均可引起急性右心衰竭而导致患者猝死。如在肺动脉被栓塞前，肺已严重淤血，也会产生严重后果。

肺动脉栓塞导致猝死的机制可能是：①机械性地阻断肺循环，导致右心后负荷急剧升高，同时左心回心血量减少，冠状动脉灌流不足，心肌缺血，发生急性右心衰竭；②肺动脉栓塞可刺激迷走神经，反射性地引起肺动脉分支、支气管动脉分支和冠状动脉分支痉挛及支气管平滑肌痉挛，导致肺循环阻力升高、冠状动脉血流减少及肺通气换气障碍；③血栓栓子中血小板可释放5-羟色胺、TXA_2等血管活性物质，引起肺动脉分支、支气管动脉分支及冠状动脉分支痉挛，加重肺动脉高压及心肌缺血。

2. 体循环动脉栓塞 栓子多数来自于左心（如感染性心内膜炎时心瓣膜上的赘生物、心肌梗死区心内膜上的附壁血栓），主要栓塞下肢、脑、肾、脾等。血液供应不丰富、侧支循环不能建立者，可发生缺血性坏死，甚至危及生命。

（二）脂肪栓塞

脂肪滴进入血流阻塞血管的现象称为脂肪栓塞（fat embolism）。常见于长骨骨折、脂肪组织严重挫伤时，脂肪细胞受损破裂，释出的脂肪滴从破裂的骨髓血管窦状隙或静脉入血引起栓塞。

（三）气体栓塞

大量空气迅速进入血流或溶解于血液中的气体迅速游离形成气泡阻塞血管，称为气体栓塞（gas embolism）。

1. 空气栓塞 多见于头颈、胸壁和肺的大静脉在手术或创伤时破裂，由于这些部位的静脉接近或高于心脏，压力低甚至负压，且血管壁与周围组织紧密粘连，血管破裂后创口不易闭合，外界空气被迅速吸入血管腔。也可以见于静脉输液、人工气胸或气腹误伤静脉时，空气被注入静脉。

2. 氮气栓塞 血液和组织中溶解的气体量与压力成正相关。当外界气压突然降低时，原来溶解于血液、组织液和脂肪组织中的气体迅速游离形成气泡，氧和二氧化碳可再溶解于体液中被吸收，而氮气溶解较慢，从而在血液和组织内形成无数微气泡或融合成大气泡引起栓塞，称为氮气栓塞，亦称为减压病。可见于深海潜水员迅速浮出水面时，后果严重，甚至危及生命。

（四）羊水栓塞

胎儿羊膜腔内的羊水成分进入母体血液循环引起的栓塞称为羊水栓塞（amniotic fluid embolism），是最严重的产科意外，死亡率高达 80% 以上。表现为患者在分娩过程中或分娩后不久，突然出现呼吸困难、发绀、抽搐、休克、昏迷、死亡。病理检查发现肺内小血管内有羊水成分是诊断本病的主要依据。

（五）其他栓塞

其他栓塞包括细菌、寄生虫及虫卵、肿瘤细胞等作为栓子引起的栓塞。细菌或寄生虫进入血管时，不但阻塞血管腔，还可引起病灶的播散；肿瘤细胞侵入血管，形成瘤细胞栓子引起的栓塞是恶性肿瘤的转移方式。

第五节 梗 死

由于动脉血液供应中断所引起的器官或局部组织缺血性坏死称为梗死（infarction）。

一、梗死的原因和形成条件

（一）梗死的原因

梗死一般是由动脉阻塞引起，任何引起动脉血管阻塞导致局部组织血液循环中断的因素均可成为梗死的原因。

1. 动脉血栓形成 是梗死最常见的原因。如冠状动脉和脑动脉粥样硬化时，动脉管腔狭窄，继发血栓形成可完全阻塞血管，引起心肌梗死和脑梗死。

2. 动脉栓塞 是梗死的常见原因。在肾、脾、肺的梗死中，多数由血栓栓塞引起。

3. 动脉痉挛 一般情况下，动脉痉挛不会引起梗死，但在动脉已有狭窄性病变的基础上发生持续痉挛时，可造成组织或器官的血流中断引起梗死。如冠状动脉粥样硬化的患者，由于诱因刺激而发生冠状动脉强烈持久性痉挛时，则可引起心肌梗死。

4. 动脉管腔受压闭塞 动脉受外界压迫致管腔闭塞时，相应器官或组织即可发生缺血性坏死。如位于血管外的肿瘤压迫血管，引起局部组织的坏死；肠套叠、肠扭转和嵌顿疝时，供给该肠段血液的肠系膜静脉和动脉先后受压闭塞，导致相应肠段梗死。

（二）梗死的形成条件

动脉阻塞时是否引起梗死，还受下列因素影响：

1. 能否建立有效侧支循环 有双重血液循环的器官，当其中一条动脉阻塞时，因有另一支动脉血管可通过吻合支供血，建立起有效侧支循环，可避免梗死。如肺有肺动脉和支气管动脉供血，肺动脉小分支的血栓栓塞一般不会引起梗死；肠系膜上动脉远端形成许多弓形动脉与肠系膜下动脉相吻合，故肠梗死一般也不易发生。但上述有双重血供或有丰富吻合支的器官组织，若在某一支动脉被阻塞之前已发生严重淤血，则可因侧支循环难以建立而发生梗死。一些器官的动脉吻合支较少，如肾、脾和脑，当这些器官组织的动脉迅速阻塞时，由于侧支循环不能建立，常易发生梗死；但如果动脉阻塞是缓慢发生的，则缺血区毛细血管与邻近正常组织毛细血管之间有可能建立侧支循环而得到完全或部分代偿，则可避免梗死的发生。

2. 血液和心血管系统功能状态 血液携氧量少或通过组织的血流量降低，都易诱发梗死。如严重贫血、心功能不全或血压突然下降等情况下易发生梗死；冠心病患者如突然发生心肌耗氧量增多，由于病变动脉不能相应扩张，增加供血量，同样也可引起心肌梗死。

3. 局部组织对缺氧的敏感性 脑组织神经细胞对缺氧的敏感性最高、耐受性最低，短时间的缺血即可引起梗死，心肌细胞对缺血也较敏感；而骨骼肌和纤维结缔组织对缺血耐受性较强，需较长时间严重缺血才会引起梗死。

二、梗死的类型及病理变化

通常根据梗死病灶内含血量的多少，将梗死分为贫血性梗死和出血性梗死两种类型。

（一）贫血性梗死

贫血性梗死（anemic infarct）多发生于侧支循环不丰富、组织结构较致密的实质器官，如肾、脾、心、脑。当这些器官的动脉分支阻塞时，由于缺乏侧支循环代偿而发生局部组织坏死。坏死灶内小血管因阻塞刺激反射性痉挛，将血管内血液挤出梗死灶，同时坏死组织吸收水分，体积略肿大，挤压间质内的小血管，使梗死灶内保持缺血状态，含血量明显减少，故称为贫血性梗死。坏死灶颜色灰白，亦称白色梗死。

梗死病灶的形状取决于该器官的血管分布，脾、肾血管呈锥形分支，故梗死灶也呈锥形，切面呈扇形或三角形，其尖端位于血管阻塞处或指向脾门、肾门，底部位于器官的表面（图 3-8）。冠状动脉和脑动脉分支呈不规则分布，故心肌梗死病灶和脑梗死病灶亦呈不规则形。

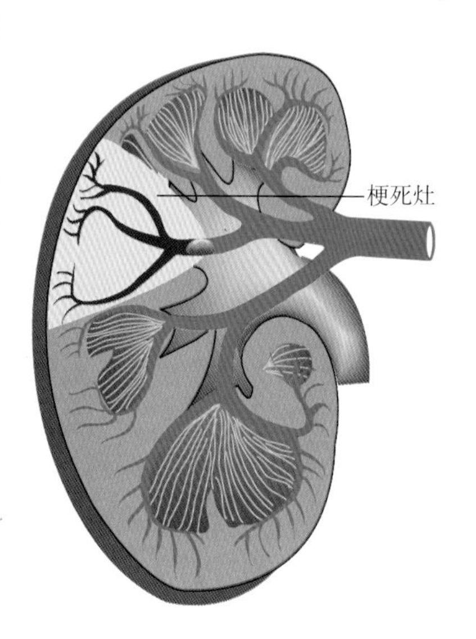

图 3-8 肾贫血性梗死模式图

梗死病灶的质地与坏死的类型有关。脾、肾和心肌梗死为凝固性坏死，坏死组织质地坚实、干燥。脑梗死为液化性坏死，新鲜的脑梗死灶质地松软，日久逐渐液化形成囊腔。

肉眼观：梗死灶的边界清楚，与正常组织之间常有明显的充血出血带分开。早期充血出血带呈暗红色，以后充血出血带中的红细胞被巨噬细胞吞噬，形成含铁血黄素而呈黄褐色。

镜下观：凝固性坏死者早期保留其组织结构的轮廓，晚期呈红染无结构颗粒状物，边缘有肉芽组织长入，最终由瘢痕组织所取代。液化性坏死者无组织结构保留，坏死的脑组织呈淡红染筛状结构，周围由星形细胞和胶质纤维包绕，最后形成胶质瘢痕。

（二）出血性梗死

出血性梗死（hemorrhagic infarct）常发生于组织疏松、侧支循环丰富或有双重血液循环的器官，如肺和肠。这类器官由于有双重血液供应或丰富吻合支，一般情况下单纯某一动脉分支的阻塞不会引起梗死，但当某一支动脉分支阻塞前，器官、组织已存在严重淤血时，由于静脉压力升高，另一支动脉分支压力不足以克服静脉阻力，不能形成有效的侧支循环供血，以致血流中断而发生局部组织坏死。由于组织结构疏松，坏死组织内压力升高不明显，原先淤滞在局部组织内的血液和来自另一支动脉分支吻合支的血液从坏死区破损的血管流入梗死灶中，使病灶内含有大量血液，故称为出血性梗死。梗死灶呈暗红色，又称红色梗死。所以严重淤血是出血性梗死发生的先决条件。

肺出血性梗死常发生在二尖瓣狭窄或左心衰竭造成肺淤血的情况下，并有肺动脉栓塞。栓子多来自下肢静脉、右心等部位的血栓。①肉眼观：肺梗死灶常位于肺下叶，尤其是肋膈角处多见。典型的肺梗死灶呈锥体形，切面为楔形，尖端指向肺门或血管阻塞处，底部紧靠肺膜。梗死灶质地较实，暗紫红色，略隆起。相应肺膜表面有纤维素性渗出物附着。②镜下观：梗死灶为凝固性坏死，肺泡轮廓保留，肺泡腔、小支气管腔及肺间质充满红细胞。梗死灶周围肺组织广泛淤血、水肿。

肠出血性梗死主要发生于肠扭转、肠套叠和嵌顿性肠疝时。首先肠系膜静脉受压闭塞，导致相应肠段肠壁高度水肿，继而肠系膜动脉受压阻塞而引起出血性梗死。由于肠系膜血管呈扇形分支而支配某一肠段，故肠梗死灶常为节段性，长短不一，肠壁弥漫性出血而呈紫红色或红黑色。因严重淤血、水肿，肠壁肿胀增厚，质脆易破裂。肠腔内充满混浊的暗红色液体，肠浆膜面可有纤维素性渗出物附着。

三、梗死对机体的影响

梗死对机体的影响取决于梗死发生的器官、梗死灶的大小和部位以及有无继发细菌感染。梗死发生在重要器官后果严重，如心肌梗死可影响心功能，严重时导致心力衰竭、心源性休克，甚至猝死。脑梗死根据部位不同可引起相应的功能障碍（如失语、偏瘫），脑梗死灶大者也可导致死亡。脾、肾的梗死一般对机体影响不大，仅引起局部症状。如肾梗死可引起腰痛、血尿，但不影响肾功能；脾梗死可有左季肋区刺痛。肺梗死常引起胸痛和咯血；肠梗死常出现剧烈腹痛、血便和腹膜炎症状；肺、肠的梗死若继发腐败菌感染，可导致坏疽而引起严重后果。

同步训练

一、名词解释

充血 淤血 槟榔肝 血栓形成 栓塞 梗死 出血

二、填空题

1. 根据发生的原因和发生机制，充血可分为________、________性充血。
2. 引起淤血的原因有________、________、________，其中________可引起全身性淤血。
3. 淤血持续存在，可引起________、________、________和________等后果。
4. 按血液溢出到达的部位可将出血分为________和________两种；按血液溢出的机制可分________和________两种。
5. 血栓形成的条件有________、________、________。
6. 血栓的类型有________、________、________、________。
7. 血栓的结局有________、________、________、________。
8. 栓子运行的途径一般与________方向一致。来自右心及体循环静脉的栓子，可引________栓塞；来自左心和体循环动脉系统的栓子，可引起________栓塞；来自肝门静脉系统的栓子可引起________栓塞。
9. 栓塞最常见的类型为________，根据栓子来源不同可分为________和________两种。
10. 能通过肺毛细血管进入体循环，引起动脉分支栓塞的栓子有________、________、________等。
11. 梗死的常见原因是________、________、________、________。
12. 梗死按梗死灶内含血量的多少分________和________两种。
13. 贫血性梗死常发生于________、________的实质器官，如________和________。
14. 出血性梗死常发生于________、________或________的器官，________和________。

三、选择题

1. 动脉性充血的病理变化哪项不正确（　　）
   A. 器官体积增大　B. 小动脉和毛细血管扩张　C. 器官颜色鲜红
   D. 局部温度升高　E. 小静脉和毛细血管扩张
2. 淤血时扩张充盈的血管主要是（　　）
   A. 动脉　B. 静脉　C. 毛细血管　D. 小静脉和毛细血管
   E. 小动脉、毛细血管和小静脉
3. 下列淤血引起的后果中，哪项是错误的（　　）
   A. 水肿　B. 出血　C. 变性、坏死　D. 梗死　E. 硬化

4. 肺淤血常见于（　　）

A. 右心衰竭　B. 左心衰竭　C. 多种肺疾患　D. 肺心病　E. 肺动脉栓塞

5. 左心衰竭时，发生淤血的部位是（　　）

A. 肺　B. 脾　C. 肝　D. 肾　E. 上肢

6. 下列哪项不符合静脉性充血（　　）

A. 颜色暗红　B. 血流加速　C. 局部温度降低　D. 组织或器官体积增大

E. 间质水肿

7. 肺淤血时，痰中可出现细胞质内含有棕褐色颗粒的巨噬细胞，称为（　　）

A. 脂褐素细胞　B. 含铁血黄素细胞　C. 心力衰竭细胞

D. 异物巨细胞　E. 尘细胞

8. 关于肺淤血，哪一项不恰当（　　）

A. 肺泡腔内可见水肿液　B. 肺泡腔内可见红细胞　C. 肺泡腔内可见心力衰竭细胞

D. 肺泡壁毛细血管扩张，肺泡壁增厚　E. 肺泡腔内可见纤维素渗出

9. 肝淤血镜下的主要改变是（　　）

A. 肝小叶失去正常结构　B. 小叶间及小叶下静脉扩张淤血

C. 中央静脉及肝窦扩张淤血　D. 肝细胞萎缩、变性　E. 小叶间静脉及肝窦充血

10.“槟榔肝”的形成是由于（　　）

A. 出血和结缔组织增生　B. 肝淤血和肝细胞坏死　C. 肝淤血和肝细胞水肿

D. 肝淤血和肝脂肪变　E. 肝脂肪变和结缔组织增生

11. 下列可引起漏出性出血的疾病是（　　）

A. 血小板减少性紫癜　B.DIC　C. 血友病　D. 维生素 C 缺乏　E. 以上都是

12. 透明血栓的主要成分是（　　）

A. 纤维素　B. 血小板　C. 血小板和纤维素　D. 血小板小梁和黏附在上的白细胞

E. 血小板小梁和黏附在上的白细胞、纤维素及血细胞

13. 透明血栓多见于（　　）

A. 大动脉　B. 小动脉　C. 微循环血管内　D. 大静脉　E. 小静脉

14. 关于血栓形成，以下哪项叙述是错误的（　　）

A. 静脉血栓多于动脉血栓　B. 下肢血栓多于上肢血栓

C. 静脉内血栓多为红色血栓　D. 动脉附壁血栓多为混合血栓

E. 毛细血管内血栓多为纤维素性血栓

15. 混合血栓可见于（　　）

A. 心腔内附壁血栓　B. 静脉内血栓的头部　C. 肾毛细血管内的微血栓

D. 心瓣膜上的疣状赘生物　E. 静脉内血栓的尾部

16. 下列哪种血栓可诱发全身广泛性出血（　　）

A. 白色血栓　B. 混合血栓　C. 红色血栓　D. 透明血栓　E. 附壁血栓

17. 下列血栓结局中，哪项是错误的（　　）

A. 溶解、吸收　B. 脱落　C. 排出　D. 机化、再通　E. 钙化

18. 来自右心及静脉系统的栓子随血流运行常引起（ ）

A. 脑栓塞 B. 脾栓塞 C. 肾栓塞 D. 肠栓塞 E. 肺栓塞

19. 栓塞最常见的类型是（ ）

A. 血栓栓塞 B. 空气栓塞 C. 脂肪栓塞 D. 细菌栓塞 E. 羊水栓塞

20. 门静脉的栓子运行，首先栓塞于（ ）

A. 肺 B. 脑 C. 肝 D. 肾 E. 肠

21. 引起肺动脉栓塞的血栓栓子多来自（ ）

A. 左心室 B. 左心房 C. 右心房 D. 下肢深静脉 E. 盆腔静脉

22. 羊水栓塞的主要病理诊断依据是（ ）

A. 肺毛细血管扩张 B. 肺泡内出血 C. 肺内透明膜形成 D. 肺泡腔内羊水成分

E. 肺毛细血管内羊水成分

23. 股骨粉碎性骨折时可发生（ ）

A. 血栓栓塞 B. 氮气栓塞 C. 空气栓塞 D. 脂肪栓塞 E. 羊水栓塞

24. 血液供应中断而侧支循环又不能代偿导致组织细胞坏死，称为（ ）

A. 栓塞 B. 变性 C. 坏死 D. 坏疽 E. 梗死

25. 梗死发生的最常见原因是（ ）

A. 动脉血栓形成 B. 动脉栓塞 C. 动脉持续痉挛 D. 动脉受压

E. 不能建立侧支循环

26. 下列哪组器官易发生贫血性梗死（ ）

A. 心、肝、脾 B. 心、肾、脾 C. 心、肺、肾 D. 肺、肾、脾 E. 脾、小肠、肝

27. 出血性梗死常发生于（ ）

A. 心 B. 脾 C. 肾 D. 脑 E. 肺

28. 肺动脉栓塞时，下列哪种情况易发生肺出血性梗死（ ）

A. 肺心病 B. 冠心病 C. 二尖瓣狭窄 D. 右心衰竭 E. 三尖瓣关闭不全

29. 下列哪项不符合出血性梗死（ ）

A. 梗死灶肿胀、暗红色 B. 多发生于组织疏松、有双重血液供应或吻合支丰富的器官

C. 梗死的先决条件是有严重淤血 D. 梗死灶与周围组织分界清

E. 好发于肠、肺等器官

30. 下列哪种病变可能对机体有利（ ）

A. 淤血 B. 出血 C. 血栓形成 D. 栓塞 E. 梗死

四、问答题

1. 简述淤血的原因、病理变化及后果。
2. 试述血栓形成的条件和结局。
3. 简述栓子的常见运行途径及栓塞部位。
4. 比较贫血性梗死和出血性梗死的发生器官、条件和病变特点。
5. 试分析淤血、血栓形成、栓塞和梗死的内在联系。

五、病例讨论

张某，男，61 岁。患高血压病 30 年，近阶段血压通常为 170/110mmHg。前日多年不见的外甥来看望他，十分高兴，中午喝酒过量，不听家人劝阻，在大笑过程中跌倒、大小便失禁并昏迷，送医院抢救。

讨论题：

患者最有可能发生了什么情况？为什么会发生？

第四章 炎 症

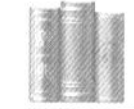

知识要点

1. 炎症指具有血管系统的活体组织对各种致炎因子引起的损伤所发生的以防御为主的反应。

2. 炎症的基本病理变化包括变质、渗出和增生。渗出在炎症的抗损伤中起重要作用。

3. 根据基本病变把炎症分为变质性炎、渗出性炎和增生性炎。

4. 炎症的结局有痊愈、迁延不愈和蔓延播散。

炎症（inflammation）指具有血管系统的活体组织对各种致炎因子引起的损伤所发生的以防御为主的反应。炎症时局部组织的病理变化有变质、渗出和增生。临床上局部表现为红、肿、热、痛和功能障碍；全身反应有发热、血中白细胞变化、单核巨噬细胞系统内的巨噬细胞增生和实质器官病变等。血管反应是炎症过程的中心环节。在炎症反应过程中，以血管系统改变为中心的一系列反应，有利于清除消灭致炎因子、稀释毒素、吞噬搬运异物和坏死组织，促进局部组织再生和修复，防止炎症蔓延。所以炎症是损伤、抗损伤和修复同时存在的复杂过程。但是炎症对机体也有潜在的危害，如心包腔内纤维素性渗出物机化可形成缩窄性心包炎，进而严重影响心脏功能；声带急性炎症水肿可导致窒息等。

炎症是一种极为常见又非常重要的基本病理过程，可发生于机体的不同部位和组织。如皮肤的疖和痈、阑尾炎、支气管炎、肺炎、肝炎、风湿病、肾炎、结核病、外伤感染等，其病理过程都属于炎症。

第一节 炎症的原因

凡能引起组织和细胞损伤的因子称为致炎因子。其种类繁多，可归纳为以下几类：

1. 生物性因子 生物性因子为最常见且最重要的致炎因子，包括细菌、病毒、立克次体、原虫、螺旋体、真菌和寄生虫等。生物性因子引起的炎症又称为感染。部分病原微生物经一定传播途径，在相应的易感人群中引起同类炎症疾病称传染病。细菌可释放内毒素和外毒素激发炎症；病毒可通过在细胞内复制，使感染的细胞发生变性坏死；某些病原体可通过其抗原性诱发变态反应性炎症。

2. 物理性因子 如高温、低温、放射线、电击伤和机械性创伤等均可造成组织损伤引起炎症反应。

3. 化学性因子 外源性化学因子有强酸、强碱、强氧化剂、芥子气等；内源性化学因子有坏死组织的分解产物堆积，如尿素、尿酸等。

4. 异常免疫反应 当机体免疫反应状态异常时，可造成组织损伤形成炎症，如过敏、肾小球肾炎等。

第二节 炎症的基本病理变化

炎症的基本病理变化，无论由何原因引起、发生在何部位，都包括变质、渗出和增生。三者在不同炎症的不同阶段表现程度不同，一般早期以变质和渗出为主，后期以增生为主。变质是损伤性过程，而渗出和增生是对损伤的防御反应和修复过程。

一、变质

炎症局部组织发生的变性和坏死称变质。变质主要由致炎因子的直接损伤作用或由血液循环障碍及炎症反应物等间接作用引起。

1. 形态变化 变质既可以发生于实质细胞，也可发生于间质细胞。实质细胞常可发生细胞水肿、脂肪变性、凝固性坏死、液化性坏死等。

2. 代谢变化

（1）*局部分解代谢增强* 炎症病灶内的糖、脂肪和蛋白质的分解代谢增强，耗氧量增加，但由于局部酶系统受损和血液循环障碍，导致各种物质氧化不全产生大量乳酸、酮体、氨基酸等代谢产物堆积，出现局部酸中毒。

（2）*局部渗透压升高* 由于氢离子浓度升高，导致盐类解离过程增强，造成局部离子浓度升高，同时因炎症区分解代谢亢进和坏死组织崩解，蛋白质等大分子分解为小分子物质，使局部分子浓度升高，因此，炎症区胶体和晶体渗透压均升高。

3. 炎症介质形成和释放 炎症介质是指炎症时由细胞释放或体液中产生的、参与或引起炎症反应的化学物质。常见的炎症介质及作用见表 4–1。

表 4–1 主要炎症介质及其功能

功 能	主要炎症介质
血管扩张	组胺，缓激肽，前列腺素（PGI_2，PGE_2，PGD_2），NO
血管通透性升高	组胺，缓激肽，C3a 和 C5a，白三烯 C_4、D_4、E_4，PAF，P 物质
趋化作用	LTB_4，C5a，细菌产物，阳离子蛋白，化学因子
发热	IL–1，TNF，PGE_2

续表

功 能	主要炎症介质
疼痛	PGE_2，缓激肽
组织损伤	氧自由基，溶酶体酶，NO

二、渗出

炎症区血管内液体和细胞成分，通过血管壁进入组织间隙、体腔、体表、黏膜表面的过程，称为渗出。所渗出的液体和细胞成分总称为渗出物或渗出液。炎症的渗出过程由血流动力学改变、血管通透性升高和白细胞主动游出以及吞噬活动等构成。

（一）血流动力学改变

炎症过程中组织发生损伤后，通过神经反射和化学介质的作用立即出现细小动脉短暂收缩，持续几秒钟；随后细动脉、毛细血管开放，局部血流加快，可持续数分钟至数小时不等，血管扩张的发生机制与神经轴突反射和体液内化学介质的作用有关；炎症继续发展，细静脉扩张，富含蛋白质的液体向血管外渗出，导致血管内红细胞浓集和血液黏稠度增加，血流由快变慢，导致静脉性充血（淤血），甚至发生血流停滞（图 4–1）。

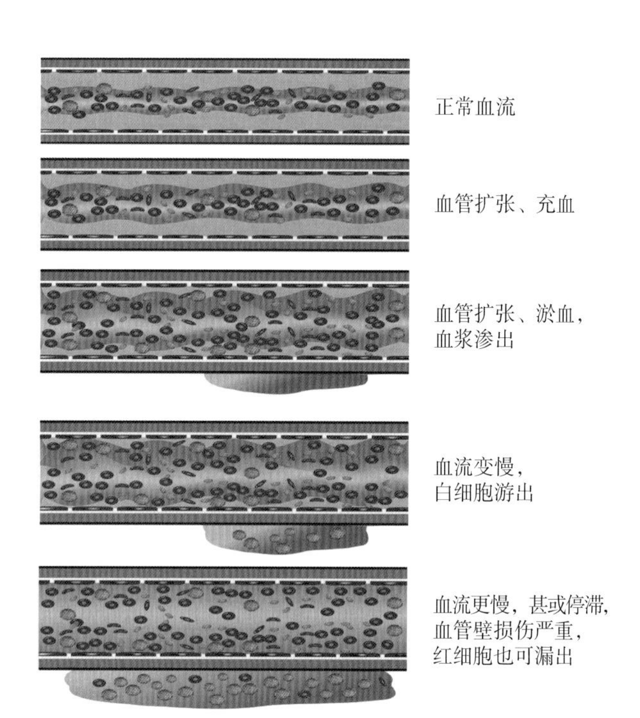

图 4–1 炎症血流动力学变化模式图

（二）血管壁通透性升高

血管壁通透性的高低取决于血管内皮细胞的完整性。在炎症过程中导致血管通透性增加的因素主要有内皮细胞收缩、穿胞作用增强、内皮细胞损伤及新生毛细血管高通透性（图 4–2）。

由于血管扩张，细静脉淤血，血流缓慢，使血管内流体静压升高。由于血管壁通透性升高，富含蛋白质的液体从血管内到血管外，血浆丢失蛋白质，导致血浆胶体渗透压下降，而组织胶体渗透压升高。血管壁通透性升高、血管内流体静压升高和组织间渗透压升高，导致液体渗出到血管外。当渗出液在组织间隙积聚时，称为炎性水肿；如液体在浆膜腔积聚，则称为积液。单纯由血管内压力升高引起的液体漏出称为漏出液，应注意渗出液与漏出液的区别（表 4–2）。

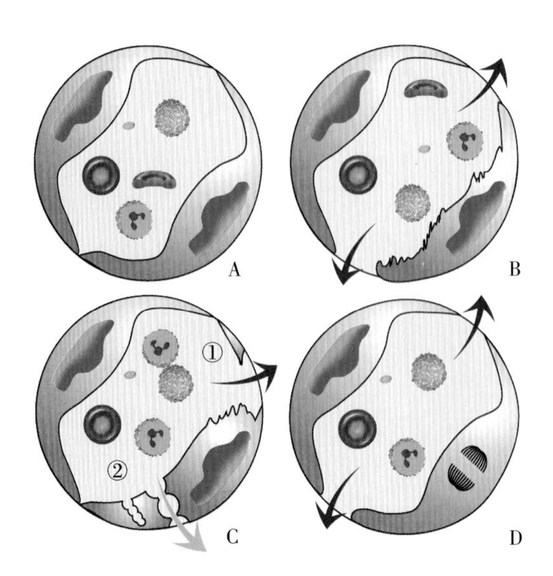

图 4-2 血管通透性升高的主要机制模式图

A. 血管正常；B. 血管内皮细胞收缩；C. ①内皮细胞损伤，②穿胞通道开放；D. 新生毛细血管高通透性

表 4-2 渗出液与漏出液的区别

	渗出液	漏出液
原因	炎症	非炎症
蛋白量	30g/L 以上	30g/L 以下
相对密度	>1.018	<1.018
有核细胞数	$>500\times10^6$/L	$<100\times10^6$/L
Rivalta 试验 *	阳性	阴性
凝固性能	自凝	不自凝
外观	混浊	澄清

注：* 即李凡他试验，也称黏蛋白定性试验。

渗出液的重要防御作用有：①稀释炎症灶内的毒素，减轻毒素对局部组织的损伤作用；②为局部带来营养物质和带走代谢产物；③渗出物中所含的抗体和补体有利于消灭病原体；④渗出物中的纤维蛋白原所形成的纤维素交织成网，不仅可限制病原微生物扩散，还有利于吞噬细胞吞噬消灭病原体，在炎症后期还有利于组织修复；⑤渗出物中的病原微生物和毒素随淋巴液被带到淋巴结，有利于刺激机体产生细胞免疫和体液免疫。

渗出液对机体不利的方面：①渗出液过多可引起压迫和阻塞。如心包腔积液和胸腔积液压迫心脏和肺脏，严重的喉头水肿可导致窒息。②渗出液中的纤维素吸收不良可发生机化，如关节粘连、心包粘连等。

（三）白细胞渗出和吞噬作用

1. 白细胞渗出 白细胞由血管内通过血管壁游出到血管外的过程，称为白细胞渗

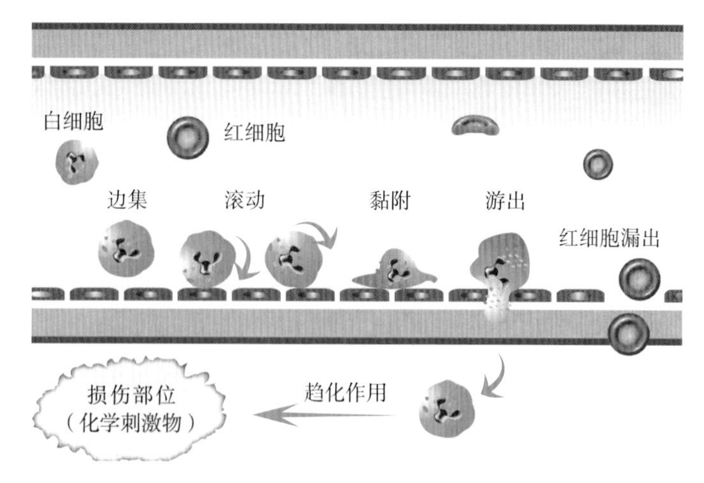

图 4–3　白细胞游出过程模式图

出。进入炎症区的白细胞称炎细胞，白细胞渗出并集中到炎症区的现象称炎细胞浸润。白细胞渗出是复杂的连续过程，包括白细胞边集、黏附、游出和趋化作用（图 4–3）。

白细胞自血管内游走到炎症区是受某些化学物质吸引所致，这种化学刺激物质称趋化因子，这种定向移动现象称趋化作用。趋化因子可以是内源性的，如补体成分；也可以是外源性的，如细菌产物。白细胞向着趋化因子游走，称阳性趋化作用，反之则称阴性趋化作用。

2. 吞噬作用　吞噬作用是指白细胞吞噬和消化病原体及组织碎片的过程。这是炎症防御反应中极其重要的一环，吞噬细胞主要有中性粒细胞和单核巨噬细胞两种。吞噬过程包括识别和附着、吞入、杀伤或降解三个步骤。

3. 常见炎细胞种类及其功能　炎症区的炎细胞多数来源于血液，如中性粒细胞、嗜酸性粒细胞、单核细胞、淋巴细胞等；少数来自于组织增生的细胞，如巨噬细胞、浆细胞。

（1）中性粒细胞　又名小吞噬细胞，具有活跃的运动和吞噬功能，能吞噬细菌、坏死组织碎片等，多见于急性炎症和化脓性炎症。

（2）巨噬细胞　具有较强的吞噬功能，能吞噬较大的病原体、异物、坏死组织碎片，甚至整个细胞。巨噬细胞在不同的情况下，又有不同的形态特征：如吞噬含蜡质膜的细菌（结核分枝杆菌）时，形成类上皮细胞；吞噬脂质形成泡沫细胞；当异物体积较大难以被吞噬时，多个巨噬细胞可相互融合或核分裂而胞质不分裂形成多核巨细胞，对异物进行包围吞噬，形成异物巨细胞。巨噬细胞还能吞噬并处理抗原，把抗原信息传递给免疫活性细胞，参与特异性免疫反应。常见于急性炎症后期、慢性炎症、某些非化脓性炎症（结核、伤寒等）、病毒和寄生虫感染等。

（3）嗜酸性粒细胞　运动能力较弱，具有一定的吞噬功能，能吞噬抗原抗体复合物。嗜酸性粒细胞内含有多种水解酶（蛋白酶、过氧化物酶等）。常见于寄生虫感染和变态反应性炎症（支气管哮喘、过敏性鼻炎等）。

（4）淋巴细胞和浆细胞　淋巴细胞运动能力弱，无吞噬能力，可分为 T 淋巴细胞和 B 淋巴细胞。T 淋巴细胞参与细胞免疫，受抗原刺激产生各种淋巴因子杀伤靶细胞；B 淋巴细胞在抗原刺激下转变为浆细胞，产生抗体参与体液免疫反应。常见于慢性炎症，如结核杆菌、病毒、梅毒螺旋体、立克次体等感染时。

（5）嗜碱性粒细胞　胞质中含粗大的嗜碱性颗粒，内含肝素、组胺、5–羟色胺。当受炎症刺激时，嗜碱性粒细胞脱颗粒而释放上述物质导致炎症。多见于变态反应性炎症等。

三、增生

增生是指在致炎因子、组织崩解产物等刺激下，炎症区组织的实质和间质细胞增殖，细胞数目增多。实质细胞的增生，如慢性肝炎时肝细胞的增生；间质细胞的增生包括巨噬细胞、内皮细胞和成纤维细胞的增生。增生具有限制炎症扩散和促进炎症区组织修复的作用，但增生过度会影响组织器官的结构和功能。常见于慢性炎症，如慢性扁桃体炎；但少数也可见于炎症早期，如急性肾小球肾炎时血管内皮细胞和球系膜细胞增生等。

第三节　炎症的局部表现与全身反应

一、炎症的局部表现

1. 红　炎症早期由于动脉性充血，血液内氧合血红蛋白增多，局部呈鲜红色；随着炎症的发展，出现静脉性淤血，血流缓慢，血液中还原血红蛋白增多，局部呈暗红色。

2. 肿　急性炎症时，由于局部充血、液体渗出导致局部明显肿胀；慢性炎症主要因局部组织增生引起肿胀。

3. 热　体表炎症时，炎症区温度较周围组织温度高。这是由于动脉性充血、血流加快、代谢增强、产热增多所致。

4. 痛　炎症区局部疼痛与多种因素有关：①局部组织分解代谢增强及炎症介质的释放，导致 H^+、K^+、前列腺素、缓激肽等积聚刺激神经末梢；②局部肿胀压迫和牵拉神经末梢引起疼痛，如肝炎时肝肿大引起的肝区疼痛等。

5. 功能障碍　炎症时炎症区实质细胞的变性、坏死、代谢障碍是引起功能障碍的主要原因，如肝炎时肝细胞变性、坏死引起肝功能障碍；其次渗出物的压迫、阻塞也可导致器官功能障碍，如心包炎导致的心包腔积液可压迫影响心脏功能；另外疼痛也可影响肢体的活动功能，如关节炎时的关节疼痛可限制关节活动等。

二、炎症的全身反应

1. 发热　一定程度的发热有利于抗体生成和巨噬细胞的吞噬，使肝解毒功能增强，从而提高机体的防御能力。如炎症病变严重，体温却不升高，说明机体反应能力差，抵抗力低下，预后不良。

2. 血中白细胞的变化　炎症时，病原微生物、毒素、炎症区代谢产物等刺激骨髓，可使白细胞生成增多。一般情况下，细菌感染引起血中的中性粒细胞增多；寄生虫感染和过敏反应引起嗜酸性粒细胞增多；病毒感染或一些慢性反应导致淋巴细胞增多。严重感染时，幼稚的杆状核中性粒细胞增多称为核左移。在某些病毒、立克次体、原虫和细菌（伤寒杆菌等）感染或患者抵抗力差及严重感染时，血中白细胞可无明显增多，甚至减少，表明患者预后较差。

3. 单核巨噬细胞系统增生　炎症时，单核巨噬细胞系统内的巨噬细胞增生，吞噬、消化病原体能力增强，因此，单核巨噬细胞系统增生是机体防御反应的表现。患者主要表现为淋巴结、肝、脾肿大。

4. 实质器官病变　严重炎症时，由于病原微生物及其毒素、发热及血液循环障碍等因素的作用，可导致心、脑、肾、肝等器官的实质细胞发生变性、坏死和功能障碍，引起相应的临床表现，如白喉引起的心肌细胞变性、坏死等。

第四节　炎症的类型

一、炎症的临床分类

临床上依据炎症性疾病的起病急缓及病程长短，大致可将炎症分为如下几类：

1. 超急性炎症　超急性炎症呈暴发性经过，病程为数小时至数天。炎症反应急剧，短期可引起严重的组织器官损伤，甚至导致死亡。多见于变态反应性炎症，如器官移植后的超急性排斥反应。

2. 急性炎症　急性炎症临床上起病急骤，症状明显，病程多在数天至 1 个月以内。其局部病变以变质和渗出为主。病灶中渗出、浸润的炎性细胞以中性粒细胞为主。急性炎症较常见，如急性阑尾炎、急性细菌性痢疾、急性肾小球肾炎、大叶性肺炎、疖和痈等。

3. 慢性炎症　慢性炎症起病缓慢，临床症状不如急性炎症明显，病程经过多在半年以上。局部病变常以增生为主，浸润的炎细胞主要是淋巴细胞、单核巨噬细胞和浆细胞，常伴有成纤维细胞、血管内皮细胞及局部组织细胞的增生，有时可见多核巨细胞。慢性炎症临床上较为常见，如慢性肝炎、结核病、慢性肾小球肾炎等。

4. 亚急性炎症　亚急性炎症是指临床表现和病程介于急、慢性炎症之间的某些炎症。如由草绿色链球菌引起的亚急性细菌性心内膜炎（SBE）。

二、炎症的病理分类

任何炎症中都有变质、渗出和增生改变，但根据炎症的原因、发炎器官组织的结构和功能、机体免疫状态及病程的不同，每一种炎症往往以变质、渗出和增生中的一种改变为主。因此可以根据炎症的基本病理变化将炎症分为变质性炎、渗出性炎和增生性炎三大类。

（一）变质性炎

变质性炎的病变是以组织、细胞的变性、坏死为主要特征，渗出和增生性改变较轻微。主要发生于肝、肾、脑、心等实质器官。常由重症感染、中毒和变态反应等引起，发生炎症的器官有明显的功能障碍。如急性重型病毒性肝炎时，肝细胞广泛变性坏死，肝功能障碍明显。

（二）渗出性炎

此类炎症的病变以渗出为主，可伴有不同程度的变质和增生。根据渗出物的成分和病变特点，可分为浆液性炎、纤维素性炎、化脓性炎和出血性炎。

1. 浆液性炎　以浆液渗出为特征。渗出物主要是血浆成分，含有少量蛋白质，同时混有少量嗜中性粒细胞和纤维素。常发生于黏膜、浆膜和疏松结缔组织等处。如感冒早期的鼻黏膜炎、皮肤Ⅱ度烧伤形成的水疱、结核性胸膜炎引起的胸腔积液、毒蛇咬伤引起的局部水肿等。浆液性炎一般较轻，易于消退，但如渗出物过多也有不利影响，如胸腔和心包大量积液可影响心肺功能，也可以演变成其他类型炎症，如纤维素性炎和化脓性炎等。

2. 纤维素性炎　以纤维蛋白原渗出为主，继而形成纤维素。由细菌毒素和各种内、外源性毒物引起血管壁损伤、通透性增加所致。纤维素性炎常发生于黏膜、浆膜（图4–4）和肺。发生于黏膜的纤维素性炎，渗出的纤维素、坏死组织和白细胞共同在黏膜表面形成一层灰白色膜状物，称为假膜，故将发生在黏膜的纤维素性炎称为假膜性炎。白喉和细菌性痢疾属于假膜性炎。发生于气管的白喉，因假膜较易脱落，可引起窒息；

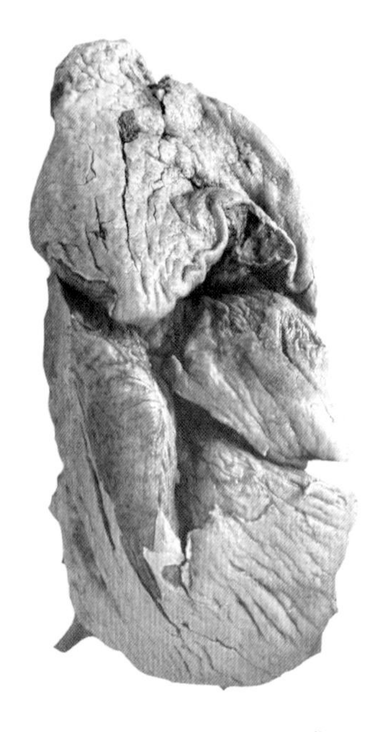

图4–4　纤维素性胸膜炎

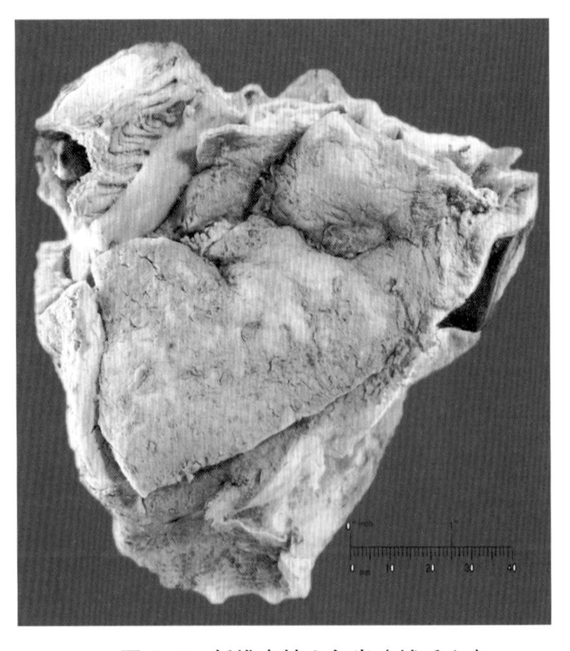

图4–5　纤维素性心包炎（绒毛心）

急性细菌性痢疾时因假膜溶解液化出现黏液脓血便。发生在心包膜的纤维素性炎，由于心脏的跳动，渗出在心包脏、壁两层表面的纤维素形成许多绒毛状物，称为“绒毛心”（图 4–5）。在大叶性肺炎的红色和灰色肝样变期，大量纤维素渗出到肺泡腔内造成肺实变。

3. 化脓性炎　以中性粒细胞渗出为主，伴有不同程度的组织坏死和脓液形成。化脓性炎多由化脓菌（如葡萄球菌、链球菌、大肠杆菌、脑膜炎双球菌）感染所致，亦可由组织坏死继发感染产生。大量变性、坏死的中性粒细胞（脓细胞）、细菌、坏死组织碎片和少量浆液构成脓液。由葡萄球菌感染引起的脓液较为浓稠，呈黄色；由链球菌感染引起的脓液较为稀薄，呈乳状液体。化脓性炎依据病因和发生部位的不同，可分为以下几类：

（1）表面化脓和积脓　指发生在黏膜、浆膜、脑膜等部位的化脓性炎症。表面化脓见于化脓性支气管炎、化脓性尿道炎等，黏膜表面渗出的脓液，可通过支气管、尿道等自然管道排出体外；当化脓性炎发生在浆膜、胆囊、输卵管等处时，脓液在腔内积聚，称为积脓。

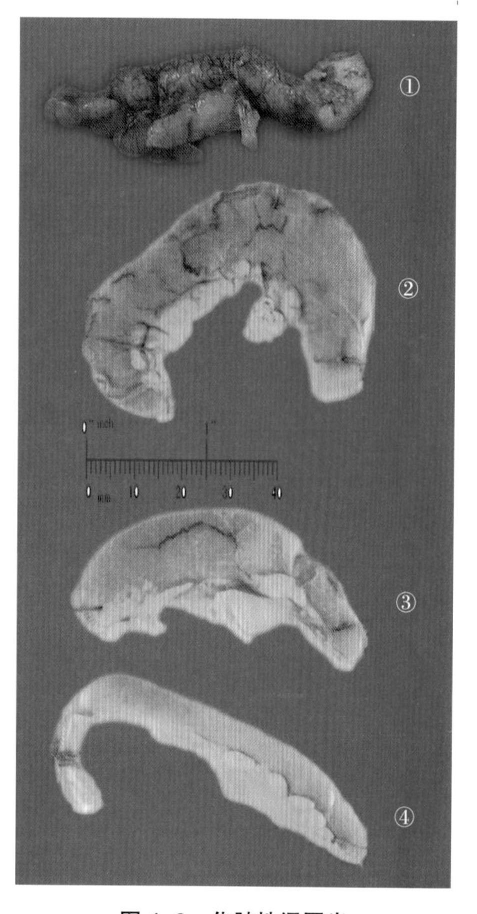

图 4–6　化脓性阑尾炎

①②③为三个不同程度的化脓性阑尾炎，④为正常阑尾

（2）蜂窝织炎　是指疏松结缔组织的弥漫

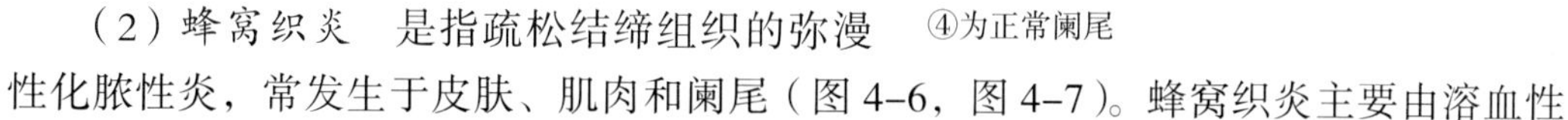
性化脓性炎，常发生于皮肤、肌肉和阑尾（图 4–6，图 4–7）。蜂窝织炎主要由溶血性

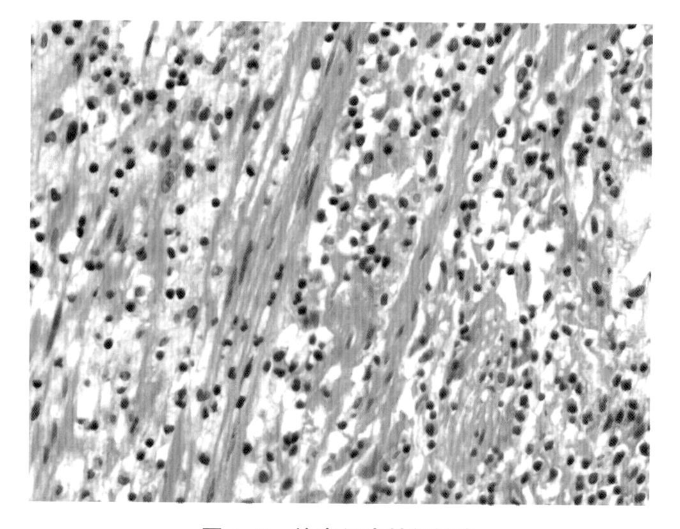

图 4–7　蜂窝织炎性阑尾炎

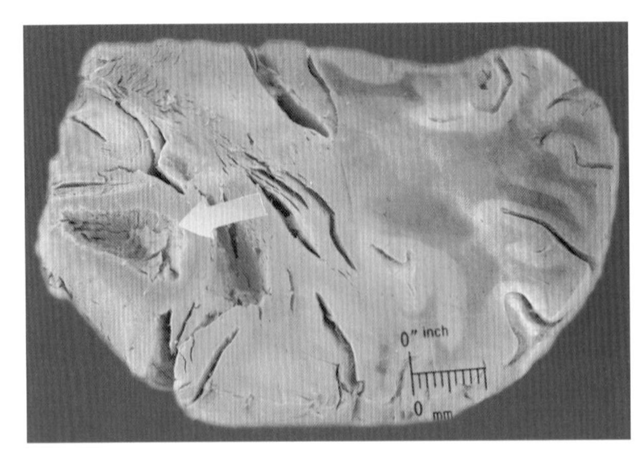

图 4-8 脑脓肿

链球菌引起，因其能分泌透明质酸酶及链激酶，降解结缔组织中的透明质酸和溶解纤维素，因此细菌易于通过结缔组织间隙和淋巴管扩散，使炎症不易局限。镜下观察可见结缔组织内有大量中性粒细胞呈弥漫性浸润，并可见脓细胞。患者有发热、血中白细胞增多等明显的全身中毒症状。

（3）脓肿　为局限性化脓性炎症，其主要特征是组织发生溶解坏死，形成充满脓液的腔（图 4-8）。脓肿可发生于皮肤、肺、脑、肝、肾等处。脓肿常由金黄色葡萄球菌感染引起，细菌可产生毒素使局部组织坏死，继而大量浸润的中性粒细胞崩解释放出蛋白溶解酶，使坏死组织溶解、液化形成脓肿。金黄色葡萄球菌可产生血浆凝固酶，使纤维蛋白原转变成纤维素，因而炎症较局限。小脓肿可以吸收消散，较大脓肿由于脓液过多，吸收困难，需要切开排脓或穿刺抽脓。脓腔局部常由肉芽组织包裹、修复。皮肤、黏膜的脓肿向表面破溃，脓液排出后即形成溃疡。深部组织的脓肿如向体表或邻近的自然管道穿破，可形成窦道或瘘管。窦道是只有一个开口的病理性盲管。瘘管是指连接于体表与有腔器官之间或两个有腔器官之间的有两个以上开口的病理性管道，如肛门周围脓肿形成的窦道和瘘管。

疖（furuncle）是单个毛囊、皮脂腺及其周围组织的脓肿。疖中心部分液化后，脓液可在毛囊处破出；痈（carbuncle）是多个疖的融合，在皮下脂肪和筋膜组织中形成许多相互沟通的脓肿，皮肤表面可有多个开口，必须切开引流排脓。

4. 出血性炎　由于炎症灶内血管损伤严重，渗出物中含有大量红细胞，所以出血性炎是非常严重的炎症。常见于钩端螺旋体病、流行性出血热和鼠疫等烈性传染病。

（三）增生性炎

增生性炎是指炎症局部以组织、细胞增生为主，而变质、渗出较轻微的炎症。大多数增生性炎属于慢性炎症；而少数增生性炎为急性炎症，如急性肾小球肾炎、伤寒等。增生性炎可分为一般增生性炎和肉芽肿性炎两类。

1. 一般增生性炎　一般慢性炎症的病变特点是成纤维细胞、血管内皮细胞、被覆上皮、腺上皮和实质细胞增生，并伴有巨噬细胞、淋巴细胞和浆细胞浸润。如慢性扁桃体炎（扁桃体因淋巴组织和纤维组织增生而增大、硬度增加）、慢性肝炎等。发生于黏膜组织的慢性炎症，黏膜组织过度增生及肉芽组织增生向黏膜表面突出形成带蒂的肿物，称炎性息肉。常见的息肉有子宫颈息肉、鼻息肉、结肠息肉等。局部组织炎性增生形成境界清楚的肿瘤样结节，肉眼及X线观察与肿瘤外形相似，称为炎性假瘤。如发生于眼眶、肺的炎性假瘤，是一种瘤样病变，需与真性肿瘤区别。

2. 肉芽肿性炎　肉芽肿是由巨噬细胞及其演化的细胞呈局限性浸润和增生所形成的境界清楚的结节状病灶。以肉芽肿形成为基本特点的炎症叫肉芽肿性炎。根据致病因子不同，分为以下两类：

（1）感染性肉芽肿　常由结核杆菌、伤寒杆菌、麻风杆菌、梅毒螺旋体、寄生虫等引起，形成特殊结构的细胞结节，如结核性肉芽肿、伤寒肉芽肿和风湿性肉芽肿等。

（2）异物肉芽肿　常由手术缝线、石棉、粉尘、滑石粉等异物刺激引起，在异物周围有多少不等的巨噬细胞、异物巨细胞、成纤维细胞和淋巴细胞等包绕形成结节状病灶。

因不同原因引起的肉芽肿形态各不相同，所以肉芽肿的显微镜下形态特点常作为疾病确诊的依据。如典型的结核结节可诊断结核病、伤寒肉芽肿是诊断伤寒的依据等。

第五节　炎症的结局

致炎因子引起的损伤与机体抗损伤反应及治疗情况的不同，决定着炎症的发生、发展和结局。炎症的结局可有三种情况：

一、痊愈

在炎症过程中，若机体抵抗力较强或经过适当的治疗，致炎因子被清除，炎症区坏死组织及渗出物被溶解、吸收，通过周围健康细胞的再生，完全恢复其正常的结构和功能，称完全痊愈。如大叶性肺炎时，渗出物被溶解、吸收后，肺组织的原有结构和功能可完全恢复。若组织损伤重、范围大，则由肉芽组织增生修复，不能完全恢复其正常组织的结构和功能，称为不完全痊愈。如风湿性心内膜炎，心瓣膜粘连、机化导致的心瓣膜病。

二、迁延不愈

当机体抵抗力低下或治疗不彻底，致炎因子不能在短时间内清除，持续或反复作用于机体，则炎症迁延不愈，由急性炎症转为慢性炎症。如急性病毒性肝炎转为慢性肝炎、急性胆囊炎转为慢性胆囊炎等。

三、蔓延播散

在机体抵抗力差，病原微生物数量多、毒力强以至于不能有效控制感染的情况下，病原体可不断繁殖，并沿组织间隙或脉管系统向周围和全身组织、器官扩散。

1. 局部蔓延　炎症区的病原微生物经组织间隙或自然管道向周围组织蔓延，使病灶扩大。如急性支气管炎扩散为支气管肺炎等。

2. 淋巴道扩散　病原微生物经组织间隙侵入淋巴管，引起淋巴管炎和局部淋巴结炎。如足部感染时腹股沟淋巴结可肿大，在足部感染灶和肿大的腹股沟淋巴结之间出现红线，即为淋巴管炎。

3. 血道扩散　炎症区病原微生物侵入血液循环或其毒素吸收入血，可引起菌血症、毒血症、败血症和脓毒败血症。

（1）菌血症　细菌由局部病灶入血，全身无中毒症状，但从血液中可查到细菌，称为菌血症。如大叶性肺炎和流行性脑脊髓膜炎早期可发生菌血症。

（2）毒血症　是指炎症区的细菌毒素及代谢产物被吸收入血。临床上出现高热、寒战、白细胞增多等全身中毒症状，可引起实质器官的变性和坏死。

（3）败血症　是指炎症区的细菌侵入血液后，大量繁殖并产生毒素。临床表现除有高热、寒战等全身中毒症状外，还有皮肤、黏膜多发性出血斑点，脾和淋巴结肿大等。血中可培养出病原菌。

（4）脓毒败血症　化脓菌所引起的败血症可进一步发展成为脓毒败血症。此时除了有败血症的表现外，可在全身一些脏器（如肝、肺、脑、肾等）中出现多发性细菌栓塞性脓肿。

同步训练

一、名词解释

炎症　渗出　蜂窝织炎　窦道　瘘管

二、填空题

1. ________为最常见且最重要的致炎因子。
2. 炎症的渗出过程由________、________、________构成。
3. 炎症的局部表现包括________、________、________ 、________和________，炎症的全身反应包括________、________、________及________。
4. 渗出性炎包括________、________、________和________。
5. 炎症的结局分为________、________和________。

三、选择题

1. 炎症局部组织的基本病理变化是（　　）

A. 变性、坏死　　B. 变质、渗出、增生　　C. 增生、肿胀
D. 机化、粘连　　E. 炎细胞浸润

2. 下列哪种疾病是以变质为主的炎症（　　）
   A. 大叶性肺炎　B. 流行性脑脊髓膜炎　C. 病毒性肝炎　D. 肾小球肾炎　E. 伤寒
3. 在急性炎症早期下列哪种细胞多见（　　）
   A. 中性粒细胞　B. 嗜酸性粒细胞　C. 单核细胞　D. 淋巴细胞　E. 浆细胞
4. 慢性炎症病灶中下列哪种细胞最多见（　　）
   A. 中性粒细胞　B. 嗜酸性粒细胞　C. 淋巴细胞　D. 肥大细胞　E. 浆细胞
5. 皮肤Ⅱ度烧伤有水疱形成属于（　　）
   A. 出血性炎　B. 浆液性炎　C. 纤维素性炎　D. 假膜性炎　E. 变质性炎
6. 假膜性炎是指（　　）
   A. 黏膜的化脓性炎　B. 浆膜的纤维素性炎　C. 黏膜的纤维素性炎
   D. 皮肤的浆液性炎　E. 肺的纤维素性炎
7. “绒毛心”是指（　　）
   A. 心包脏层的纤维素性炎　B. 心包脏层的浆液性炎　C. 心包脏层的化脓性炎
   D. 心包脏层的卡他性炎　E. 心包脏层的出血性炎
8. 病灶中以大量中性粒细胞浸润为主的炎症属于（　　）
   A. 出血性炎　B. 纤维素性炎　C. 化脓性炎　D. 变质性炎　E. 浆液性炎

四、问答题

1. 引起炎症的原因有哪些？什么叫致炎因子？
2. 简述炎症时液体渗出的机制。渗出液对机体的有利方面和不利方面有哪些？
3. 渗出性炎的类型有哪些？各见于哪种疾病？
4. 炎症的局部表现和全身反应有哪些？
5. 从变质、渗出和增生的有利和不利两个方面说明炎症是以防御为主的反应。
6. 炎症时出现哪些变化或表现说明炎症非常严重？

第五章 肿 瘤

知识要点

肿瘤的本质是一种基因病，是机体在各种致瘤因素长期作用下，局部组织的细胞在基因水平上失去了对其生长的正常调控，导致克隆性异常增生而形成的新生物。肿瘤有良、恶性之分，恶性肿瘤是危害人类健康严重的疾病之一。本章主要介绍肿瘤的特性、对机体的影响及其原因、发生机制等。掌握这些知识，对于肿瘤的防治具有十分重要的意义。

肿瘤（tumor，neoplsam）是一种常见病、多发病。目前，恶性肿瘤已成为严重危害人类健康的疾病之一。全世界每年约有 700 万人死于恶性肿瘤，我国每年有近 190 万人死于恶性肿瘤。我国最为常见和危害性严重的肿瘤按照死亡率排列为肺癌、肝癌、胃癌、结直肠癌、白血病、脑肿瘤、乳腺癌、胰腺癌以及骨恶性肿瘤。虽然近年来对部分肿瘤的病因、发病及其防治等的研究取得了一定成果，但大部分的肿瘤，尤其是恶性肿瘤的本质尚未被完全揭示。而且受环境等因素的影响，恶性肿瘤的发病依然在逐年增加。因此，肿瘤的病因、发病机制及其防治措施等本质内容，依然是当今医学乃至整个生命科学领域研究的重点。

第一节 肿瘤的概念

肿瘤是机体在各种致瘤因素长期作用下，局部组织的细胞在基因水平上失去了对其生长的正常调控，导致克隆性异常增生而形成的新生物。常表现为局部肿块。

正常细胞转变为肿瘤细胞后具有异常的形态、代谢和功能。肿瘤的形成是细胞异常增生的结果，其增生是单克隆性的，并在不同程度上失去分化成熟的能力；同时表现出旺盛的增殖能力，呈相对无限制性、与机体不协调地生长，并具有相对自主性，即使去除致瘤因素，其依然能持续性生长。这说明肿瘤细胞的基因已经发生改变，并能将其遗传异常传给子代细胞。

机体在生理状态下的细胞更新，以及在炎症、损伤修复等病理状态下也常有细胞、组织的增生，称为非肿瘤性增生。这类增生属于正常的新陈代谢，或者是损伤引起的防御性、修复性反应，都是机体生存所需。而且，非肿瘤性增生的细胞分化成熟，并在一定程度上能恢复原来的结构和功能，其增生是有限度的，与机体协调，一旦增生的原因消除后就不再继续。这与肿瘤性增生有着本质的区别。

根据肿瘤的生物学特性及其对机体危害性的不同，一般将肿瘤分为良性和恶性两大类。这种分类在肿瘤的诊断、治疗和预后判断上均有十分重要的意义。

第二节 肿瘤的特征

一、肿瘤的一般形态与组织结构

（一）肿瘤的一般形态

1. 形状 肿瘤的形状多样，可呈结节状、分叶状、囊状、息肉状、乳头状、浸润性包块状（蟹足状）、弥漫肥厚状、溃疡状等（图 5-1）。这主要与肿瘤的生长部位、组织起源、生长方式和肿瘤的性质有关。

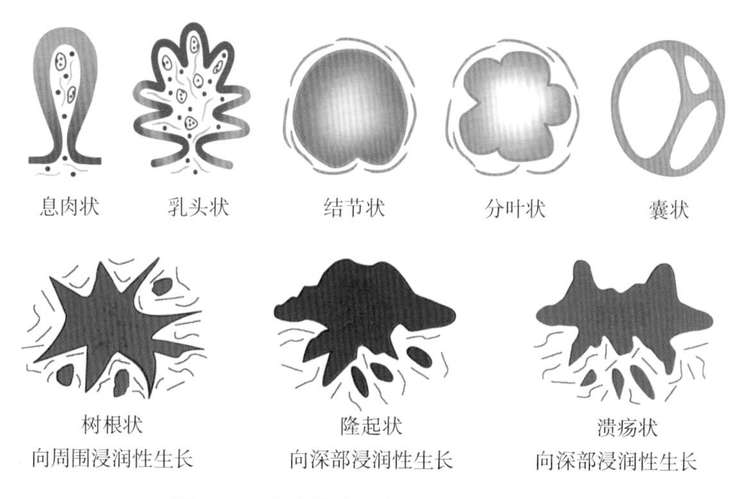

图 5-1 肿瘤的外形和生长方式模式图

2. 数目和大小 肿瘤通常一个，有时可两个或多个。肿瘤的大小不一，小的如原位癌，仅能在显微镜下才能看到，大的可达数千克或更甚。体积大的肿瘤通常生长缓慢，生长时间较长，故多为良性。恶性肿瘤生长迅速，短期内可给机体带来危害，或因供血不足导致坏死，故常长不大。

3. 颜色 一般癌呈灰白色而肉瘤呈灰红色。肿瘤的颜色可因组织起源、含血量多少和有无变性、坏死、出血等而呈现不同的颜色。如脂肪瘤呈黄色，血管瘤多呈红色或暗红色。

4. 硬度 肿瘤的硬度取决于组织起源、实质与间质的比例及继发病变等。如脂肪瘤较软、纤维瘤较韧、骨瘤较硬；实质与间质比例大的一般较软，反之则较硬。

（二）肿瘤的组织结构

肿瘤的组织结构多种多样，但任何一个肿瘤的组织成分都可分为实质和间质两部分。

1. 肿瘤的实质　肿瘤的实质是肿瘤细胞的总称，是肿瘤的主要成分。人体几乎所有组织都可以发生肿瘤，因此肿瘤实质的形态也是多种多样。通常根据肿瘤的实质来识别其组织来源，进行分类、命名和组织学诊断，并根据其分化程度和异型性大小来确定肿瘤的良、恶性和肿瘤的恶性程度。

2. 肿瘤的间质　一般由结缔组织和血管组成，还可有淋巴管。肿瘤的间质无特异性，主要对肿瘤的实质起着支持和营养作用。通常肿瘤间质的血管含量与肿瘤的生长速度呈正比关系。此外，间质有淋巴细胞是机体对肿瘤的免疫反应。

二、肿瘤的异型性

肿瘤组织无论在细胞形态和组织结构上，都与其起源的正常组织有不同程度的差异，这种差异称为异型性。肿瘤异型性大小反映了肿瘤组织的分化程度（成熟程度）。分化是指在胚胎发育阶段原始幼稚细胞向不同方向演变而逐渐成熟的过程，而在肿瘤学中是指肿瘤细胞和组织生长成熟过程及与起源的成熟细胞和组织的相似程度。异型性小的，说明它与起源的正常细胞和组织相似，分化程度高（成熟程度高）；异型性大的，表示瘤细胞的组织分化程度低（成熟程度低）。区别肿瘤异型性大小是诊断肿瘤，确定其良、恶性的主要组织学依据。恶性肿瘤常有明显的异型性。

（一）肿瘤细胞的异型性

良性肿瘤细胞与其起源组织细胞相似，异型性小。而恶性肿瘤细胞常具有明显的异型性（表 5–1，图 5–2，图 5–3）。

表 5–1　正常细胞与恶性肿瘤细胞的形态区别

	正常细胞	恶性肿瘤细胞
细胞形态	大小、形态一致	大小不一，形态各异，甚至形成瘤巨、怪细胞
细胞核	1. 大小、形态一致	1. 大小、形态都不一致，甚至出现多核、巨核、怪核
	2. 核 / 浆为 1:4 ~ 1:6	2. 核 / 浆约 1:1（比例明显增高）
	3. 染色质细而均匀	3. 染色质粗而不均，多靠边，染色深浅不一，核膜增厚
	4. 核仁 1 ~ 2 个	4. 核仁增多，肥大
	5. 核分裂少，表现为二级对称性核分裂象	5. 核分裂多，出现病理性核分裂象，表现为不对称性、多极性、顿挫性，甚至流产性核分裂象
细胞质	正常	染色加深，深浅不一，多呈嗜碱性（核蛋白体增多）

上述恶性肿瘤细胞的异型性表现中，胞核的异型性，特别是病理性核分裂象是恶性肿瘤的重要特征，在区别良、恶性肿瘤上有重要意义，而细胞质内的特异性产物如糖

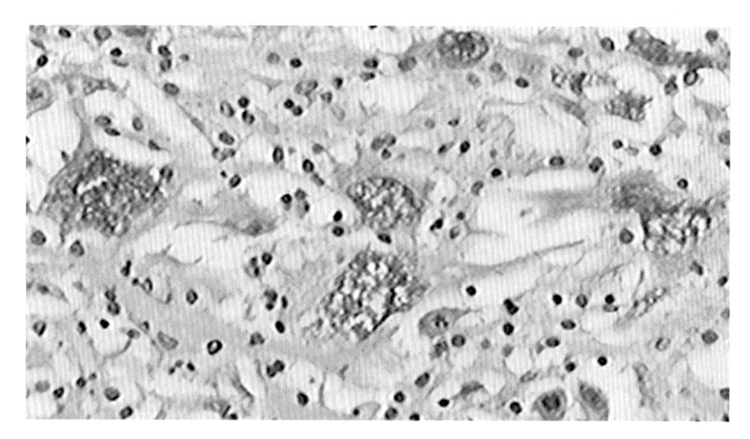

图 5–2 细胞多形性

原、黏液、脂质、角蛋白、色素等是判断肿瘤来源的重要依据。

恶性肿瘤细胞大小不一，形态各异，核浆比例增大，核染色深，并可见巨核、多核瘤细胞。

恶性肿瘤核分裂象增多，并可见不对称核分裂，多极、顿挫、流产性分裂象。

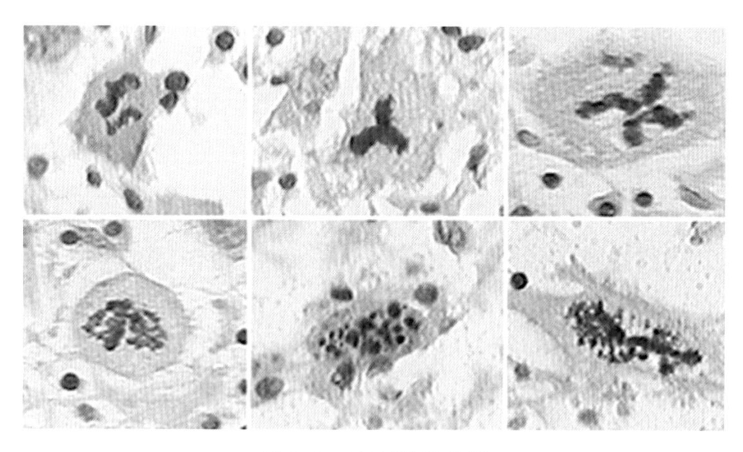

图 5–3 病理性核分裂

（二）肿瘤组织结构的异型性

肿瘤组织结构异型性是指肿瘤组织在空间排列方式上与其起源的正常组织的差异，包括肿瘤细胞的排列、层次、极向及实质与间质关系等方面。由于良性肿瘤细胞方面的异型性不明显，但存在不同程度的组织结构异型性，这是鉴别正常组织和良性肿瘤组织的主要依据。如子宫平滑肌瘤的细胞与正常子宫平滑肌细胞非常相似，只是其排列表现出编织状或漩涡状与正常组织不同。恶性肿瘤的组织结构异型性明显，表现为肿瘤实质与间质的关系紊乱、瘤细胞排列紊乱、失去正常的结构与层次、极性消失等。如肠腺癌的腺体大小和形态十分不规则，排列也较乱，有的甚至无腺腔形成，腺上皮细胞排列失去极向、紧密重叠或层数增多（图 5–4）。

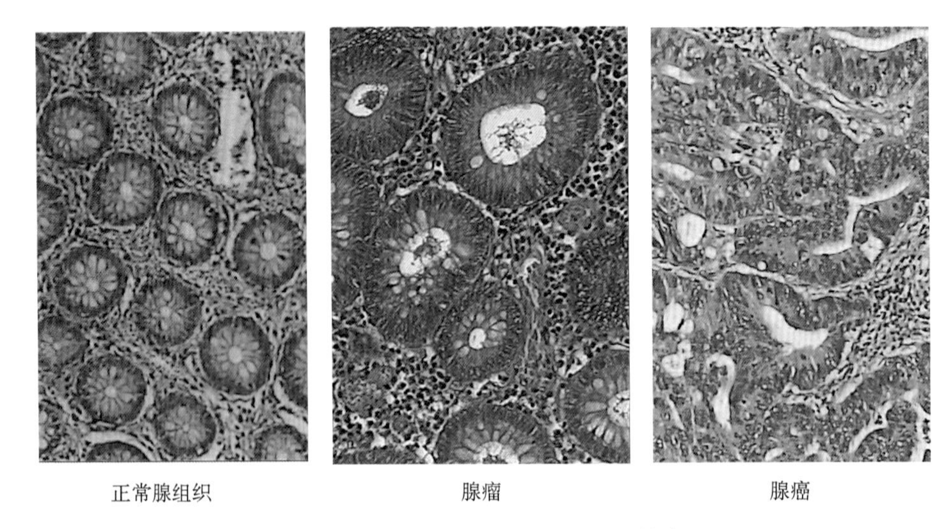

正常腺组织　　腺瘤　　腺癌

图 5-4　良、恶性肿瘤组织结构异型性表现

三、肿瘤的生长特点

（一）肿瘤的生长速度

不同类型的肿瘤表现出不同的生长速度，主要取决于肿瘤细胞的分化程度、营养状况及机体的免疫反应等。一般来说，成熟程度高、分化好的良性肿瘤生长缓慢，有的可达几年甚至几十年。但短期内生长突然加快的良性肿瘤，要考虑恶变的可能。而成熟程度低、分化差的恶性肿瘤生长较快，短期内可形成明显肿块，但因血管形成及营养供应相对不足，易发生坏死、出血等。

（二）肿瘤的生长方式

1. 膨胀性生长　为大多数良性肿瘤的生长方式。瘤细胞生长缓慢，但不侵袭周围正常组织，逐渐增大如膨胀的气球，将周围组织推开或挤压。常有完整包膜，与周围组织分界清楚，手术易摘除，摘除后不易复发。

2. 浸润性生长　又称侵袭性生长，为大多数恶性肿瘤的生长方式。瘤细胞生长迅速，像树根长入泥土一样，侵入周围组织并造成破坏。无完整包膜，与周围组织分界不清，手术不易切除干净，故术后易复发。

3. 外生性生长　发生在体表、体腔或管道器官表面的肿瘤，常向表面生长，形成突起的乳头状、息肉状或菜花状的肿物。良、恶性肿瘤都可呈现外生性生长，但恶性肿瘤向表面生长的同时还向深部浸润性生长，常由于生长迅速而血供不足，导致坏死并脱落形成火山口溃疡状。

四、肿瘤的扩散

恶性肿瘤不仅可在原发部位浸润生长并累及邻近器官或组织（直接蔓延），而且还可以通过多种途经扩散到身体其他部位（转移）。这是恶性肿瘤最重要的生物学特征。其发生机制可能与恶性肿瘤细胞能分泌蛋白溶解酶，接触性抑制功能障碍并具有阿米巴样运动能力以及细胞之间黏着力低等因素有关。

（一）直接蔓延

随着恶性肿瘤不断长大，肿瘤细胞常沿着组织间隙或神经束衣连续地浸润生长，侵入并破坏邻近器官或组织，并继续生长，称为直接蔓延。如晚期胰头癌可蔓延到肝脏、胃、十二指肠，晚期子宫颈癌可蔓延到直肠和膀胱。

（二）转移

恶性肿瘤细胞从原发部位侵入淋巴管、血管或体腔，迁徙到他处而继续生长，形成与原发瘤同样类型的肿瘤，这个过程称为转移。所形成的肿瘤称为转移瘤或继发瘤。常见的转移途径有：

1. **淋巴道转移** 上皮组织源性恶性肿瘤（癌）多经淋巴道转移。癌细胞侵入淋巴管后，随淋巴流到达局部淋巴结，并在其内继续生长繁殖形成转移瘤。如乳腺癌常先转移到同侧腋窝淋巴结，肺癌首先转移到肺门淋巴结，胃癌转移到左锁骨上淋巴结。受累的淋巴结肿大，质地变硬，切面灰白色。癌细胞还可继续随淋巴流转移到下一站淋巴结，最后可经胸导管进入血液而继发血液转移。

2. **血道转移** 恶性肿瘤细胞侵入血管后，可随血流到达远隔器官继续生长，形成转移瘤。各种恶性肿瘤均可以此方式发生转移，尤以肉瘤、肾癌、肝癌、甲状腺癌等多见。因静脉壁较薄且管内压力低，瘤细胞多经静脉入血，故最常见的转移部位是肺和肝。转移瘤往往呈多个散在分布，多靠近器官的表面，边缘清楚。

3. **种植性转移** 当肿瘤细胞侵破体腔器官表面时，瘤细胞可以脱落，像播种一样撒落在体腔内各脏器表面，并继续生长，形成多个转移瘤，这种方式称为种植性转移。如胃癌可侵破浆膜，种植到大网膜或腹腔、盆腔脏器表面，形成转移瘤，如在卵巢上形成的 Krukenberg 瘤。这种转移方式常伴有血性积液，内含脱落的癌细胞，可供细胞学检查。

五、肿瘤的复发

由于对肿瘤的治疗不彻底，残余的肿瘤细胞生长繁殖，在原发部位重新生长成与原发瘤性质相同的肿瘤，称为肿瘤的复发。良性肿瘤经治疗后很少复发，而绝大部分恶性肿瘤容易复发，这也是恶性肿瘤难以根治的重要原因之一。

六、肿瘤的代谢特点

肿瘤组织比正常组织代谢旺盛，恶性肿瘤更为明显。

1. 肿瘤组织合成 DNA 和 RNA 的聚合酶活性均较正常组织高，故核酸合成增多，这是肿瘤迅速生长的物质基础，从而导致肿瘤尤其是恶性肿瘤迅速增生。

2. 肿瘤组织的蛋白质合成及分解代谢都增强，但合成代谢超过分解代谢，甚至可夺取正常组织的蛋白质分解产物，合成肿瘤本身所需要的蛋白质，结果可使机体处于严重消耗的恶病质状态。肿瘤组织还可以合成肿瘤蛋白，如甲胎蛋白、癌胚抗原、胎儿硫糖蛋白等，虽无特异性，但对肿瘤的辅助诊断、验证疗效等有重要的临床意义。

3. 与正常组织比较，肿瘤组织的酶系只是含量或活性的改变，一般在恶性肿瘤组织内除氧化酶减少和蛋白分解酶增加外，其他酶的改变在各种肿瘤间很少有共同性。

4. 肿瘤组织即使在氧供充分的条件下也主要以无氧糖酵解获取能量，这可能与瘤细胞线粒体功能障碍或酶谱变化有关。糖酵解的许多中间产物可被瘤细胞利用合成蛋白质、核酸及脂类，从而为瘤细胞本身的生长和增生提供必需的物质基础。

第三节　肿瘤对机体的影响

一、良性肿瘤对机体的影响

良性肿瘤由于生长缓慢，分化较成熟，一般对机体影响较小，主要表现为局部压迫和阻塞。但因发生部位或继发出血、感染等，有时可引起较严重的后果。如脑膜瘤可压迫脑组织，内分泌肿瘤可出现相应激素过多引起的全身性影响。

二、恶性肿瘤对机体的影响

恶性肿瘤由于生长迅速，分化不成熟，浸润破坏器官的结构引起功能障碍，并可发生转移，因而对机体的影响严重。除可引起与良性肿瘤相似的局部压迫和阻塞症状外，还可引起更为严重的后果：破坏组织器官的结构和功能；可因浸润、坏死并发出血、穿孔、病理性骨折及感染；累及局部神经，可引起顽固性疼痛；晚期发生恶病质，是一种机体严重消瘦、无力、贫血和全身衰竭的状态，可导致患者死亡；异位内分泌综合征和副肿瘤综合征：一些非内分泌腺发生的肿瘤能产生或分泌激素或激素类物质，而引起内分泌紊乱，并出现相应的临床症状，称为异位内分泌综合征。此类肿瘤称为异位内分泌肿瘤，大多数为恶性肿瘤，且以癌多见。由于肿瘤的产物（包括异位激素）或异常免疫反应或其他不明原因，引起内分泌、神经、消化、造血、骨关节、肾脏及皮肤等系统发生病变，出现一些不是由原发肿瘤或转移瘤直接引起的临床表现，称为副肿瘤综合征。

第四节 良恶性肿瘤的区别

良性肿瘤和恶性肿瘤的生物学特点有明显不同，对机体的影响和临床上的治疗措施也截然不同，如误诊将导致治疗过度或延误。因此，区别良性肿瘤和恶性肿瘤（表5–2），对于肿瘤的正确诊断、合理治疗及预后具有非常重要的意义。

表 5–2 良性肿瘤和恶性肿瘤的区别

	良性肿瘤	恶性肿瘤
分化程度	分化好，异型性小，与原有组织的形态相似	分化不好，异型性大，与原有组织的形态差别大
核分裂象	无或少，不见病理性核分裂象	多，可见病理性核分裂象
生长速度	缓慢	较快
生长方式	膨胀性或外生性生长。前者常有包膜形成，一般与周围组织分界清楚，故通常可推动	浸润性或外生性生长。前者无包膜，一般与周围组织分界不清，故通常不能推动；后者常伴有浸润性生长
继发改变	很少发生	常发生出血、坏死、溃疡形成等
转移	不转移	常有转移
复发	手术切除后很少复发	手术切除等治疗后较多复发
对机体的影响	较小，主要为局部压迫、阻塞，如发生在重要器官也可引起严重后果	较大，除压迫、阻塞外，还可以破坏周围组织器官的结构、功能，引起坏死、出血、感染，甚至造成恶病质

要注意的是，良性肿瘤与恶性肿瘤之间有时并无绝对界限，有些肿瘤的组织形态介于两者之间，称为交界性肿瘤。故良、恶性肿瘤必须根据各方面特点进行综合判定。在临床上可以通过观察患者外貌与神情、询问病史与家族史、进行体格检查等综合分析，初步判断肿瘤的性质。最后诊断必须依靠病理检查。

知识链接

肿瘤的分级分期

一般用于恶性肿瘤，按分化程度、异型性大小分为三级：Ⅰ级——分化良好，低度恶性；Ⅱ级——分化中等，中度恶性；Ⅲ级——分化低，高度恶性。根据肿瘤大小、浸润深度、是否扩散等采用 TNM 分期法：T 是指肿瘤的原发灶，按大小依次用 T1 ~ T4 来表示；N 是指局部淋巴结受累情况，无受累的用 N0 表示，随受累程度及范围的加大，依次用 N1 ~ N3 表示；M 是指远处转移（通常是血道转移），无远处转移的用 M0 表示，有远处转移的根据程度用 M1 ~ M2 表示。

第五节　肿瘤的命名与分类

一、肿瘤的命名原则

人体肿瘤的种类繁多，命名复杂，一般是要表明肿瘤的组织来源和生物学行为等。

（一）良性肿瘤的命名

任何组织来源的良性肿瘤统称为瘤。命名原则：发生部位 + 起源组织 + “瘤”。如在肺发生的起源于腺上皮的良性肿瘤，命名为“肺腺瘤”；发生于子宫的起源于平滑肌的良性肿瘤，命名为“子宫平滑肌瘤”。

（二）恶性肿瘤的命名

1. 癌（carcinoma）　指起源于上皮组织的恶性肿瘤。命名原则：发生部位 + 起源组织 + “癌”。如在胃发生的起源于腺上皮的恶性肿瘤，命名为“胃腺癌”；发生于食管的起源于鳞状上皮的恶性肿瘤，命名为“食管鳞状细胞癌”。

2. 肉瘤（sarcoma）　指起源于间叶组织（包括纤维组织、脂肪、肌肉、脉管、骨、软骨组织等）的恶性肿瘤。命名原则：发生部位 + 起源组织 + “肉瘤”。如发生在股骨的起源于骨组织的恶性肿瘤，命名为“股骨骨肉瘤”。

必须强调一点，通常所说的“癌症（cancer）”是泛指所有恶性肿瘤，包括癌和肉瘤。

（三）特殊命名

上述是对肿瘤的一般命名原则，少数肿瘤不按以上的原则进行命名。

1. 以人名命名的恶性肿瘤：如霍奇金淋巴瘤、尤文瘤等。
2. 按习惯命名的肿瘤：如白血病、葡萄胎等。
3. 在肿瘤前加“恶性”命名的恶性肿瘤：如恶性畸胎瘤、恶性脑膜瘤等。
4. 以“母细胞”命名的肿瘤：一般是来源于发育较幼稚组织的肿瘤。恶性的如神经母细胞瘤、肾母细胞瘤；良性的如肌母细胞瘤、软骨母细胞瘤。
5. 按细胞形态特点命名的肿瘤：透明细胞肉瘤、肺燕麦细胞癌。
6. 以“瘤病”命名的肿瘤：多用于多发性或在局部呈广泛弥漫生长的良性肿瘤，如神经纤维瘤病、脂肪瘤病和血管瘤病。

二、肿瘤的分类

肿瘤的分类通常是以其起源组织为依据进行的。每一类别又分良性和恶性两大类（表 5–3）。

表 5–3　肿瘤分类举例

起源组织	良性肿瘤	恶性肿瘤	好发部位
上皮组织			
鳞状细胞	乳头状瘤	鳞状细胞癌	乳头状瘤见于皮肤、鼻、鼻窦、喉；鳞癌见于子宫颈、皮肤、食管、鼻咽、喉、肺和阴茎等处
基底细胞		基底细胞癌	面部皮肤
腺上皮	腺瘤	腺癌（各种类型）	多见于乳腺、甲状腺、胃、肠、卵巢等处
移行上皮	乳头状瘤	移行上皮癌	肾盂、膀胱
间叶组织			
纤维组织	纤维瘤	纤维肉瘤	多见于四肢皮下组织
脂肪组织	脂肪瘤	脂肪肉瘤	脂肪瘤多见于皮下组织；脂肪肉瘤多见于下肢和腹膜后
平滑肌组织	平滑肌瘤	平滑肌肉瘤	多见于子宫和胃肠道
横纹肌组织	横纹肌瘤	横纹肌肉瘤	多见于头颈、泌尿生殖道、四肢及腹膜后
血管组织	血管瘤	血管肉瘤	皮肤和皮下组织、舌、唇等
淋巴管组织	淋巴管瘤	淋巴管肉瘤	皮肤和皮下组织、舌、唇等
骨组织	骨瘤	骨肉瘤	骨瘤多见于头面骨、长骨；骨肉瘤多见于长骨两端，以膝关节上下尤为多见
软骨组织	软骨瘤	软骨肉瘤	软骨瘤多见于手足短骨；软骨肉瘤多见于盆骨、肋骨、股骨、肱骨及肩胛骨等
滑膜组织	滑膜瘤	滑膜肉瘤	膝、踝、腕、肩和肘等关节附近
间皮	间皮瘤	恶性间皮瘤	胸、腹膜
淋巴造血组织			
淋巴组织		恶性淋巴瘤	颈部、纵隔、肠系膜和腹膜后淋巴结
造血组织		各种白血病	淋巴造血组织
神经组织			
神经鞘细胞	神经鞘瘤	恶性神经鞘瘤	头、颈、四肢等处神经
胶质细胞	胶质细胞瘤	恶性胶质细胞瘤	大脑
脑膜	脑膜瘤	恶性脑膜瘤	脑膜
交感神经节	节细胞神经瘤	神经母细胞瘤	节细胞神经瘤多见于纵隔和腹膜后；神经母细胞瘤多见于肾上腺髓质
其他肿瘤			
黑色素细胞		黑色素瘤	皮肤、黏膜
胎盘滋养叶细胞	葡萄胎	恶性葡萄胎、绒毛膜上皮癌	子宫
生殖细胞		精原细胞瘤	睾丸
		无性细胞瘤	卵巢
		胚胎性癌	睾丸、卵巢
	畸胎瘤	恶性畸胎瘤	卵巢、睾丸、纵隔和骶尾骨

第六节 癌前病变、原位癌和早期浸润癌

正确认识和发现恶性肿瘤的早期病变对肿瘤的预防和早期治疗具有重要的实际意义。

一、癌前病变

癌前病变是指某些具有癌变潜在可能性的良性病变，如长期存在，少数有可能转变为癌。常见的癌前病变有：黏膜白斑、慢性子宫颈炎伴子宫颈糜烂、乳腺增生性纤维囊性病、慢性萎缩性胃炎及胃溃疡、大肠腺瘤、慢性溃疡性结肠炎、皮肤慢性溃疡、肝硬化、色素痣等。

知识链接

肿瘤早期十大症状

1. 身体任何部位逐渐增大的肿块，尤其是无意之中发现的。
2. 身体任何部位无外伤的经久不愈溃疡。
3. 不正常的出血或分泌物。
4. 进食时食道有异物感，或进食后胸骨后不适及进行性加重的吞咽不畅。
5. 久治不愈的干咳、声音嘶哑或痰中带血。
6. 不明原因的长期消化不良及进行性食欲减退、消瘦。
7. 大便习惯和形状改变、便血。
8. 鼻塞、鼻出血、单侧头痛或伴有复视。
9. 赘生物或黑痣突然增大、破溃、出血或原有毛发脱落。
10. 无痛性血尿。

二、原位癌

异型增生的细胞累及上皮全层，但尚未侵破基底膜而向下浸润生长，称为原位癌。如子宫颈、食管及皮肤的原位癌。原位癌是一种早期癌，若能早期发现和积极治疗，可大大提高其治愈率。

非典型增生、上皮内瘤变和原位癌是癌早期发展过程的连续性表现，在形态学上的定义有重叠。有学者认为上皮内重度非典型增生和原位癌有时难以区分，故都归入到上皮内瘤变，定为Ⅲ级。

三、早期浸润癌

原位癌突破基底膜向深部浸润，但浸润深度不超过基底膜下 3 ~ 5mm 或仅限于黏膜下层，且无淋巴结转移的称为早期浸润癌。如能及时发现并治疗，术后 5 年生存率接近 100%。

第七节 常见肿瘤举例

一、上皮组织肿瘤

（一）良性上皮组织肿瘤

1. 乳头状瘤 由被覆上皮发生，向表面呈乳头状生长，形成许多手指样或乳头状突起，也可呈菜花状、绒毛状外观。肿瘤由根部变细的蒂与正常组织相连。外耳道、阴茎、膀胱和结肠的乳头状瘤较易发生恶变。

2. 腺瘤 由腺上皮发生的良性肿瘤，多见于甲状腺、卵巢、乳腺和肠等处。黏膜腺瘤常呈息肉状，腺器官内则多呈结节状，有包膜，与周围组织分界清楚。腺瘤异型性小，结构相似，并具有一定的分泌功能，只是腺体的大小、形态较不规则，排列较密集。

根据腺瘤的组成成分和形态特点，可将腺瘤分为囊腺瘤、纤维腺瘤、多形性腺瘤和息肉状腺瘤等类型。

（二）恶性上皮组织肿瘤

癌多见于中老年人，是人类最常见的一类恶性肿瘤。①肉眼观：发生在皮肤、黏膜表面的癌外观上常呈息肉状、菜花状或蕈伞状，表面常有坏死、溃疡形成；发生在器官内的常为不规则结节状，常向周围组织浸润呈蟹足状，质地较硬，切面呈灰白色，较干燥。②镜下观：癌细胞可呈腺状、巢状或条索状排列，与间质分界清楚；亦可侵入间质，与间质分界不清。

1. 鳞状细胞癌 简称鳞癌，常发生于鳞状上皮覆盖的部位，如皮肤、口腔、食管、喉、子宫颈、阴道、阴茎等处；也可发生于易鳞化的部位，如支气管、胆囊、肾盂等处。①肉眼观：常呈菜花状或溃疡状。②镜下观：分化好的癌巢中，可见细胞间桥，癌巢中央可见层状、同心圆状角化物，称为角化珠或癌珠；分化不好的无角化珠形成，细胞间桥少或无，异型性明显。

2. 腺癌 是发生于腺上皮的恶性肿瘤，多见于胃肠道、肺、乳腺、女性生殖系统等。镜下观：癌细胞及其细胞核大小不等、形状不一，核分裂象多见；腺样结构排列紊乱，大小形态各异，细胞常不规则地排列成多层。当腺癌伴有大量乳头状结构时称为乳头状腺癌；腺腔高度扩张呈囊状的称为囊腺癌；伴乳头状生长的囊腺癌称为乳头状囊腺癌。

3. 基底细胞癌 是发生于表皮基底细胞的恶性肿瘤，多见于老年人面部。镜下观：癌巢由深染的基底细胞样癌细胞构成。此癌生长缓慢，但常有坏死致表面形成溃疡，浸润破坏深层组织，但很少发生转移，对放射性治疗很敏感，预后较好。

4. 移行上皮癌 发生于膀胱或肾盂等处的移行上皮，常呈乳头状，多发性，可溃破形成溃疡或发生广泛浸润。镜下观：癌细胞似移行上皮，多层排列，异型性明显。

二、间叶组织肿瘤

（一）良性间叶组织肿瘤

1. 纤维瘤　常见于四肢及躯干的皮下。①肉眼观：呈结节状，有包膜，切面灰白色，可见编织状条纹，质地韧硬。②镜下观：瘤组织内胶原纤维排成束状、编织状，纤维间含有细长的纤维细胞。

2. 脂肪瘤　为最常见的良性间叶组织肿瘤。好发于背、肩、颈及四肢近端的皮下组织。①肉眼观：为扁圆形或分叶状，有包膜，质地柔软，切面呈淡黄色。②镜下观：瘤细胞与正常脂肪细胞相似，呈不规则小叶结构，并有不均等的纤维组织间隔。

3. 脉管瘤　分血管瘤和淋巴管瘤两类。其中血管瘤更为常见，好发于皮肤，多为先天性，故常见于儿童。一般分为毛细血管瘤、海绵状血管瘤及混合型血管瘤三种。肉眼观：无包膜，呈浸润性生长。在皮肤或黏膜可呈突起的鲜红、暗红或紫红色斑块，内脏血管瘤多呈结节状。血管瘤一般随身体发育而长大，成年后停止发展，也可以自然消退。

淋巴管瘤由增生的淋巴管构成，内含淋巴液。淋巴管可呈囊状扩大并互相融合，内含大量淋巴液，称为囊状水瘤，多见于小儿颈部。

4. 平滑肌瘤　多见于子宫，其次是胃肠道。瘤组织由形态比较一致的梭形细胞构成。瘤细胞排列成束状、编织状，核呈长杆状，两端钝圆，核分裂象少见。

（二）恶性间叶组织肿瘤

肉瘤较癌少见，多发生于儿童或青少年。①肉眼观：呈结节状或分叶状，可形成假包膜。肉瘤体积常较大，质软，切面多呈灰红色，细腻，湿润似鱼肉状，易继发出血、坏死、囊性变。②镜下观：肉瘤细胞多呈弥漫生长，不形成细胞巢，与间质分界不清，网状纤维染色可见肉瘤细胞间存在网状纤维。肉瘤间质结缔组织少，但富含血管，故肉瘤先发生血道转移。

上述特点均与癌有所不同（表 5–4），正确掌握癌与肉瘤的区别，对临床诊断和治疗均有实际意义。

表 5–4　癌与肉瘤的区别

	癌	肉瘤
组织来源	上皮组织	间叶组织
发病率	较常见，约为肉瘤的 9 倍，多见于 40 岁以上成人	较少见，多见于儿童、青少年
大体特点	灰白色，质较硬，较干燥、粗糙	灰红色，质软，湿润，细腻，鱼肉状
组织学特点	多形成癌巢，实质与间质分界清楚，纤维组织常有增生	多弥漫分布，实质与间质分界不清，间质内富含血管，纤维组织少
网状纤维	癌细胞间多无网状纤维	肉瘤细胞间多有网状纤维
转移	多经淋巴道转移	多经血道转移

常见的肉瘤有以下几种：

1. 纤维肉瘤　是肉瘤中常见的一种，好发于四肢皮下组织。分化好的异型小，生长缓慢，转移及复发较少见；分化差的异型性明显，生长快，易发生转移，切除后也易复发。

2. 脂肪肉瘤　多见于40岁以上成人，多发生于大腿及腹膜后的软组织深部，与脂肪瘤的分布不同。①肉眼观：呈结节状、分叶状，常有假包膜，亦可呈黏液样或鱼肉样。②镜下观：瘤细胞形态多样，可见分化差的星形、梭形、小圆形或明显异型性和多形性的脂肪母细胞，胞浆内见大小不等的脂滴空泡。

3. 平滑肌肉瘤　常发生于子宫及胃肠道，中老年多发。①肉眼观：肿瘤呈圆形或不规则结节状，与周围分界不清。②镜下观：细胞异型性明显。

4. 骨肉瘤　起源于骨母细胞，为最常见的骨恶性肿瘤，好发于四肢长骨，尤以股骨下端和胫骨上端多见。①肉眼观：肿瘤位于长骨干骺端，呈梭形膨大，切面灰白色，呈鱼肉状，常有出血、坏死，侵袭破坏骨皮质，局部形成大量反应性新骨，掀起该处骨外膜，可见掀起的骨外膜和肿瘤上下两端的骨皮质之间形成三角形隆起，称为Codman三角。此外，骨外膜和骨皮质间可形成与骨表面垂直的放射状反应性新生骨小梁。在X线上表现为日光放射状阴影，这种现象与上述的Codman三角是X线上诊断骨肉瘤的重要依据。②镜下观：由明显异型性的梭形或多边形肉瘤细胞组成，并形成肿瘤性骨样组织或骨组织，这是诊断骨肉瘤最重要的组织学依据。骨肉瘤呈高度恶性，常在发现时已经有血道转移至肺。

第八节　肿瘤的原因及发生机制

肿瘤的原因是肿瘤发生的始动因素。要治愈肿瘤和预防肿瘤的发生，关键是要查明肿瘤发生的原因及其发生机制。

一、肿瘤的原因

（一）环境致癌因素

1. 化学因素　是最主要的致癌因素，目前已确知的化学致癌物质有一千多种。常见的有：

（1）多环芳烃　主要存在石油、煤焦油、工业废气、烟草烟雾、烟熏烧烤的肉类中。致癌作用特别强的有3，4-苯并芘、1，2，5，6-双苯并蒽、3-甲基胆蒽及9，10-二甲苯蒽等。近几十年来肺癌发病率持续升高，与吸烟和城市大气污染有密切关系。据调查，长期摄入烟熏烧烤的肉类可能与胃癌的发生有关。

（2）芳香胺类与氨基偶氮染料　致癌的芳香胺类，如乙萘胺、联苯胺、4-氨基联苯等，与印染和橡胶厂工人的膀胱癌发生率较高有关。氨基偶氮染料，如奶油黄和猩红，在动物实验中已被证实可引起肝癌。

（3）亚硝胺类　肉类食品的保存剂和着色剂，腌制或变质的蔬菜和食物中均含较多的亚硝酸盐。亚硝胺类物质致癌谱很广，动物实验已证明其可诱发各种不同器官的肿瘤。

（4）黄曲霉毒素　由黄曲霉菌产生，广泛存在于高温潮湿地区的霉变食品中，尤以霉变的花生、玉米及谷类含量最多。其中黄曲霉毒素 B_1 的致癌性最强。该毒素主要诱发肝细胞性肝癌。

（5）烷化剂与酰化剂　如抗癌药物环磷酰胺、氮芥、亚硝基脲等，因能产生免疫抑制，长时间使用能诱发恶性肿瘤。

（6）其他致癌物　金属元素中，镍与鼻癌、肺癌的发生有关；镉与前列腺癌、肾癌的发生有关；铬可引起肺癌。非金属元素及有机化合物中，砷可诱发皮肤癌；苯可引起白血病；氯乙烯可致肝血管肉瘤。

2. 物理因素　电离辐射（X 射线、γ 射线、亚原子微粒等的辐射）、紫外线、热辐射等，与皮肤癌、白血病等的发生有密切关系。慢性炎症刺激、慢性机械刺激、创伤和异物等与肿瘤的发生有关。

3. 生物因素

（1）病毒　某些肿瘤的发生与病毒感染有关，可导致肿瘤的病毒称为致瘤病毒。现已知有上百种可引起肿瘤的致瘤病毒，其中 1/3 为 DNA 病毒、2/3 为 RNA 病毒。如 EB 病毒、疱疹病毒与白血病、乳腺癌、霍奇金淋巴瘤、鼻咽癌有关；人类乳头状病毒与子宫颈癌、外阴癌有关；乙肝、丙肝病毒与肝细胞癌有关；人类 T 细胞白血病 / 淋巴瘤病毒Ⅰ与成人 T 细胞白血病 / 淋巴瘤有关。

（2）细菌　许多研究指出，幽门螺杆菌引起的胃炎与胃癌和胃低度恶性 B 细胞性淋巴瘤的发生有关。

（3）寄生虫　华支睾吸虫与肝胆管细胞癌的发生有关；日本血吸虫与结肠癌有关；埃及血吸虫与膀胱癌的发生有关。

（二）内因

1. 遗传因素　遗传因素对肿瘤发生的作用在动物实验中已得到证实。流行病学调查也表明，遗传因素在人类一些肿瘤的发生中起着重要作用。如乳腺癌、胃肠癌、食管癌、肝癌、鼻咽癌、白血病、子宫内膜癌、前列腺癌、恶性黑色素瘤等具有遗传倾向和易感性，往往在环境因素的协同下，而致肿瘤发生。

2. 年龄与性别　某些肿瘤的发生有年龄和性别的分布特征。如甲状腺癌、胆囊癌以女性多见，而肺癌、肝癌、食管癌、胃癌则以男性多见；儿童易患急性白血病、肾母细胞瘤、神经母细胞瘤，青年人以骨肉瘤、横纹肌肉瘤多见，40 岁以上的中老年人癌的发病率较高。

3. 内分泌因素　某些肿瘤的发生与内分泌功能异常有关，如子宫内膜癌、乳腺癌、宫颈癌等与雌激素分泌过多有关。

4. 免疫因素　正常机体存在免疫监视机制，能清除发生异质化的细胞（肿瘤细胞），在防止肿瘤发生中起着重要作用。而先天性免疫缺陷或接受免疫抑制剂治疗的患者，因免疫系统的自我监视功能降低，恶性肿瘤的发病率明显升高。

二、肿瘤的发生机制

随着对肿瘤研究的深入，某些肿瘤的原因及发生机制已初步被揭示。研究表明，肿瘤的本质就是基因病。各种环境和遗传的致癌因素可能以协同或序贯的方式引起细胞非致死性的DNA损害，从而激活原癌基因和（或）灭活肿瘤抑制基因，继而引起附加细胞周期调控基因、凋亡调节基因和（或）DNA修复基因表达的改变，使靶细胞发生转化。被转化的细胞可先呈多克隆性增生，经过漫长的多阶段的演进过程，其中一个克隆相对无止境地增生，然后通过附加突变，选择性地形成具有不同特点的亚克隆（异质化），从而获得浸润和转移能力，形成恶性肿瘤。

目前认为，与肿瘤发生有关的原癌基因、癌基因、肿瘤抑制基因、凋亡调节基因等，实际上是对细胞生长、增殖等起调节作用的基因，在保持机体正常功能方面起着重要作用，一旦发生异常改变，可引起细胞的转化和肿瘤的发生。

1. 癌基因　由原癌基因在多种因素作用下被激活形成，能引起细胞发生恶性转化而形成肿瘤。激活方式有点突变、基因扩增、染色体易位等。

2. 抑癌基因　正常情况下，抑癌基因是对细胞的生长与增殖起负调节作用的基因。当其在各种因素作用下结构发生改变后，功能丧失，细胞生长将失去正常调控，导致异常增生而形成肿瘤。

3. 凋亡调节基因　当损伤因素引起轻微的DNA损伤时，可通过DNA修复调节基因对其进行及时修复，从而恢复正常。但当DNA损伤严重时，已不能修复，将通过启动凋亡调节基因，引起其发生凋亡，这样可以有效防止其转化为恶性细胞。故凋亡调节基因在防止肿瘤发生中起着重要作用。一旦凋亡调节基因异常或失活，恶性细胞形成并发生异常增生而形成肿瘤。

同步训练

一、名词解释

肿瘤　异型性　转移　癌前病变　原位癌　早期浸润癌

二、填空题

1. 肿瘤的生长方式有________、________和________三种。

2. 肿瘤的转移途径有________、________和________三种。

3. 起源于上皮组织的恶性肿瘤称为________，起源于间叶组织的恶性肿瘤称为________。

4. 恶性肿瘤根据分化程度、异型性大小，一般可分三级：Ⅰ级为________，属于低度恶性；Ⅱ级为________，属于中度恶性；Ⅲ级为________，属于高度恶性。

三、选择题

1. 以下属于肿瘤的生物学特征的是（　　）
A. 生长与机体相协调　B. 瘤细胞丧失分化成熟能力　C. 一定有肿块出现
D. 生长缓慢　E. 生长对机体有利
2. 肿瘤性增生与炎性增生的根本区别是（　　）
A. 生长速度　B. 有无核分裂象　C. 细胞不同程度地失去了分化成熟的能力
D. 细胞大小　E. 对机体的影响
3. 恶性肿瘤的形状常为（　　）
A. 乳头状　B. 囊状　C. 息肉状　D. 蟹足状　E. 分叶状
4. 肿瘤实质指的是（　　）
A. 肿瘤细胞　B. 血管　C. 神经组织　D. 结缔组织　E. 淋巴细胞
5. 良性肿瘤的异型性主要表现在（　　）
A. 肿瘤组织结构紊乱　B. 瘤细胞的多形性　C. 瘤细胞核的多形性
D. 核质比例异常增大　E. 可见病理性核分裂象
6. 肿瘤组织分化程度越低（　　）
A. 恶性程度越低　B. 恶性程度越高　C. 转移越晚
D. 生长时间越长　E. 预后越好
7. 诊断恶性肿瘤的组织学依据主要是（　　）
A. 细胞体积增大　B. 细胞质呈嗜碱性　C. 细胞异型性显著
D. 核仁明显　E. 可见核分裂象
8. 以下哪种肿瘤不是恶性肿瘤（　　）
A. 平滑肌瘤　B. 肺癌　C. 白血病　D. 视网膜母细胞瘤　E. 骨肉瘤
9. 良恶性肿瘤区别项目中最根本的是（　　）
A. 肿瘤的生长速度　B. 组织结构中肿瘤细胞的分化成熟程度
C. 有无转移　D. 复发　E. 对机体的影响
10. 恶性肿瘤向邻近器官侵犯的主要方式是（　　）
A. 直接蔓延　B. 淋巴管播散　C. 血管播散　D. 种植播散　E. 支气管播散
11. 下列哪种是来源于上皮组织的肿瘤（　　）
A. 白血病　B. 骨肉瘤　C. 恶性黑色素瘤　D. 腺瘤　E. 恶性畸胎瘤
12. “癌症”是指（　　）
A. 泛指所有的恶性肿瘤　B. 所有肿瘤的统称　C. 上皮组织发生的恶性肿瘤
D. 癌肉瘤　E. 间叶组织来源的恶性肿瘤
13. 癌的转移途径主要是（　　）
A. 直接蔓延　B. 淋巴道转移　C. 血道转移　D. 种植转移　E. 自然管道扩散
14. 肉瘤的转移途径主要是（　　）
A. 直接蔓延　B. 淋巴道转移　C. 血道转移　D. 种植转移　E. 自然管道扩散

15. 以下哪项不是肉瘤的特征（ ）
A. 多发于青少年 B. 瘤细胞呈巢状 C. 多经血道转移 D. 切面呈鱼肉状
E. 肉瘤细胞间多有网状纤维
16. 肉瘤最常转移到哪个部位（ ）
A. 肾 B. 胰 C. 脑 D. 骨 E. 肺
17. 下列哪种不属于癌前病变（ ）
A. 纤维囊性乳腺病 B. 十二指肠溃疡 C. 黏膜白斑
D. 结肠多发性腺瘤性息肉 E. 小腿慢性溃疡
18. 肿瘤的本质是（ ）
A. 基因病 B. 组织损伤 C. 感染性疾病 D. 炎症 E. 遗传性疾病

四、问答题

1. 肿瘤的异型性表现在哪些方面?
2. 肿瘤的生长方式有哪些？各有什么特点?
3. 临床上如何区别良性肿瘤和恶性肿瘤?
4. 癌与肉瘤的区别点有哪些?

五、病例讨论

患者，女性，65 岁。剑突下疼痛 5 年多。1 年前开始无明显诱因出现上腹部不适感，以餐后饱胀、隐痛为主，初起程度轻未予特别注意，发作时自服“胃药”后好转。半年前开始出现上腹饱胀感与隐痛加剧，影响工作与睡眠，餐后明显，影响食欲，体重略有下降。一个月前开始出现排黑色大便，开始未予重视，后进展为排柏油样稀便，患者面色苍黄，自觉疲劳、乏力，注意力不集中，有时伴有眼前发黑。胃镜示胃窦部有一个 4cm×3. 5cm 大小溃疡肿块。临床初步诊断：胃窦癌。手术后病理发现：溃疡边缘隆起呈火山口状，底部呈浸润性生长；镜下见细胞形成不规则腺样结构，排列呈实性，异型性明显，见病理性核分裂象。大量腺癌癌巢侵入黏膜下层、肌层及浆膜层。病理诊断：溃疡型胃癌。

讨论题：
1. 此病例哪些症状或检查对诊断“胃癌”有帮助?
2. 推测患者的发病经过。
3. 此病例给你哪些启示?

第六章　水、电解质代谢紊乱

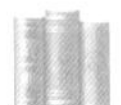

知识要点

1. 脱水指体液容量的明显减少并出现一系列机体功能、代谢变化的病理过程。脱水分为高渗性脱水、低渗性脱水和等渗性脱水三种类型。

2. 钾代谢障碍通常以血钾浓度的高低分为低钾血症和高钾血症两种类型。

3. 水肿是指过多的液体在组织间隙或体腔内积聚。水肿的发生机制为血管内外液体交换失去平衡导致组织间液增多，以及体内外液体交换失去平衡导致钠水潴留。水肿的常见类型有心性水肿、肾性水肿、肝性水肿。

第一节　水、钠代谢紊乱

脱水（dehydration）指体液量的明显减少并出现一系列机体功能、代谢变化的病理过程。根据脱水后细胞外液渗透压的变化，可将脱水分为三种类型：高渗性脱水、低渗性脱水、等渗性脱水。

一、高渗性脱水

失水多于失钠，血清 Na^{+} 浓度大于 150mmol/L，血浆渗透压大于 310mmol/L，细胞外液量和细胞内液量均减少，又称低容量性高钠血症。

（一）原因

1. 水摄入不足　见于水源断绝和不能饮水等，如沙漠中迷路，海上失事，口腔、咽喉和食管疾病，吞咽困难，频繁呕吐，昏迷等不能饮水时，或中枢神经系统疾患导致口渴中枢受损而患者不思饮水等。

2. 水丢失过多

（1）经皮肤丢失　如高热、大量出汗、甲亢等。

（2）经呼吸道丢失　见于任何原因引起的过度通气，如癔症和代谢性酸中毒。

（3）经胃肠道丢失　呕吐、腹泻等可导致含钠量低的消化液丢失。

（4）经肾丢失 如尿崩症和利尿剂使用不当等。

（二）对机体的影响

1. 口渴 细胞外液渗透压升高，刺激口渴中枢，产生口渴感。

2. 少尿 细胞外液渗透压升高，刺激下丘脑感受器，引起抗利尿激素（ADH）分泌增加，加强肾小管对水的重吸收，使尿量减少而尿比重升高。

3. 功能障碍 细胞内液向细胞外转移，导致细胞内脱水，使各系统器官功能障碍。脑细胞脱水的患者可出现嗜睡、肌肉抽搐、昏迷，甚至死亡。此型脱水早期，细胞外液的不足可通过增加饮水、减少排尿和细胞内液外移等得到补充，对循环影响不大，但晚期可发生循环功能衰竭。

4. 脱水热 过度脱水，从皮肤蒸发的水分减少，使散热受到影响，导致体温升高，称“脱水热”，多见于婴幼儿。

二、低渗性脱水

失钠多于失水，血清 Na^+ 浓度小于 130mmol/L，血浆渗透压小于 280mmol/L，伴有细胞外液量的减少，又称低容量性低钠血症。

（一）原因

大量丢失体液后补液不当，只补水而未适当补充钠盐，可导致低渗性脱水。

1. 经肾丢失 长期使用速尿、利尿酸、噻嗪类高效排钠性利尿剂，使 Na^+ 重吸收抑制；肾上腺皮质功能不全，醛固酮分泌不足，导致肾小管对 Na^+ 的重吸收减少；肾小管性酸中毒，导致钠随尿排出过多。

2. 肾外丢失 严重呕吐、腹泻、胃肠道引流导致大量消化液丧失；体腔内大量液体潴留形成胸水、腹水等；大汗、大面积烧伤导致 Na^+ 经皮肤丢失。

（二）对机体的影响

1. 循环系统功能障碍 渗透压低的细胞外液向渗透压高的细胞内转移，有效循环血量下降，导致外周循环障碍，可出现直立性眩晕、血压下降、脉搏细速、四肢厥冷，甚至休克。

2. 失水体征 血容量减少使血液浓缩，血浆胶体渗透压升高，导致组织间液向血管内转移，使组织间液减少明显，因而患者皮肤弹性减退、眼窝和婴幼儿囟门凹陷。

3. 尿的变化 由于细胞外液渗透压降低，早期 ADH 分泌减少，肾小管对水的重吸收减少，导致多尿，尿比重降低；晚期血浆渗透压显著降低时 ADH 分泌增多，肾小管对水的重吸收增加，尿量减少。

4. 细胞水肿 细胞外液向细胞内转移，造成细胞水肿。脑细胞水肿可引起颅内高压。

三、等渗性脱水

失水与失钠比例相同，血清 Na^+ 浓度为130~150mmol/L，血浆渗透压为280~310mmol/L，称等渗性脱水。

（一）原因

任何等渗性液体的大量丢失，短期内均属于等渗性脱水。可见于呕吐、腹泻、大面积烧伤，以及大量抽放胸、腹水等。

（二）对机体的影响

等渗性脱水兼有高渗性脱水和低渗性脱水的表现，如口渴、尿量减少、循环系统功能障碍等。等渗性脱水不进行处理，患者可通过皮肤不感蒸发和呼吸等途径，不断丢失水分而转变为高渗性脱水；如果只补水而不补钠，则可转变为低渗性脱水。因此，单纯的等渗性脱水临床上较少见。

三类脱水的比较见表6–1。

表6–1　三类脱水的比较

	高渗性脱水	低渗性脱水	等渗性脱水
特征	失水 > 失钠	失水 < 失钠	水钠成比例丢失
血清钠浓度（mmol/L）	>150	<130	130 ~ 150
血浆渗透压（mmol/L）	>310	<280	280 ~ 310
细胞内、外液改变	细胞内液↓	细胞外液↓细胞内液↑	细胞内、外液↓
口渴	明显	早期无，严重者有	有
体温	升高	不升高	有时升高
尿量	减少	晚期减少	严重者减少
血压	重症者降低	易降低，可发生休克	易降低
眼窝凹陷	早期不明显	明显	明显

第二节　钾代谢紊乱

钾是机体内一种十分重要的电解质，含量仅次于钠。正常人体内钾的含量为50 ~ 55mmol/kg。其中90%存在于细胞内，骨钾约占总钾量的7. 6%，跨细胞液（消化液）约占1%，仅约1. 4%存在于细胞外液中。钾代谢障碍通常以血钾浓度的高低分为低钾血症和高钾血症两种类型。血清钾的正常值为3. 5 ~ 5. 5mmol/L。

一、低钾血症

低钾血症（hypokalemia）指血清钾浓度低于3. 5mmol/L。缺钾指细胞内钾和机体总钾量的缺失。低钾血症和缺钾常同时发生，但也可分别发生。

（一）原因

1. 钾摄入不足 见于昏迷、消化道梗阻不能进食、胃肠手术后禁食患者及神经性厌食患者，也偶见于刻意节食减肥的正常人。

2. 钾丢失过多 是缺钾和低钾血症的主要原因。

（1）经肾丢失 大量应用利尿剂、醛固酮分泌过多、肾功能不全的多尿期，均可发生钾的丢失过多。

（2）经消化道丢失 是小儿低钾血症的常见原因。各种消化液富含钾，严重呕吐、腹泻、胃肠减压、肠瘘等丢失大量消化液时，都会引起钾的大量丢失。

（3）经皮肤失钾 大量出汗也可引起钾的大量丢失，如高温作业或炎热环境下的剧烈体力活动。

3. 钾的细胞内、外分布异常

（1）碱中毒 碱中毒时，细胞外液 H^+ 减少，细胞内 H^+ 移至细胞外，细胞外 K^+ 移入细胞内，使血钾降低。

（2）某些药物的应用 如肾上腺素、糖尿病患者使用胰岛素等，均可促进细胞外 K^+ 进入细胞内，降低血钾。

（3）其他 钡中毒、粗制棉籽油中毒、家族性低钾性周期性麻痹均可出现低钾血症。

（二）对机体的影响

低钾血症对机体的影响，取决于血钾降低的程度、速度和持续时间。一般低钾血症发生的速度越快，血钾浓度越低，对机体的影响越大。最主要的影响是引起骨骼肌迟缓性麻痹、心律失常和酸碱平衡紊乱。

1. 对神经肌肉的影响 低钾血症可引起神经肌肉兴奋性降低。中枢神经系统的兴奋性降低表现为精神委靡、反应迟钝，严重时出现定向力障碍、嗜睡，甚至昏迷。外周神经兴奋性降低表现为腱反射减弱或消失。骨骼肌和消化道平滑肌松弛无力，甚至发生迟缓性麻痹，常常从下肢开始，逐渐向上发展，严重者可出现呼吸肌麻痹。平滑肌无力可致消化系统功能障碍，严重时可出现“麻痹性肠梗阻”。

2. 对心脏的影响 低钾血症时，可引起心肌电生理异常改变，心脏的主要表现是心律失常。心电图表现为 QRS 波增宽、ST 段下降、T 波低平、U 波升高、Q–T 间期延长。

3. 对酸碱平衡的影响 低血钾易诱发碱中毒。由于低钾血症时，细胞内 K^+ 向细胞外释出，H^+ 向细胞内转移增多，细胞外 H^+ 浓度降低；肾脏在缺钾时排 H^+ 增多，血液呈碱性而尿呈酸性，故称反常性酸性尿。

二、高钾血症

高钾血症（hyperkalemia）指血清钾浓度高于 5. 5mmol/L。

（一）原因

1. 肾排钾减少 这是引起高钾血症的主要原因。见于急性肾功能衰竭的少尿期和慢性肾功能衰竭的末期、肾上腺皮质功能不全及大量保钾利尿剂的应用等。

2. 钾摄入过多 静脉补钾过多过快或大量输入库存过久的血液均可导致高钾血症。

3. 细胞内钾大量外溢 见于酸中毒、组织损伤、高钾性周期性麻痹、高糖血症合并胰岛素不足等。

（二）对机体的影响

1. 对骨骼肌的影响 骨骼肌随血钾逐步升高先兴奋后抑制。患者早期肢体刺痛、感觉异常，后期常有肌无力，甚至麻痹。

2. 对心脏的影响 由于血钾升高引起心肌电生理异常改变，使心肌的兴奋性在轻度时升高、重度时降低，自律性、传导性及收缩性下降。心电图表现为 QRS 波增宽、T 波高尖、P 波低平。严重者可出现心跳骤停。

第三节 水 肿

水肿（edema）是指过多的液体在组织间隙或体腔内积聚。水肿不是独立的疾病，而是多种疾病过程中一种重要的病理过程。如水肿发生于体腔内，则称之为积水或积液，如心包积水、胸水、腹水和脑积水等。

根据水肿波及的范围可分为全身性水肿和局部性水肿；按发生部位可分为皮下水肿、脑水肿、肺水肿等；按发生原因可分为心性水肿、肾性水肿、肝性水肿和营养不良性水肿等。

一、水肿的发生机制

水肿是由多种原因引起的。全身性水肿多见于充血性心力衰竭（心性水肿）、肾病综合征和肾炎（肾性水肿）及肝脏疾病（肝性水肿），也见于营养不良（营养不良性水肿）和某些内分泌系统疾病。有的全身性水肿原因不明，称之为“特发性水肿”。局部性水肿常见于器官组织的局部炎症（炎性水肿）、静脉阻塞及淋巴管阻塞（淋巴性水肿）等情况。

正常人体的液体容量和组织间液的容量是相对恒定的，这种恒定依赖于体内外液体交换平衡和血管内外液体交换平衡。当任何一种平衡失调时，就会发生水肿。

（一）血管内外液体交换失去平衡导致组织间液增多

正常情况下组织液和血浆之间不断地进行液体交换，使组织液的生成与回流保持动态平衡，而这种平衡主要受制于下列因素：①有效流体静压：是驱使血管内液体向外滤出的力量，毛细血管的平均血压为 20mmHg，组织间液的流体静压为 -10mmHg，两者之差约为 30mmHg，即有效流体静压。②有效胶体渗透压：是促使液体回流至毛细血管内的力量，正常人血浆胶体渗透压是 25mmHg，组织间液的胶体渗透压为 15mmHg，两者之差为有效胶体渗透压，约 10mmHg。有效流体静压减去有效胶体渗透压之差值为平均有效滤过压。可见，正常情况下组织液的生成略大于回流。③淋巴回流：组织液回流剩余的部分须经淋巴系统回流进入血液循环。当组织间液流体静压升高时，淋巴液的生成速度会加快。另外，淋巴管壁的通透性较高，蛋白质容易通过。因此，淋巴回流不仅可把略多生成的组织液送回体循环，还可把毛细血管漏出的蛋白质吸收入体循环，保持组织液生成与回流的平衡。上述一个或一个以上因素同时或相继失调，都可导致水肿。

1. 毛细血管流体静压升高　毛细血管流体静压（又称毛细血管血压）升高使有效流体静压升高，于是，组织液生成增多，当超过淋巴回流的代偿能力时，即引起水肿。如充血性心力衰竭时静脉压升高，可引起全身水肿；肝硬化时，门静脉压升高引起腹水；局部静脉受压或阻塞可引起局部水肿；动脉性充血时毛细血管流体静压升高引起炎性水肿。

2. 血浆胶体渗透压降低　血浆胶体渗透压的高低取决于血浆白蛋白的含量。当血浆白蛋白含量减少时，血浆胶体渗透压下降，组织液的生成大于回流，当超过淋巴回流的代偿能力时，即可发生水肿。引起血浆白蛋白含量下降的原因主要有：①蛋白质合成障碍：见于肝硬化和严重的营养不良；②蛋白质分解代谢增强：见于慢性消耗性疾病，如慢性感染、恶性肿瘤等；③蛋白质丧失过多：见于肾病综合征时大量蛋白质从尿中排出、大面积烧伤时从创面丢失大量血浆蛋白。

3. 微血管壁通透性增加　正常时，毛细血管壁只允许微量蛋白质滤出。当微血管壁通透性增加时可使血浆蛋白漏出到组织间隙，造成血浆胶体渗透压下降、组织胶体渗透压升高，过多液体在组织间隙积聚发生水肿。见于感染、烧伤、冻伤、化学损伤及昆虫咬伤等。

4. 淋巴回流受阻　当淋巴回流受阻时，含蛋白的水肿液在组织间隙中积聚，形成淋巴性水肿。常见的原因有：①恶性肿瘤细胞侵入并阻塞淋巴管，如乳腺癌根治术等摘除主干通过的淋巴结，可引起相应部位水肿；②丝虫病时，主要的淋巴管被成虫阻塞，引起下肢和阴囊慢性水肿。

（二）体内外液体交换失去平衡导致钠水潴留

正常人钠水的摄入量和排出量处于动态平衡状态，从而保持体液量的相对恒定。肾脏在调节钠水平衡中起着重要的作用，经过肾小球的钠水总量，有 99% ~ 99.5% 被肾小管重吸收，仅 0.5% ~ 1% 随尿液排出体外。肾小球滤过率与肾小管的重吸收功能保持动态的平衡，在某些因素导致球管平衡失调时，就可引起水肿。

1. 肾小球滤过率下降　当肾小球滤过钠水减少，在不伴有肾小管重吸收相应减少时，就会导致钠水潴留。引起肾小球滤过率降低的原因有以下几点：

（1）广泛的肾小球病变　如急性肾小球肾炎时炎性渗出物及内皮细胞肿胀使肾小球滤过率降低；慢性肾小球肾炎时肾单位严重破坏，肾小球滤过面积明显减少导致肾小球滤过率降低。

（2）有效循环血量明显减少　如充血性心力衰竭、肝硬化腹水、肾病综合征等使有效循环血量减少，肾血流量下降。有效循环血量明显减少还可引起交感－肾上腺髓质系统、肾素－血管紧张素系统兴奋，使入球小动脉收缩，肾血流量进一步减少，引起肾小球滤过率下降，从而发生水肿。

2. 近曲小管重吸收钠水增加　当有效循环血量减少时，近曲小管对钠水的重吸收增加使肾排水减少，导致全身性水肿。

（1）心房肽分泌减少　在充血性心力衰竭或肾病综合征时，有效循环血量明显减少，心房肽分泌、释放减少，近曲小管对钠水重吸收增强，导致或促进水肿的发生。

（2）肾小球滤过分数增加　肾小球滤过分数＝肾小球滤过率 / 肾血浆流量。正常时约有 20% 的肾血浆经肾小球滤过。充血性心力衰竭或肾病综合征时，有效循环血量减少，由于出球小动脉收缩比入球小动脉收缩更明显，肾小球滤过率相对增加，导致肾小球滤过分数增加，近曲小管重吸收钠水增加，引起钠水潴留。

3. 远曲小管和集合管重吸收钠水增加

（1）醛固酮增多　醛固酮的作用是促进远曲小管重吸收钠，进而引起钠水潴留。充血性心力衰竭、肝硬化时，因肾血管灌注压下降，使近球细胞分泌肾素增加，从而导致肾素－血管紧张素－醛固酮系统被激活，醛固酮生成增加。肝硬化患者肝脏灭活醛固酮的功能减弱。

（2）抗利尿激素分泌增加　抗利尿激素（ADH）的作用是促进远曲小管和集合管对钠水的重吸收。见于各种原因引起的有效循环血量减少，左心房和胸腔大血管的容量感受器所受的刺激减弱，反射性地引起抗利尿激素分泌增加；肾素－血管紧张素－醛固酮系统被激活后，也可导致抗利尿激素分泌增加。

引起水肿的原因较多，在各种不同类型水肿的发生发展中，通常是多种因素先后或同时发挥作用。同一因素在不同的水肿发病机制中所处的地位也不同。因此，在临床治疗中，必须对不同患者进行具体分析，这对于选择适宜的治疗方案具有重要意义。

二、常见水肿举例

（一）心性水肿

心性水肿主要发生于右心衰竭。由于心力衰竭导致心输出量降低，有效循环血量减少，肾小球滤过率降低，肾小管重吸收增强，导致钠水潴留。同时，因体循环静脉回流障碍，使静脉压和毛细血管血压升高导致组织液生成增多。此外，消化系统淤血所致功能障碍使白蛋白消化、吸收及合成减少；肝淤血时肝功能障碍使醛固酮和抗利尿激素灭活减少，也可促进钠水潴留。早期水肿见于身体下垂部位，起床活动者以脚、踝内侧和胫前比较明显，仰卧者则表现为骶部水肿，然后波及全身，严重时可出现胸水、腹水和心包积水。

（二）肾性水肿

肾性水肿发生的主要原因是肾病综合征和肾小球肾炎。其发生机制与血浆胶体渗透压降低及肾小球滤过率降低有关。病情较轻者仅表现为面部、眼睑等组织疏松部位水肿，严重者可发生全身性水肿，出现胸腔、腹腔积液。

（三）肝性水肿

肝性水肿发生的主要原因有肝硬化、重型病毒性肝炎等。其发生机制为：肝静脉回流受阻；门静脉高压；血浆胶体渗透压降低；有效循环血量下降。水肿的特点表现为腹水形成。

三、水肿的病理变化特点及对机体的影响

（一）水肿的病理变化特点

水肿的组织或器官体积增大，重量增加，颜色苍白，弹性降低，剖开时有液体流出。当皮下组织有过多的液体积聚时，皮肤肿胀、弹性差，皱纹变浅，用手指按压时可能有凹陷，称为凹陷性水肿，又称显性水肿。全身性水肿患者在出现凹陷之前已有组织液的增多，并可达原体重的10%，称为隐性水肿。因此，动态测量患者体重的增减是判断水肿消长最有价值的方法。

（二）水肿对机体的影响

水肿对机体影响的大小取决于水肿的部位、程度、发生速度及持续时间。①对机体有利的方面：炎性水肿具有稀释毒素、运送抗体等抗损伤作用；当血容量迅速增长时，水肿的发生使大量液体转移至组织间隙，避免血管破裂和急性心力衰竭发生。②对机体不利的方面：水肿液积聚使细胞与毛细血管间距离增大，增加了营养物质在细胞间的弥散距离，组织细胞获取营养物质减少；水肿还可压迫微血管使营养血流减少，可致细胞发生严重的营养障碍；水肿液积聚在器官组织中，使其功能活动受限，严重时可危及生命，如肺水肿和脑水肿后果严重。

第四节　水　中　毒

水中毒（water intoxication）是低渗性的体液量明显增多，又称高容量性低钠血症。水中毒的主要原因是水的摄入过多和（或）水的排出减少。在肾功能良好的情况下，一般不易发生水中毒，故水中毒最常发生于急性肾功能不全的患者而又输液不当时。水中毒患者由于水潴留导致细胞外液量增加，血钠被稀释而浓度降低，血浆渗透压下降，水自细胞外向细胞内转移，引起细胞内水肿。脑细胞水肿导致颅内压升高，患者可出现头痛、恶心、呕吐、淡漠、神志混乱、嗜睡、惊厥，甚至昏迷等。严重时可引起脑疝，出

现呼吸、心跳停止。

同步训练

一、名词解释

脱水　高钾血症　低钾血症　水肿

二、填空题

1. 脱水可分为________、________、________三种类型。
2. 低钾血症的常见原因有________、________、________。
3. 高钾血症的常见原因有________、________、________。
4. 血管内外液体交换失去平衡的原因有________、________、________和________。
5. 引起肾小球滤过率降低的原因是________、________。
6. 心性水肿主要发生于________。
7. 当皮下组织有过多的液体积聚时，用手指按压时可能有凹陷，称为________。全身性水肿患者在出现凹陷之前已有组织液的增多，称为________。

三、选择题

1. 盛夏劳动时大量出汗后只饮水可发生（　　）
   A. 高渗性脱水　B. 低渗性脱水　C. 等渗性脱水　D. 水中毒　E. 水肿
2. 某患者体内失水相对多于失钠，表现为口渴、尿量减少，应考虑是（　　）
   A. 高渗性脱水　B. 低渗性脱水　C. 等渗性脱水　D. 水中毒　E. 休克
3. 低渗性脱水突出的临床表现是（　　）
   A. 口渴　B. 尿量减少　C. 体温升高　D. 血压升高　E. 皮肤弹性降低
4. 引起缺钾和低钾血症的主要原因是（　　）
   A. 钾丢失过多　B. 碱中毒　C. 钾摄入不足　D. 钡中毒
   E. 大量输入葡萄糖、胰岛素
5. 引起低钾血症原因中错误的是（　　）
   A. 碱中毒　B. 长期使用排钾利尿药　C. 大量输入库存血
   D. 消化液大量丢失　E. 大量出汗
6. 下列哪项不引起钠水潴留（　　）
   A. 毛细血管流体静压升高　B. 肾小球滤过率增高　C. 淋巴回流受阻
   D. 心房肽分泌减少　E. 肾小管重吸收钠水增多
7. 肾性水肿患者首先出现水肿的部位是（　　）
   A. 下肢　B. 足踝部　C. 眼睑　D. 腰背部　E. 腹部

8. 长期卧床的心力衰竭患者，水肿首先出现于（ ）
   A. 足踝部 B. 骶部 C. 眼睑 D. 下肢 E. 头面部

四、问答题

1. 三种类型的脱水对机体的影响分别是什么？
2. 在临床上如何判断高钾血症和低钾血症？
3. 水肿发生的机制是什么？
4. 请叙述水肿对机体的有利与不利影响。

五、病例讨论

患者，男，38岁。既往有胃溃疡病史，因近10日经常呕吐而入院。自述口渴严重，但一饮便吐。查体：体温、呼吸、脉搏正常，血压120/75mmHg。血清钠165 mmol/L，尿量约900ml/d。X线钡餐造影检查发现有幽门梗阻。

讨论题：

1. 该患者发生了何种类型的脱水？试述其发生原因和诊断依据。
2. 应该对该患者采取哪些治疗措施？

第七章　酸碱平衡紊乱

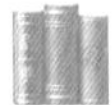

知识要点

1. 体内有酸也有碱，但保持着平衡，即酸碱平衡，是机体内环境稳定的重要指标之一。正常体内的 pH 为 7. 4。

2. 机体内的酸或者碱过多、过少都会引起相应类型的酸碱平衡紊乱，如酸中毒、碱中毒。根据初始原因不同还可分为代谢性或呼吸性酸、碱中毒，又根据 pH 有无变化分为代偿性或失代偿性等。

3. 酸碱平衡紊乱发生后可导致心、脑等器官功能障碍，还可引起电解质紊乱等。

第一节　酸碱平衡紊乱的概念及分类

一、酸、碱及酸碱平衡的概念

释放 H^+ 者为酸，接受 H^+ 者为碱。体内酸有多种，以 H_2CO_3 为代表。体内碱也有多种，以 HCO_3^- 为代表。

机体组织细胞要进行正常的代谢和生理活动，必须保持体液酸碱度的相对稳定。体液酸碱度用 pH 表示。在生理情况下，机体维持体液酸碱度相对稳定的状态称为酸碱平衡（acid-base balance）。然而机体在代谢过程中不断有酸性物质或碱性物质产生，也经常有酸性或碱性食物被摄入体内。虽然这些物质均可使体液酸碱度发生变化，但是机体通过体液的缓冲系统、肺、细胞内外离子交换和肾的调节作用，可维持体液 pH 在正常范围内。

二、酸碱平衡紊乱的概念及分类

由于各种原因使体内酸性或碱性物质增多或减少，超过机体的代偿调节能力；或因机体对酸碱调节的机制发生障碍，以致体液酸碱度的稳定性被破坏，称为酸碱平衡紊乱（acid-base disturbance）。

$H_2CO_3=H_2O+CO_2$，CO_2 通过肺呼出体外，故 H_2CO_3 受呼吸的调节，是酸碱平衡的呼吸性因素；相反，HCO_3^- 需要通过肾脏的一系列代谢进行调节，是酸碱平衡的代谢性因素。血 pH 主要取决于血浆中 HCO_3^- 与 H_2CO_3 两者浓度的比值，正常时两者比值为 20∶1，血液 pH 为 7.4。

由于［HCO_3^-］降低或 H_2CO_3 升高引起的酸碱平衡紊乱为酸中毒（acidosis）；由于［HCO_3^-］升高或 H_2CO_3 降低引起的酸碱平衡紊乱为碱中毒（alkalosis）。由于［HCO_3^-］原发性降低引起的酸碱平衡紊乱称为代谢性酸中毒；而由于［HCO_3^-］原发性升高引起的酸碱平衡紊乱称为代谢性碱中毒。由于 H_2CO_3 原发性升高引起的酸碱平衡紊乱称为呼吸性酸中毒；而由于 H_2CO_3 原发性降低引起的酸碱平衡紊乱称为呼吸性碱中毒。

在发生酸、碱中毒时，虽然血浆中 HCO_3^- 和 H_2CO_3 的含量发生了改变，但通过机体代偿调节，使两者浓度的比值仍维持在 20∶1，pH 在正常范围，则为代偿状态，否则为失代偿状态。

如果在同一患者体内有两种或两种以上的酸碱平衡紊乱同时存在，则称为混合型酸碱平衡紊乱。

第二节 反映酸碱平衡的常用指标

1. 血 pH 血 pH 是血［H^+］的负对数，是表示血液酸碱度的简明指标。正常人动脉血 pH 为 7.35 ~ 7.45。pH ＜ 7.35 为失代偿性酸中毒，pH ＞ 7.45 为失代偿性碱中毒。若 pH 在正常范围，可能表明：①血液酸碱度正常；②代偿性酸碱平衡紊乱；③某些混合性酸碱平衡紊乱。

2. 动脉血二氧化碳分压（$PaCO_2$） $PaCO_2$ 是指血浆中呈物理溶解状态的 CO_2 分子产生的张力。$PaCO_2$ 反映血浆中 H_2CO_3 的含量，正常值为 1.2 mmol/L，是判断呼吸性酸碱平衡紊乱的重要指标。

3. 标准碳酸氢盐（SB）和实际碳酸氢盐（AB） 标准碳酸氢盐（SB）是全血在标准条件下（即温度 38℃、血氧饱和度为 100%、PCO_2 为 40 mmHg）测得的血浆 HCO_3^- 含量。正常值为 22 ~ 27mmol/L，平均为 24mmol/L。由于已排除了呼吸因素的影响，故 SB 是判断代谢性因素的指标。

实际碳酸氢盐（AB）是指隔绝空气的血液标本，在实际 $PaCO_2$、实际体温和血氧饱和度条件下测得的血浆 HCO_3^- 含量。AB 受呼吸和代谢两方面因素的影响。

正常时 AB=SB。AB 与 SB 的差值反映呼吸性因素对酸碱平衡的影响。

第三节 酸碱代谢紊乱的类型

一、代谢性酸中毒

代谢性酸中毒（metabolic acidosis）是以血浆［HCO_3^-］原发性减少为特征的酸碱平衡紊乱，是临床上最常见的酸碱平衡紊乱类型。

（一）原因

1. HCO_3^- 丢失过多　严重腹泻、肠瘘、肠道引流等使含有大量 HCO_3^- 的碱性消化液丢失；肾上腺皮质功能低下、碳酸酐酶抑制剂的长期使用等使大量 HCO_3^- 随尿丢失。

2. HCO_3^- 消耗过多　由于体内酸性物质过多而使 HCO_3^- 被大量消耗而减少：①酸性物质产生过多：如各种原因引起组织缺氧时产生大量乳酸，糖尿病、严重饥饿时产生大量酮体；②酸性物质摄入过多：如服用过多水杨酸盐、稀盐酸等药物；③酸性物质排出过少：多见于急性和慢性肾功能衰竭晚期。

（二）机体的代偿调节

1. 血液缓冲　代谢性酸中毒时，血液中过多的 H^+ 立即被缓冲系统中的碱所中和而缓冲。如碳酸氢盐与碳酸缓冲对进行缓冲的反应式如下：

$$H^+ + HCO_3^- \rightleftharpoons H_2CO_3 \rightleftharpoons H_2O + CO_2\uparrow$$

在缓冲过程中，HCO_3^- 不断被消耗而减少，所形成的 CO_2 则经肺排出。

2. 肺代偿　由于血 pH 降低及 $PaCO_2$ 升高等反射性兴奋呼吸中枢，使呼吸加深、加快，排出大量 CO_2，使血浆 H_2CO_3 含量及 $PaCO_2$ 代偿性降低，以致［HCO_3^-］/H_2CO_3 比值能趋于正常。肺的调节作用发生较快，一般在酸中毒发生后数分钟即可出现充分的呼吸代偿，但肺只能通过调节 CO_2 的呼出量来控制血液中 H_2CO_3 的含量。

3. 细胞内外离子交换缓冲　酸中毒时，可通过细胞内外离子交换（主要为 H^+-K^+ 交换）来降低血液 H^+ 浓度。细胞外液中的 H^+ 向细胞内转移，再被细胞内的缓冲碱所缓冲；同时，细胞内 K^+ 向细胞外转移，以维持细胞内外电荷平衡，因此酸中毒易导致高钾血症。

4. 肾代偿　代谢性酸中毒时（肾功能异常引起的酸中毒除外），肾排酸保碱功能增强。肾主要通过促进肾小管泌 H^+ 和排 NH_4^+ 并提高血液中 HCO_3 的含量。肾的代偿作用发生较慢，一般在酸中毒持续数小时后开始，3 ~ 5 天才发挥最大效应。但肾的代偿作用是最根本、有效、持久的代偿。

通过上述代偿调节，使血浆［HCO_3^-］与 H_2CO_3 的比值能维持于 20∶1，血 pH 在正常范围内，则为代偿性代谢性酸中毒。如虽通过代偿，［HCO_3^-］与 H_2CO_3 的比值仍低于 20∶1，血 pH < 7.35，则为失代偿性代谢性酸中毒。

代谢性酸中毒时，由于血浆［HCO_3^-］原发性减少，使 SB 降低、AB 降低；H_2CO_3

可继发性减少，$PaCO_2$ 降低；血钾升高；尿液呈酸性，但由高血钾引起的酸中毒排碱性尿，为反常性碱性尿。

（三）对机体的影响

代谢性酸中毒时，由于［H^+］升高，可使心肌收缩性减弱，心排血量减少；并可降低外周血管对儿茶酚胺的敏感性，使外周阻力血管扩张，血压可轻度下降；同时，血钾升高可进一步加重心肌损害。代谢性酸中毒时，可引起中枢神经系统功能障碍，患者可有乏力、反应迟钝、嗜睡等表现，严重者可出现昏迷，甚至可因呼吸及血管运动中枢麻痹而死亡。

二、呼吸性酸中毒

呼吸性酸中毒（respiratory acidosis）是以血浆 H_2CO_3 原发性升高为特征的酸碱平衡紊乱类型。

（一）原因

1. CO_2 排出减少　见于呼吸中枢抑制、呼吸肌麻痹、呼吸道阻塞、胸廓和肺的病变等导致肺通气不足，以致 CO_2 排出障碍，这是引起呼吸性酸中毒的常见原因。

2. CO_2 吸入过多　见于通风不良的环境中，如坑道、防空洞等。由于吸入气中 CO_2 浓度过高，使机体吸入过多的 CO_2。

（二）机体的代偿调节

呼吸性酸中毒时血浆中 H_2CO_3 含量首先升高，由于血浆碳酸氢盐缓冲系统不能缓冲挥发酸，而其他缓冲对含量较低，缓冲 H_2CO_3 的能力极为有限；而且呼吸性酸中毒时呼吸功能已发生障碍，肺的代偿调节难以发挥作用。呼吸性酸中毒时，机体的主要代偿调节方式是：

1. 细胞内外离子交换和细胞内缓冲　急性呼吸性酸中毒时，主要依靠细胞内外离子交换和细胞内缓冲来进行代偿调节。由于此种代偿方式能力有限，急性呼吸性酸中毒往往是失代偿性的。

2. 肾的代偿调节　慢性呼吸性酸中毒时，肾的代偿调节则是主要代偿方式。此时，肾排酸保碱功能增强，HCO_3^- 重吸收增多，使血浆中 HCO_3^- 含量代偿性增加。

通过上述代偿调节，如血浆［HCO_3^-］与 H_2CO_3 的比值能维持在 20∶1，血 pH 在正常范围，则为代偿性呼吸性酸中毒。如代偿不足，［HCO_3^-］与 H_2CO_3 的比值降低，血 pH 下降（< 7.35），则为失代偿性呼吸性酸中毒。

呼吸性酸中毒时血浆 H_2CO_3 原发性升高，故 $PaCO_2$ 升高；［HCO_3^-］继发性升高，AB、SB 均升高，由于有 CO_2 潴留，AB 大于 SB；血钾升高；尿液呈酸性。

（三）对机体的影响

呼吸性酸中毒对心血管系统的影响与代谢性酸中毒相似，但对中枢神经系统的影响往往比代谢性酸中毒更为明显，尤其是急性呼吸性酸中毒。由于急性呼吸性酸中毒时潴留于血液中的大量 CO_2 能迅速通过血脑屏障，使脑内 H_2CO_3 含量明显升高，脑脊液 pH 降低更为明显；同时 CO_2 潴留可引起脑血管明显扩张，脑血流量增加，颅内压升高，故中枢神经系统功能紊乱的表现更为突出。

三、代谢性碱中毒

代谢性碱中毒（metabolic alkalosis）是以血浆［HCO_3^-］原发性升高为特征的酸碱平衡紊乱类型。

（一）原因

1. 酸性物质丢失过多　严重呕吐、胃肠减压等使胃酸丢失过多，肠液中的 HCO_3^- 不能被中和而吸收入血。

2. 碱性物质摄入过多　服用或静脉输入过多的碱性药物。

3. 低钾　血钾降低时细胞内 K^+ 移至细胞外，细胞外液 H^+ 进入细胞内；同时肾小管上皮细胞因缺钾导致排 H^+ 增多，H^+-Na^+ 交换增加，HCO_3^- 重吸收增强而发生代谢性碱中毒。

（二）机体的代偿调节

由于血浆 HCO_3^- 含量升高，pH 上升，使呼吸中枢兴奋性降低，呼吸变浅变慢，CO_2 排出减少，从而导致血浆 H_2CO_3 含量及 $PaCO_2$ 代偿性升高。并且通过细胞内外离子交换，细胞内 H^+ 溢出到细胞外以补充细胞外 H^+ 的不足。另外，肾通过排酸保碱功能的减弱，排 H^+、泌 NH_4^+ 减少，HCO_3^- 重吸收也减少，使血浆 HCO_3^- 含量有所降低。

通过上述代偿，［HCO_3^-］与 H_2CO_3 的比值能维持在 20∶1，pH 不变，为代偿性代谢性碱中毒。如代偿不足，$pH > 7.45$，则为失代偿性代谢性碱中毒。

代谢性碱中毒时血浆［HCO_3^-］原发性升高，使 SB 升高，AB 升高；H_2CO_3 可继发性升高，$PaCO_2$ 升高；血钾降低；尿液呈碱性，但由低血钾引起的碱中毒排酸性尿，为反常性酸性尿。

（三）对机体的影响

严重的代谢性碱中毒时，由于中枢抑制性神经递质合成减少，患者可出现烦躁不安、精神错乱、谵妄等中枢神经系统兴奋的表现。严重的急性碱中毒时，神经肌肉的应激性增强，患者可出现手足搐搦、神经反射亢进，甚至惊厥等表现。由于碱中毒时细胞内外 H^+-K^+ 交换和肾排钾增加，往往伴有低钾血症。

四、呼吸性碱中毒

呼吸性碱中毒（respiratory alkalosis）是以血浆 H_2CO_3 原发性降低为特征的酸碱平衡紊乱类型。

（一）原因

呼吸性碱中毒主要由于肺通气增强、CO_2 排出过多所致，如癔症、高热、颅脑损伤。此外人工呼吸机使用不当，也可造成通气过度。

（二）机体的代偿调节

呼吸性碱中毒时因呼吸功能异常，肺代偿作用难以发挥，而肾调节又发生较慢。所以，急性呼吸性碱中毒时主要还是通过细胞内外离子交换和细胞内缓冲来进行代偿；慢性呼吸性碱中毒时则主要通过肾进行调节。

通过代偿调节，[HCO_3^-] 与 H_2CO_3 的比值能维持在 20 : 1，pH 不变，为代偿性呼吸性碱中毒。如代偿不全，pH 升高（ > 7.45 ），则为失代偿性呼吸性碱中毒。

呼吸性碱中毒时血浆 H_2CO_3 原发性减少，使 $PaCO_2$ 降低；[HCO_3^-] 可继发性减少，AB、SB 均降低；由于 CO_2 排出过多，AB 小于 SB ；血钾降低；尿液呈碱性。

（三）对机体的影响

由于 $PaCO_2$ 降低引起脑血管收缩和脑血流量减少，患者可出现头痛、头晕、注意力不集中等症状。此外，也可出现神经肌肉兴奋性升高和低钾血症的表现等。

现将 4 型酸碱平衡紊乱的主要特点归纳如下（表 7–1）：

表 7–1 4 型酸碱平衡紊乱比较

比较内容	代谢性酸中毒	呼吸性酸中毒	代谢性碱中毒	呼吸性碱中毒
主要原因	酸潴留或碱丢失	通气不足	碱潴留或酸丢失	通气增强
基本特征	血浆 [HCO_3^-] ↓	血浆 H_2CO_3 ↑	血浆 [HCO_3^-] ↑	血浆 H_2CO_3 ↓
pH	↓（代偿型在正常范围）		↑（代偿型在正常范围）	
$PaCO_2$	↓	↑	↑	↓
AB 与 SB	均↓	均↑、AB > SB	均↑	均↓、AB < SB
血 K^+	↑	↑	↓	↓
尿	酸性（高钾引起的酸中毒时呈碱性）	酸性	碱性（低钾引起的碱中毒时呈酸性）	碱性

五、混合型酸碱平衡紊乱

混合型酸碱平衡紊乱是指有两种或两种以上的单纯型酸碱平衡紊乱同时存在。其类型如下：

1. 相加性混合型酸碱平衡紊乱 指代谢性和呼吸性异常同为酸中毒或碱中毒，如呼吸性酸中毒合并代谢性酸中毒、呼吸性碱中毒合并代谢性碱中毒。此时两种类型的紊乱使 pH 向同一方向移动，导致 pH 显著偏离正常。

2. 相消性混合型酸碱平衡紊乱　指代谢性和呼吸性异常情况正好相反，如呼吸性酸中毒合并代谢性碱中毒、代谢性酸中毒合并呼吸性碱中毒、代谢性酸中毒合并代谢性碱中毒。此时两种类型的紊乱使 pH 向相反方向移动，血 pH 则由为主的一方决定；如果两型紊乱使 pH 值正好互相抵消，则 pH 可在正常范围。

3. 三重性混合型酸碱平衡紊乱　指有三种单纯型酸碱平衡紊乱同时存在，但只见于代谢性酸中毒和代谢性碱中毒并存时，同时再伴有呼吸性酸中毒或呼吸性碱中毒。

混合型酸碱平衡紊乱的情况比较复杂，须充分了解病情、综合检测有关指标，动态分析病情，才能准确地作出判断，采取正确的措施，取得满意的效果。

同步训练

一、名词解释

酸碱平衡紊乱　混合型酸碱平衡紊乱　代谢性酸中毒　呼吸性酸中毒
代谢性碱中毒　呼吸性碱中毒

二、填空题

1. 反映酸碱平衡的常用指标有________、________、________。

2. 血液 pH 值在正常范围表明________、________和________。

3. $PaCO_2$ 是判断________的主要指标，正常值为________（用碳酸的量来表示）。

4. $[HCO_3^-]$ 主要受________调控，反映________变化；H_2CO_3 主要受________调控，反映________变化。

5. 代谢性酸中毒指血浆中________原发性________；呼吸性酸中毒指血浆________原发性________；代谢性碱中毒指血浆________原发性________；呼吸性碱中毒指血浆________原发性________。

6. 代谢性酸中毒时血液 pH 值________，$PaCO_2$________，血浆 $[HCO_3^-]$________，AB________、SB________。

7. 胃液丢失主要造成代谢性________中毒，肠液丢失主要造成代谢性________中毒。

8. 急性呼吸性酸碱平衡紊乱时的主要代偿方式为________，慢性呼吸性酸碱平衡紊乱时的主要代偿方式为________。

三、选择题

1. 下列指标中哪一项是反映呼吸性酸碱平衡紊乱的主要指标（　　）

A.pH　B.SB　C.$PaCO_2$　D.AB　E.PaO_2

2. 下列那一项是判断酸碱平衡紊乱代谢性因素的指标（　　）

A.$PaCO_2$　B.AB　C.pH　D.SB　E.H^+ 浓度

3. AB>SB 表明可能有（　　）

A. 代谢性酸中毒　B. 呼吸性碱中毒　C. 呼吸性酸中毒　D. 混合性碱中毒

E. 以上均不是

4. 血液中的 pH 值主要取决于血浆中（　　）

A.H_2CO_3 浓度　B.SB　C.HCO_3^- 浓度　D. AB　E.［HCO_3^-］/H_2CO_3

5. 血液缓冲系统中最重要的是（　　）

A. 碳酸氢盐缓冲系统　B. 磷酸盐缓冲系统　C. 氧离血红蛋白缓冲系统

D. 血浆蛋白缓冲系统　E. 氧合血红蛋白缓冲系统

6. 酸碱失衡时机体发生最迅速的代偿调节方式是（　　）

A. 呼吸代偿　B. 血浆缓冲　C. 细胞内缓冲　D. 肾脏代偿　E. 骨骼缓冲

7. 代偿性酸碱平衡紊乱时血液［HCO_3^-］/H_2CO_3 的比值维持在（　　）

A.30：1　B.25：1　C.20：1　D.15：1　E.10：1

8. 下列哪一项不是代谢性酸中毒的原因（　　）

A. 严重腹泻　B.CO_2 吸入过多　C. 肠道引流　D. 组织缺氧　E. 急性肾功能衰竭

9. 失代偿性代谢性酸中毒时血气分析指标的改变是（　　）

A.HCO_3^- 降低　B.pH 下降　C.$PaCO_2$ 降低　D.SB、AB 均降低，并且 AB < SB

E. 以上都是

10. 代谢性酸中毒对机体的影响表现为（　　）

A. 心输出量下降　B. 心肌收缩力降低　C. 意识障碍　D. 心肌损害　E. 以上都是

11. 急性代谢性酸中毒时，机体最主要的代偿方式是（　　）

A. 细胞外液缓冲　B. 呼吸代偿　C. 肾脏代谢　D. 骨骼代偿

E. 细胞内外离子交换及细胞内缓冲

12. 下列哪一项不是呼吸性酸中毒的病因（　　）

A. 呼吸中枢病变　B. 呼吸肌麻痹　C. 肺通气增强　D. 气道阻塞　E. 通风不良

13. 慢性代谢性酸中毒时机体最根本的代偿方式是（　　）

A. 细胞外液缓冲　B. 肾脏代偿　C. 细胞内缓冲　D. 呼吸代偿　E. 骨骼代偿

14. 急性呼吸性酸中毒对机体影响最为突出的是（　　）

A. 组织缺氧　B. 心律失常　C. 外周血管扩张　D. 中枢神经功能障碍

E. 心肌收缩性减弱

15. 酸中毒可引起心肌收缩性（　　）

A. 先增强后减弱　B. 先减弱后增强　C. 减弱　D. 增强　E. 不变

16. 失代偿代谢性碱中毒血气分析指标的变化是（　　）

A.SB、AB 均升高　B.pH 升高　C.$PaCO_2$ 升高　D. 血钾降低　E. 以上都是

17. 急性呼吸性碱中毒时，机体代偿的主要方式是（　　）

A. 细胞外液缓冲　B. 呼吸代偿　C. 肾脏代谢　D. 细胞内外离子交换及细胞内缓冲

E. 骨骼代偿

18. 慢性肾功能衰竭患者，血气分析测定：pH 7. 30，$PaCO_2$4. 0kPa（30mmHg），$[HCO_3^-]$18mmol/L，应诊断为（　　）

A. 失代偿代谢性酸中毒　B. 代谢性碱中毒　C. 呼吸性酸中毒　D. 呼吸性碱中毒

E. 以上均不是

19. 癔病患者发作时，血气分析结果如下：pH 7. 47，$PaCO_2$ 3. 5kPa（26. 6mmHg），$[HCO_3^-]$17. 3mmol/L，应诊断为（　　）

A. 代谢性酸中毒　B. 呼吸性酸中毒　C. 代谢性碱中毒　D. 失代偿呼吸性碱中毒

E. 以上均不是

20. 某溃疡病并发幽门梗阻患者，因反复呕吐入院，血气分析结果如下：pH 7. 49，$PaCO_2$ 6. 4kPa（48mmHg），$[HCO_3^-]$ 36mmol/L，应诊断为（　　）

A. 代谢性酸中毒　B. 失代偿代谢性碱中毒　C. 呼吸性酸中毒　D. 呼吸性碱中毒

E. 以上均不是

四、问答题

1. 动脉血 pH 在正常范围内是否能排除酸碱平衡紊乱？为什么？
2. 何谓代谢性酸中毒？引起代谢性酸中毒的原因主要有哪些？
3. 代谢性酸中毒时机体是如何进行代偿调节的？

五、病例分析

男，18 岁，腹痛腹泻 1 天。昨天下午放学后打球出汗较多，喝了一杯冰水，又在路边小摊上吃了一碗“鸭血粉丝汤”，回家后没有异常情况出现。晚饭后约 9 点开始腹痛，并腹泻若干次，吃了几颗药后并未明显改善。第二天到医院就诊。查体：血压 90/60mmHg，脉搏 90 次 / 分，口唇干裂，皮肤弹性下降，眼窝凹陷。实验室检查：血钠 152mmol/L，渗透压 330 mmol/L；水样便，细菌培养结果未出。

讨论题：

1. 患者最可能患何种疾病？
2. 根据以上线索，还可能有什么其他异常？
3. 你认为还应做哪些检查以了解哪些方面的情况？
4. 你认为治疗最基本的措施有哪些？

第八章　发　　热

知识要点

1. 发热是指机体在致热原的作用下，体温调节中枢的调定点上移而引起的调节性体温升高，是一种主动性体温升高。应注意发热与过热的区别。

2. 发热的基本环节包括致热原信息传递、中枢调节、调温效应器反应。发热的过程分为体温上升期、高热持续期和体温下降期。

3. 发热对机体有积极的一面，但发热时间较长或者高热对机体影响很大，尤其是对婴幼儿。

第一节　体温升高概述

正常成人的体温相对恒定在37℃左右，每昼夜体温都呈现周期性波动，清晨2 ~ 6点体温最低，午后1 ~ 6点体温最高，但波动幅度一般不超过1℃。体温的相对稳定是在体温调节中枢的调控下完成的。正常成人腋下平均温度为36. 5℃，口腔温度为37℃，一般以体温升高超过正常值的0. 5℃为体温升高。所以，临床上将腋下温度超过37℃或口腔温度超过37. 5℃作为体温升高的判断标准。但体温升高并不完全等同于发热。体温升高包括生理性体温升高和病理性体温升高，前者见于某些生理状态下（如月经前期、剧烈运动、心理性应激等）的体温升高，后者分为发热和过热。

发热（fever）是指机体在致热原的作用下，体温调节中枢的调定点上移而引起的调节性体温升高，是一种主动性体温升高。发热出现于许多疾病的早期，是重要的临床表现，易于被患者察觉，因此发热可视为疾病的信号。

过热（hyperthermia）是指机体调定点并未发生上移，而是由于体温调节障碍、散热障碍或者产热器官功能异常等引起的体温升高，是一种被动性体温升高（非调节性体温升高）。见于体温调节中枢的损伤、皮肤鱼鳞病和中暑、甲状腺功能亢进等。

体温升高的分类见图8–1。

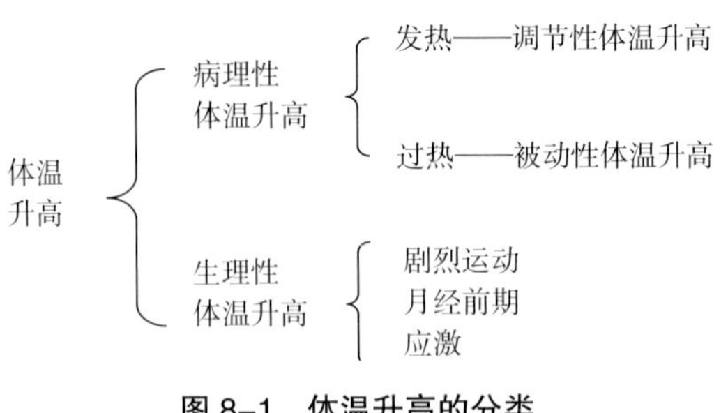

图 8-1 体温升高的分类

第二节 发热的原因与发生机制

一、发热的原因

发热是由发热激活物作用于机体引起的。发热激活物（pyrogenic activator）是指能够激活体内产致热原细胞，使其产生并释放内生致热原的物质。发热激活物包括外致热原和某些体内产物。内生致热原（endogenous pyrogen，EP）是由体内产致热原细胞产生、释放的，能够间接引起调定点上移的物质。

（一）发热激活物

1. 外致热原 指来自体外的致热物质，主要包括病原体（细菌、病毒、真菌、立克次体、螺旋体、疟原虫等）及其代谢产物。其中，革兰阴性菌产生的内毒素是最常见的外致热原。

由病原体侵入机体引起的发热称为感染性发热或传染性发热。感染性发热占所有发热的 50% ~ 60%，其中细菌感染引起的发热约占 43%。

2. 体内产物 指机体内产生的致热物质，主要包括抗原抗体复合物和类固醇等。由非生物病原体引起的发热称为非感染性发热。

发热激活物的分子量大，不能通过血脑屏障，不能直接作用于体温调节中枢引起发热。

（二）内生致热原

体内能够产生并释放内生致热原的细胞称为产致热原细胞，包括单核细胞、巨噬细胞、内皮细胞、星状细胞、肿瘤细胞等。这些细胞与发热激活物结合后被激活，细胞即合成内生致热原并释放入血。目前公认的内生致热原有白细胞介素 -1、白细胞介素 -6、肿瘤坏死因子、干扰素等。

内生致热原分子量小，可以通过血脑屏障直接作用于体温调节中枢，引起中枢发热介质的释放，继而引起调定点的上移，通过调温效应器的反应引起发热。

二、发热的发生机制

发热的发生机制尚无定论，目前认为发热的发生机制包括三个基本环节：①致热原信息传递：发热激活物激活体内产致热原细胞，产致热原细胞产生和释放内生致热原。内生致热原作为“信使”，经血液循环到达体温调节中枢。②中枢调节：内生致热原到达体温调节中枢后，使调定点上移。③调温效应器反应：由于调定点的上移，使正常血温变为冷刺激，体温调节中枢发出冲动，引起调温效应器的反应。一方面通过运动神经使骨骼肌收缩，产热增加；另一方面通过交感神经使皮肤血管收缩，散热减少。由于机体产热大于散热，所以体温逐渐升高，最终达到新调定点的水平。发热的发生机制见图 8–2。

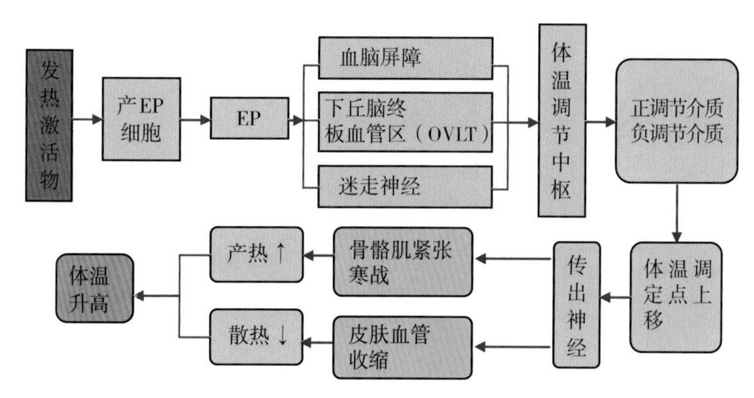

图 8–2　发热发生机制基本环节示意图

知识链接

热　限

临床和动物实验表明，体温上升的水平取决于正负调节的相互作用。因此，发热时体温上升被限定于一定的高度，很少超过 41℃，这种现象被称为热限。它是机体对调节性体温升高的一种限制，具有重要的生物学意义。

第三节　发热的过程、分期与分类

一、发热的过程

发热的临床经过，大致可分为三个阶段（图 8–3）。

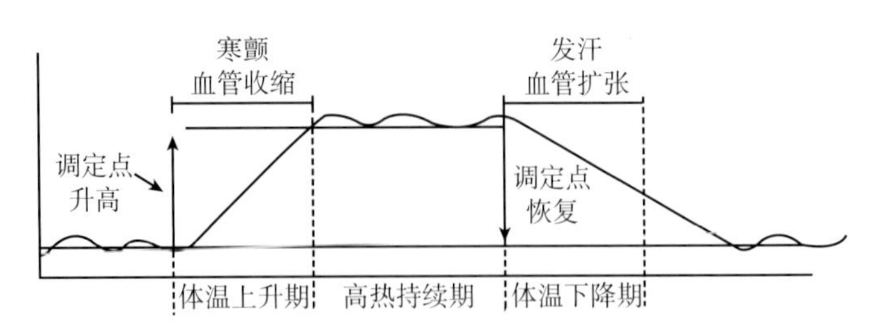

图 8-3 发热分期示意图

二、发热的分期

1. 体温上升期 本期为发热的最初阶段，持续时间短者仅几分钟，长者可达数天。

发热的起始阶段，正调节占优势，调定点的上移，体温调节中枢发出指令使产热明显增加而散热减少，体温不断上升。患者的主要临床表现有皮肤苍白（为减少散热，皮肤血管收缩）、畏寒（皮肤血管收缩引起皮肤温度下降，刺激冷感受器）、寒战（运动神经兴奋，骨骼肌不随意周期性收缩），甚至皮肤出现“鸡皮疙瘩”（交感神经兴奋，竖毛肌收缩），故此期又称寒战期。此期的热代谢特点为：产热增加而散热减少，产热大于散热，体温逐渐升高。

2. 高温持续期 当体温升高到新调定点水平时，机体产热与散热在新调定点水平上保持相对平衡，体温波动在较高的水平，称为高热持续期或高热稽留期。此期持续时间长短因病而异，持续时间短者仅数小时，持续时间长者可达两周以上。

此期机体的体温与调定点相适应，产热与散热在新调定点水平上保持相对平衡，因此皮肤血管扩张，血流量增加，皮肤温度上升，寒冷感与“鸡皮疙瘩”消失，肤色变红，寒战停止，患者自我感觉酷热。此外，高热使皮肤水分蒸发，皮肤、口唇较干燥。此期的热代谢特点为：产热与散热在新调定点水平上保持动态平衡。

3. 体温下降期 随着病因的消除，体温调节中枢的调定点逐渐回降至正常水平，机体出现明显的散热反应，称为体温下降期。此期持续几小时甚至几天。

由于血液温度高于调定点的温度，通过调温效应器的反应，使散热增加（皮肤血管扩张，汗腺分泌增加，大量出汗），产热减少，体温逐渐下降至正常水平。如体温在几天内逐渐恢复正常称高热渐退；如体温在几小时或小于 24 小时降至正常称高热骤退。此期的热代谢特点为：散热增加而产热减少，散热大于产热，体温逐渐恢复至与正常调定点相适应的水平。

三、发热的分类

1. 根据体温升高的程度不同，可将发热分为 4 类：

（1）低热 腋窝温度在 37℃ ~ 38℃。

（2）中等程度发热 腋窝温度在 38.1℃ ~ 39℃。

（3）高热 腋窝温度在 39.1℃ ~ 41℃。

（4）超高热 腋窝温度在 41℃以上。

2. 根据热型（即体温曲线）不同，可将发热分为 5 种：

（1）稽留热（continued fever） 体温持续在 39℃ ~ 40℃，甚至更高水平，24 小时内波动范围不超过 1℃。常见于大叶性肺炎、伤寒等。

（2）弛张热（remittent fever） 持续高热，体温在 24 小时内波动超过 1℃，可达 2℃ ~ 3℃。可见于风湿热、败血症等。

（3）间歇热（intermittent fever） 体温骤然升高至 39℃以上，持续数小时后又迅速降至正常水平，每日或者隔日高热期与无热期反复交替出现。可见于疟疾、急性肾盂肾炎等。

（4）回归热（recurrent fever） 也称波浪热，指体温上升至 39℃以上，数天后逐渐下降至正常，持续数天后又逐渐升高。可见于回归热、霍奇金病等。

（5）不规则热（irregular fever） 发热持续时间不定，热型曲线变化不规则。可见于结核病、小叶性肺炎等。

第四节　发热时机体代谢、功能的变化

一、物质代谢的变化

体温升高时物质代谢加快。一般认为，体温每升高 1℃，基础代谢率会提高 13%。所以，发热患者的物质消耗明显增多，如果发热时间过长而营养物质又没有得到相应的补充，患者会因消耗自身物质而逐渐消瘦，体重下降。

1. 糖代谢　糖的分解代谢增强，糖原分解增多，糖异生作用增强，使患者血糖升高，甚至超过肾糖阈而出现糖尿。由于氧相对供应不足，糖氧化代谢不完全导致乳酸生成增加，发热时的肌肉酸痛与此有关。所以，发热患者最容易出现代谢性酸中毒。

2. 脂肪代谢　由于糖原不断被消耗，使糖原储备不断减少，加之发热患者食欲差，糖摄入不足，致使机体动员储备的脂肪，使脂肪的分解代谢增强。血中游离脂肪酸增多，脂肪氧化不全产生大量酮体，加重代谢性酸中毒，患者可出现酮血症甚至酮尿。长期发热消耗体内脂肪可使患者消瘦。

3. 蛋白质代谢　发热时，患者蛋白质的分解量可为正常人的 3 ~ 4 倍，长期发热可引起患者血浆蛋白含量减少、氮质血症、尿氮含量增加（尿氮含量可比正常人增加 2 ~ 3 倍）等。如果此时未能及时补充足够的蛋白质，将产生负氮平衡，患者可出现机体抵抗力下降和组织修复能力减弱等表现。

4. 维生素代谢　高热或者长期发热的患者，糖、蛋白质、脂肪的分解代谢增强，使维生素的消耗增多，加之患者食欲差而使维生素摄入不足，因此容易发生维生素缺乏，特别是维生素 C、B 族维生素的缺乏，应注意及时补充。

5. 水、电解质的代谢　随发热时相的不同，水、电解质代谢有相应的变化。在体温上升期，由于肾血管收缩，肾血流量减少，患者尿量减少，水和 Na^+、Cl^- 的排出减少。但在体温下降期，由于尿量恢复、皮肤和呼吸道的水分蒸发增加及大量出汗，导致水分

大量丢失，Na^+、Cl^- 的排出增加，患者可发生不同程度的水、电解质代谢紊乱，严重者可引起脱水，特别是高热骤退的患者可能会因此发生休克。因此，高热患者退热期应及时补充水分和适当补充电解质。

二、机体功能的变化

1. 中枢神经系统　发热的主要症状大部分集中在中枢神经系统，患者可出现中枢神经系统兴奋性升高的表现，如头痛、头晕、失眠等。高热患者甚至可以出现烦躁不安、谵语、幻觉等表现；部分高热患者中枢神经系统功能可处于抑制状态，出现表情淡漠、嗜睡等。小儿高热可出现全身或局部肌肉抽搐，称为高热惊厥。高热惊厥多发生在6个月至4岁的幼儿，反复惊厥可造成约1/3的幼儿脑损伤，使患儿发生智力落后甚至癫痫。其发生机制可能与小儿中枢神经系统发育未成熟有关。因此，发热患者应注意保护中枢神经系统的功能。

2. 循环系统　发热时心率加快，心肌收缩力增强，心输出量增加，加之体温上升期皮肤、黏膜血管收缩，此期血压可略升高。一般体温每升高1℃，心率可增加10～20次/分。小儿心率增加更明显。心率加快增加了心脏的负荷，对患有心脏病的患者可诱发心力衰竭。因此，发热患者应安静休息，减少体力活动和情绪激动，以避免心率过快诱发心衰。体温下降期由于副交感神经兴奋，心率可减慢，加之周围血管扩张和大量出汗，患者血压可略下降。少数患者可因大量出汗而致虚脱，甚至发生循环衰竭，应注意预防。

3. 呼吸系统　发热时血液温度的升高及体内酸性代谢产物的积聚，可引起呼吸中枢兴奋，使呼吸加深、加快。这种变化可使散热增加和促进氧的供应，也可因二氧化碳的排出过多而引起呼吸性碱中毒。持续高热可使呼吸中枢抑制，致使呼吸变浅、变慢，甚至引起呼吸节律紊乱。

4. 消化系统　发热时交感神经兴奋引起消化液分泌减少、胃肠蠕动减慢，导致食物在胃肠道滞留时间过长、消化不良，使患者出现食欲减退、厌食、恶心、呕吐、腹胀、便秘等表现。由于唾液分泌的减少，患者常出现口干舌燥、口腔异味等。

5. 泌尿系统　发热初期由于肾血管收缩，患者尿量减少，尿比重升高。高热持续可引起肾小管上皮细胞受损，患者可出现轻度蛋白尿和管型尿。体温下降期由于肾血管扩张，患者尿量增加，尿比重逐渐降至正常。

第五节　发热的生物学意义和防治原则

一、发热的生物学意义

发热是许多疾病中伴随的一个病理过程，实质上是机体对致热原刺激的防御性适应性反应。发热对机体来说有两方面的生物学意义：①积极方面：适度的发热可提高机体的抵抗力，有利于传染病患者的康复；同时可以用发热疗法治疗淋菌性尿道炎和神经梅毒。②不利方面：长期发热或高热则降低机体的抵抗力，导致机体代谢紊乱及功能异常；发热增加了机体的消耗，加重心脏负荷，对心脏功能不全或恶性肿瘤患者影响严重。

二、发热的防治原则

1. 针对病因，积极治疗原发病 无论是各种病原体感染引起的感染性发热，还是非感染性发热，清除发热激活物，体温可不解自降。

2. 一般处理原则

（1）根据病情退热 发热作为疾病的信号，体温曲线的变化反应病情和转归，对于病因不明、体温低于40℃的发热且不伴有其他严重并发症的患者，可不必急于退热。若过早予以解热，可能会掩盖病情，而延误诊治。但对于能够加重病情的发热并伴有神经系统症状的高热（高于40℃）、小儿高热、心功能不全患者、妊娠期妇女、恶性肿瘤持续发热者则应及时解热。

（2）选择适当的解热措施 解热药物如阿司匹林、糖皮质激素等及清热解毒中草药均有一定的解热作用，可适当选用。另外，也可用冰帽或冰袋冷敷、酒精擦拭皮肤等物理方法进行降温。

3. 对症处理 发热患者应有针对性地补充营养物质，特别是糖、维生素和蛋白质的补充，增强机体抵抗力，纠正水、电解质和酸碱平衡紊乱；饮食方面应注意流质饮食，进食高热量、多维生素、易消化吸收的食物。

同步训练

一、名词解释

发热 过热 发热激活物

二、填空题

1. 发热的过程可分为________、________和________三期。
2. 发热激活物包括________和________两大类。
3. 发热激活物作用于________；内生致热原作用于________。
4. 发热时物质分解代谢________，这是体温升高的物质基础。
5. 发热与过热的区别在于是否有________的上移。

三、选择题

1. 高热骤退时，患者最易发生的不良反应是（ ）
   A. 呼吸加深加快 B. 抽搐 C. 烦躁不安 D. 大量出汗致虚脱 E. 呕吐

2. 发热体温上升期（　　）

A. 皮肤温度高于调定点　B. 皮肤温度等于调定点　C. 皮肤温度低于调定点

D. 皮肤发红　E. 以上都不对

3. 患者出现下列哪种症状表明已进入体温下降期（　　）

A. 寒战　B. 鸡皮疙瘩　C. 自觉酷热　D. 大量出汗　E. 烦躁不安

四、问答题

1. 简述发热时机体的代谢改变。
2. 简述发热的分期、各期热代谢特点及临床表现特点。
3. 发热对机体有何损害？如何预防发热的发生？

五、病例讨论

患者，女，4岁。因高热、咳脓痰伴喘息3天，惊厥半小时入院。患者于3天前感冒后，出现畏寒，诉“冷”，出现“鸡皮疙瘩”，寒战，皮肤苍白。当晚体温升高至39℃，不能入睡，哭诉头痛、气急、全身肌肉酸痛。尿少、色深。

入院查体：体温39.8℃，呼吸26次/分，脉搏116次/分，血压98/60mmHg。疲乏、嗜睡，重病容。面红，口唇干燥，颈软。心率116次/分，律齐。双肺散在湿性啰音。

实验室检查：白细胞$17.4\times10^9/L$（正常值$4\times10^9/L$ ~ $10\times10^9/L$），中性粒细胞0.90。X线示左右肺下叶散在灶状阴影。

讨论题：

1. 该患者的发热过程出现了哪些变化？为何会出现畏寒、鸡皮疙瘩等表现？
2. 该患者应当如何处理？

第九章 缺　氧

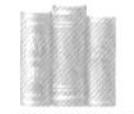

知识要点

1. 缺氧指因组织氧的供应不足或利用障碍，从而引起组织代谢、功能及结构异常改变的病理过程。

2. 常用的血氧指标有血氧分压、血氧容量、血氧含量、血氧饱和度等。

3. 缺氧的类型分为低张性缺氧、血液性缺氧、循环性缺氧、组织性缺氧。不同类型的缺氧有相似和不同的表现，识别不同类型的缺氧对临床诊断和治疗有重要的指导作用。

氧是人体生命活动的必需物质，成人在静息状态下的需氧量约为 0. 25L/min，但机体内的储存量仅为 1. 5L，只能供应细胞、组织消耗 4 ~ 5 分钟。机体必须通过不断地从外界获取氧气，并运送至全身才能满足机体氧化代谢的需求。机体内氧的获取和利用有外呼吸、气体运输（血液运载、循环功能）及内呼吸等基本环节，一旦以上环节出现障碍，组织便会发生缺氧，从而导致机体功能、代谢及结构的改变。

第一节　缺氧的概念

缺氧（hypoxia）指因组织供氧不足或利用氧的能力障碍，从而引起组织代谢、功能及结构异常改变的病理过程。缺氧是临床上常见的病理过程，许多疾病都会由于缺氧而导致死亡。

第二节　常用的血氧指标

常用的血氧指标有以下几种：

1. 血氧分压　血氧分压（PO_2）为溶解于血液中的氧产生的张力。正常人动脉血氧分压（PaO_2）约为 100mmHg，取决于吸入气体的氧分压和外呼吸功能；静脉血氧分压

（PvO_2）约为 40mmHg，取决于组织摄氧和利用氧的能力，反应组织内呼吸的状态。

2. 血氧容量　血氧容量（CO_2max）为 100ml 血液中血红蛋白的最大携氧量，它取决于单位容积血液内血红蛋白的量和血红蛋白结合氧的能力，反映了血液携带氧的能力。正常值约为 20ml/dl。

3. 血氧含量　血氧含量（CO_2）为 100ml 血液中实际的含氧量，包括实际与血红蛋白结合的氧和溶解在血浆中的氧。血氧含量的高低取决于血氧分压和血氧容量。动脉血氧含量（CaO_2）约为 19ml/dl；静脉血氧含量（CvO_2）约为 14ml/dl。动脉血氧含量减去静脉血氧含量所得的值，为动脉－静脉血氧含量差，说明组织对氧的利用情况。正常相差 5ml/dl。

4. 血氧饱和度　血氧饱和度（SO_2）指血红蛋白的氧饱和度，是血液中已经与氧结合的血红蛋白占血液血红蛋白总量的百分比。SO_2=（血氧含量－溶解的氧量）/ 血氧容量 ×100%，其大小与血氧分压有关。动脉血氧饱和度（SaO_2）约为 95%；静脉血氧饱和度（SvO_2）约为 75%。

第三节　缺氧的类型

缺氧是由氧的供应不足或用氧环节障碍所引起。外界氧气被吸入肺泡，弥散入血，再与血红蛋白结合，由血液循环运送至全身，进而被组织、细胞利用，以上任何一个环节出现问题都可能引起缺氧。因此，根据缺氧的原因和血氧变化的特点，将缺氧分为以下 4 种基本类型：

一、低张性缺氧

低张性缺氧（hypotonic hypoxia）由各种原因导致动脉血氧分压降低，使动脉血氧含量降低，导致组织供氧不足。

（一）原因

1. 吸入气体中血氧分压过低　多见于海拔 3000m 以上的高原或高空，通风不良的矿井、坑道，潜水作业，吸入惰性气体、麻醉剂或过度稀释的空气等。

2. 外呼吸功能减弱　主要由肺的通气或换气功能障碍所引起，又称呼吸性缺氧。

3. 静脉血分流入动脉　多见于某些先天性心脏病患者，如室间隔缺损伴肺动脉高压时，出现静脉血分流入左心的动脉血中，导致动脉血氧分压降低。

（二）血氧变化的特点

低张性缺氧时，各种原因引起动脉血氧分压降低，从而导致血氧含量、血氧饱和度的下降。由于血液与细胞内线粒体部位的氧分压差降低，氧的弥散速度减慢，氧合血红蛋白减少，脱氧血红蛋白增加，引起细胞缺氧，并导致动脉－静脉血氧含量差减少。若毛细血管中脱氧血红蛋白平均浓度超过 50g/L 时，皮肤、黏膜呈现青紫色，称为发绀

(cyanosis)。

二、血液性缺氧

血液性缺氧（hemic hypoxia）是由于血红蛋白数量减少或性质改变，导致血氧含量降低，血液携氧的能力减弱，或血红蛋白结合的氧不易释放所引起的缺氧。此型缺氧大多是动脉血氧含量减少而血氧分压正常，亦称为等张性缺氧（isotonic hypoxemia）。

（一）原因

1. 贫血　是血液性缺氧最常见的原因，各种原因引起贫血时，血红蛋白数量减少，使血液携氧减少，从而发生缺氧。

2. 一氧化碳中毒　一氧化碳与血红蛋白的亲和力比氧气大 210 倍。血红蛋白与一氧化碳结合形成碳氧血红蛋白，从而失去携氧的能力；一氧化碳还可抑制红细胞糖酵解，使氧合血红蛋白中的氧不易释放，加重组织缺氧。临床常见于煤气中毒等。

3. 高铁血红蛋白血症　正常血红蛋白中的铁为二价铁，与氧结合形成氧合血红蛋白。血红蛋白在氧化剂的作用下，二价铁可氧化成为三价铁，形成高铁血红蛋白，从而丧失携带氧气的能力。当大量食入含硝酸盐较多的腌菜或不新鲜的蔬菜时，肠道细菌将硝酸盐还原为亚硝酸盐，经肠道吸收入血后导致肠源性高铁血红蛋白血症，又称为肠源性紫绀。

4. 血红蛋白与氧的亲和力异常增强　常见于输入大量库存血或碱性液体时，血红蛋白与氧气的亲和力增加，释放的氧气减少，引起缺氧。

（二）血氧变化特点

血液性缺氧，由于血红蛋白数量和性质的改变，引起血氧含量、血氧容量均降低；而动脉血氧分压和动脉血氧饱和度正常，弥散到组织的氧减少，动脉－静脉血氧含量差缩小。由于血氧饱和度正常，故不出现紫绀表现；一氧化碳中毒时，皮肤、黏膜呈樱桃红色；高铁血红蛋白血症时，皮肤、黏膜呈咖啡色或灰褐色。

三、循环性缺氧

循环性缺氧（circulatory hypoxia）指单位时间内流经组织的血流量减少所引起的缺氧。循环性缺氧可分为缺血性缺氧和淤血性缺氧，前者因动脉狭窄或阻塞导致动脉灌流不足引起，后者因静脉回流受阻、微循环淤血引起。

1. 原因

（1）*全身血液循环障碍*　心力衰竭时，心泵功能降低引起动脉系统供血不足、静脉系统回流受阻引起淤血性缺氧。休克时，微循环缺血、淤血引起微循环灌流急剧减少而引起缺氧。

（2）*局部血液循环障碍*　如动脉粥样硬化、动脉血栓形成、动脉痉挛等引起该血管供血区的缺血性缺氧；栓塞或静脉受压则可引起淤血性缺氧。

2. 血氧变化的特点　单纯的循环性缺血，动脉血氧分压、血氧含量、血氧容量正常。淤血时，血流缓慢，血液流经毛细血管时间延长，静脉血氧含量降低，动脉－静脉血氧含量差增加，严重时可引起发绀。

四、组织性缺氧

组织性缺氧（histogenous hypoxia）是指因生物氧化障碍使细胞利用氧的能力降低引起的缺氧。

1. 原因

（1）组织中毒　很多毒物或药物（如氰化物、硫化物、砷化物、磷等）通过抑制或破坏氧化还原酶系统，引起组织中毒性缺氧，尤以氰化物中毒造成的组织性缺氧最为典型。各种氰化物中的 CN^- 迅速与氧化型细胞色素氧化酶的三价铁结合，形成氰化高铁细胞色素氧化酶，中断呼吸链，细胞组织用氧障碍。

（2）维生素缺乏　B 族维生素（如维生素 B_1、维生素 B_2、维生素 B_{12} 等）是生物氧化还原酶的辅酶或辅基。当这些维生素缺乏时，因影响生物氧化而缺氧。

（3）线粒体受损　电离辐射、细菌毒素、高热等因素可引起细胞内线粒体的损伤，而生物氧化还原反应需在线粒体内完成。当线粒体损伤时，因生物氧化障碍而引起缺氧。

2. 血氧变化的特点　组织性缺氧时，动脉血氧分压、血氧含量、血氧容量和血氧饱和度均可正常。因组织利用氧发生障碍，静脉血氧含量升高，动脉－静脉血氧含量差减小；由于毛细血管中氧合血红蛋白增多，皮肤、黏膜呈鲜红色或玫瑰红色。

以上所述是 4 种单纯性缺氧的原因及特点，临床上的缺氧往往并非单一存在，常引起混合性缺氧。如感染性休克时主要引起循环性缺氧，但因毒素损伤线粒体又引起组织性缺氧；当并发肺组织病变时还可出现低张性缺氧。

各型缺氧血氧变化特点见表 9–1。

表 9–1　各型缺氧血氧变化

类型	动脉血氧分压	动脉血氧容量	动脉血氧含量	动脉血氧饱和度	动脉－静脉血氧含量差	皮肤颜色
低张性缺氧	降低	正常	降低	降低	降低	发绀
血液性缺氧	正常	降低	降低	正常	降低	苍白，樱桃红色，咖啡色
循环性缺氧	正常	正常	正常	正常	升高	发绀
组织性缺氧	正常	正常	正常	正常	降低	鲜红色

第四节　缺氧时机体功能和代谢的变化

缺氧对机体功能、代谢的改变，一方面是机体对缺氧的代偿反应，另一方面是缺氧引起的代谢异常和功能障碍。各种类型的缺氧引起的变化既有相似之处，又有各自的特点。以下主要以低张性缺氧为例，说明其对机体的影响。

一、呼吸系统的变化

1. 代偿性反应　当缺氧（动脉血氧分压 <8.0kPa）时，可刺激颈动脉体和主动脉体化学感受器，反射性地兴奋呼吸中枢，引起呼吸加深、加快，肺泡通气量增多。单纯血液性缺氧和组织性缺氧时，动脉血氧分压基本正常，呼吸变化不明显。循环性缺氧累及肺循环时，可使呼吸加快。

2. 呼吸功能障碍　急性严重的低张性缺氧时，可引起肺水肿，表现为呼吸困难、发绀、咳嗽、咳血性泡沫样痰、肺部湿啰音等。见于少数人快速进入海拔 4000m 以上的高原时，也称高原性肺水肿。

重度缺氧时，可直接抑制呼吸中枢，从而使呼吸变浅、变慢，肺泡通气量减少，引起中枢性呼吸衰竭。

二、循环系统的变化

（一）代偿性反应

1. 心输出量增加　急性轻、中度低张性缺氧时，心输出量增加可提高全身组织的供氧量，是主要的代偿反应。其机制有：①心率加快：由于缺氧时肺泡通气量增加，肺泡膨胀，刺激肺牵张感受器，反射性地兴奋交感神经，引起心率加快。②心肌收缩性增强：缺氧引起机体的应激反应，兴奋交感神经，使心肌收缩性增强。③静脉回心血量增加：由胸廓运动增强及心率加快引起。

2. 血液分布变化　急性缺氧时，皮肤、腹腔器官因交感神经兴奋，使血管收缩、血流减少；而心、脑血管受局部乳酸、腺苷等组织代谢产物的扩血管作用，使血流增加，确保了对心、脑等重要生命器官氧的供应，具有重要的代偿作用。

3. 肺血管收缩　肺血管对缺氧很敏感。当局部肺泡通气量减少时，局部肺血管收缩，血流量减少，这样有利于维持肺泡通气与血流的适当比例，保证流经这部分肺泡的血液仍能获得较充分的氧，从而维持较高的动脉血氧分压。

4. 毛细血管增生　主要见于长期慢性缺氧，促使毛细血管增生，尤其以心、脑和骨骼肌的毛细血管增生显著，有利于增加对组织细胞的供氧量。

（二）循环功能障碍

长期或重度的缺氧可引起循环功能障碍，甚至心力衰竭。如长期肺泡缺氧引起肺小动脉持久收缩，导致肺细小动脉硬化，从而使肺动脉压力持续升高，引起肺动脉高压，右心室肥大，甚至心力衰竭；另外也与缺氧引起心肌收缩与舒张功能降低，严重缺氧时呼吸中枢抑制导致胸廓运动减弱、回心血量减少等环节有关。

三、血液系统的变化

血液系统的变化主要以红细胞的增多为主。急性缺氧时，交感神经兴奋，肝、脾等储血器官收缩使血液释放入体循环，使血液中红细胞迅速增多，增加血液的带氧量。慢性缺氧时，流经肾的低氧血流可刺激肾小球球旁细胞释放促红细胞生成素，后者作用于骨髓造血干细胞，红细胞生成增多，增加血液的血氧含量和血氧容量。但如果红细胞过多，则增加血液黏度，使血流缓慢，血中脱氧血红蛋白增多，反而使缺氧加重，还可能诱发粥样硬化的动脉发生血栓形成。

四、中枢神经系统的变化

脑作为重要的生命器官，耗氧量高，对缺氧最为敏感。脑组织的重量虽为体重的2%左右，但脑血流量约占心输出量的15%，脑组织耗氧量约占机体总耗氧量的23%。脑组织对缺氧耐受能力极差，一旦发生缺氧，很快出现中枢神经系统功能紊乱。急性缺氧时，可出现头痛、兴奋、情绪激动、定向障碍及运动不协调等表现，随着缺氧的加重，发生烦躁不安、惊厥、昏迷，甚至死亡。慢性缺氧时，则出现易疲劳、嗜睡、乏力、注意力不集中及精神抑郁等症状。这些变化主要由缺氧导致ATP生成不足、神经递质合成减少、神经冲动传导受阻、酸中毒及脑细胞内游离钙增多、细胞水肿等原因引起。缺氧引起脑组织形态学的改变表现为脑细胞水肿、变性、坏死，间质水肿。严重缺氧时可使脑血管扩张，脑微血管通透性增加，加重脑水肿，使颅内压升高等。

知识链接

影响机体对缺氧耐受性的因素

1. 代谢耗氧率 机体代谢率高，耗氧量大，对缺氧的耐受性较低，如精神过度紧张、中枢神经兴奋、发热、甲状腺功能亢进、寒冷、体力活动等均可使耗氧增多而加重缺氧；相反，机体代谢率低，耗氧量少，对缺氧的耐受性就高，如安静、体温降低、中枢神经抑制、低温麻醉等均可降低组织代谢率，使机体对缺氧的耐受性增强。临床上心脏外科低温麻醉、神经科的冬眠宁和冰帽护脑，均是通过降低代谢，以延长手术所必需的阻断血流时间，来保护心脑等重要生命器官。

2. 机体的代偿能力 机体通过呼吸、循环和血液系统的代偿性反应可增加组织的供氧；通过组织、细胞的代偿性反应提高利用氧的能力。适度的锻炼和改善心肺功能有利于提高机体对缺氧的代偿能力，增强对缺氧的耐受性。如登山者若能逐渐增加运动量和缓慢的阶梯式登高要比快速登山者能更好适应。

第五节 缺氧的防护

一、观察病情

医护人员应观察患者有无发热、头痛、易疲劳、嗜睡、注意力不集中、烦躁不安、惊厥、昏迷等缺氧症状，患者皮肤、黏膜是否出现发绀、樱桃红色、咖啡色或鲜红色等颜色变化，以便及时准确地判断缺氧类型。

二、对症治疗

1. 积极防治原发病　根据缺氧的原因不同，采取相应的措施，挽救生命并防治脑缺氧带来的后遗症。

2. 吸氧　是临床治疗缺氧的重要手段，但吸氧的效果因缺氧的类型而异。氧疗对低张性缺氧效果最好。血液性缺氧、循环性缺氧或组织性缺氧时，在纠正缺氧病因的同时辅以吸氧，也有一定的治疗效果。吸氧时，护理人员既要正确规范操作，又要注意给氧的量与速以免发生氧中毒。

除此之外，还应纠正酸碱中毒及脑水肿、降低机体耗氧量等，保证生命器官功能。发热患者应多饮水，给予物理降温或小剂量解热镇痛药；同时，让患者注意休息，加强营养，增强机体对缺氧的耐受能力，并辅以相应的精神心理护理。

同步训练

一、名词解释

缺氧　低张性缺氧　血液性缺氧　循环性缺氧　组织性缺氧　肠源性紫绀

二、填空题

1. 缺氧包括________、________、________、________。
2. 血氧指标包括________、________、________、________。

三、选择题

1. 关于低张性缺氧的描述，下列哪项是错误的（　　）
   A. 静脉血分流入动脉是原因之一　B. 动脉－静脉血氧含量差大于正常
   C. 动脉血氧分压和血氧含量降低　D. 血氧饱和度降低　E. 动脉血氧容量一般正常

2. 最能反映组织中毒性缺氧的指标是（　　）

A. 血氧容量降低　B. 动脉血氧含量降低　C. 动脉血氧分压降低

D. 动脉血氧饱和度降低　E. 动脉－静脉血氧含量差减小

3. 对缺氧最敏感的组织是（　　）

A. 心　B. 脑　C. 肾　D. 肝　E. 肺

4. 血液性缺氧时，血氧变化特点有（　　）

A. 动脉血氧分压降低　B. 血氧饱和度降低　C. 血氧容量降低　D. 血氧含量正常

E. 动脉－静脉血氧含量差正常

5. 一氧化碳中毒患者皮肤黏膜的颜色常呈（　　）

A. 咖啡色　B. 玫瑰红色　C. 苍白色　D. 樱桃红色　E. 青紫色

6. 高铁血红蛋白血症患者皮肤、黏膜的颜色常呈（　　）

A. 咖啡色　B. 玫瑰红色　C. 苍白色　D. 樱桃红色　E. 青紫色

四、问答题

1. 缺氧分为哪几种类型？试比较各型缺氧的原因和血氧变化特点。
2. 缺氧时机体的主要变化有哪些？
3. 急性大面积心肌梗死伴左心衰竭时可发生哪种类型的缺氧？为什么？

五、病例讨论

患者，女，45 岁，昏迷 25 分钟入院。患者半小时前在家中用煤气热水器洗澡，15 分钟后被发现昏迷在卫生间，急送入院抢救。既往体健。入院检查：体温 37℃，呼吸 25 次 / 分，脉搏 96 次 / 分，血压 100/75mmHg，神志模糊，皮肤、黏膜呈樱桃红色。实验室检查：血红蛋白 140g/L，动脉血氧分压 100mmHg，动脉血氧容量 17ml/dl，动脉血氧含量 16 ml/dl。入院后立即吸氧，经高压氧舱及对症治疗后痊愈出院。

讨论题：

1. 根据病史判断患者发生了什么类型的缺氧？依据是什么？
2. 如何预防这种情况的发生？

第十章　弥散性血管内凝血

知识要点

弥散性血管内凝血是在某些致病因子的作用下，凝血因子和血小板被激活，大量促凝物质入血，微循环内广泛的微血栓形成，继而引发以凝血功能障碍为主的全身病理过程。引起弥散性血管内凝血的原因很多，其中感染性疾病是最常见的病因。出血常为患者最初的表现，继而可出现器官功能障碍、贫血、休克等。

弥散性血管内凝血（disseminated intravascular coagulation，DIC）是临床常见的严重威胁患者生命的一种病理过程，主要表现为出血、休克、器官功能障碍和溶血性贫血等。

第一节　弥散性血管内凝血的概念

弥散性血管内凝血是在某些致病因子的作用下，凝血因子和血小板被激活，大量促凝物质入血，微循环内广泛的微血栓形成，继而引发以凝血功能障碍为主的全身病理过程。

第二节　弥散性血管内凝血的原因和发生机制

一、弥散性血管内凝血的原因

引起 DIC 的原因很多，其中感染性疾病是 DIC 最常见的病因，其次为恶性肿瘤、产科意外、严重的组织损伤等（表 10–1）。

表 10-1 引起 DIC 的常见原因

类型	主要疾病
感染性疾病	细菌感染、败血症、病毒性肝炎、流行性出血热、病毒性心肌炎等
恶性肿瘤	肺、消化及泌尿生殖系统癌、转移癌、白血病等
妇产科疾病	胎盘早期剥离、羊水栓塞、子宫破裂、流产、妊娠中毒症、剖宫产等
创伤及手术	严重软组织损伤、挤压伤、大面积烧伤、脏器的大型手术、器官移植等

二、弥散性血管内凝血的发生机制

DIC 的发生机制十分复杂，主要有以下几种：

1. 组织因子释放　大手术、严重创伤、烧伤、产科意外等导致的组织损伤；恶性肿瘤或实质脏器坏死，白血病放疗、化疗后，白血病细胞的大量破坏等情况下，可释放大量组织因子入血，启动外源性凝血系统。

2. 血管内皮细胞损伤　内皮细胞广泛损伤是 DIC 发生、发展的关键环节。严重感染、缺氧、酸中毒、内毒素、抗原抗体复合物或颗粒与胶体物质进入循环时，可损伤血管内皮细胞，同时激活多种细胞的促凝作用，从而导致强烈失控的凝血过程。

3. 血细胞的大量破坏，血小板被激活

（1）红细胞的大量破坏　急性溶血等情况发生时，由于血液中的红细胞大量破坏可释放大量 ADP 和红细胞素。红细胞素有组织因子样作用，ADP 具有促进血小板聚集和释放血小板因子Ⅲ和血小板因子Ⅳ等作用，因此可激活凝血系统。临床上见于异型输血、疟疾、阵发性睡眠性血红蛋白症等。

（2）白细胞的破坏或激活　白细胞大量破坏时释放组织因子样物质，从而启动凝血反应。临床上见于急性早幼粒细胞性白血病患者，在化疗、放疗时致白血病细胞大量破坏。

（3）血小板的激活　血小板在 DIC 的发生、发展中起重要作用，血小板的激活、黏附、聚集多为继发性。

4. 促凝物质进入血液　急性坏死性胰腺炎时，大量胰蛋白酶入血，可激活凝血酶原形成凝血酶。蛇毒同样可激活凝血酶原形成凝血酶，促进 DIC 发生。此外，某些肿瘤细胞也可分泌促凝物质。

综上所述，DIC 的发生多数情况下是多个环节综合作用的结果。例如严重感染时，通过内毒素、细胞因子等多种途径的作用使机体凝血功能增强，抗凝及纤溶功能不足，导致凝血与抗凝功能平衡紊乱，促进 DIC 的发生和发展。

第三节　影响弥散性血管内凝血发生、发展的因素

一、单核巨噬细胞系统功能障碍

单核巨噬细胞系统具有吞噬清除凝血酶、纤维蛋白原、纤溶酶、内毒素等作用，

当其功能发生严重障碍或大量吞噬后使其功能被“封闭”时，可促进 DIC 的发生。

二、肝功能严重障碍

主要的抗凝物质蛋白 C、抗凝血酶 – Ⅲ及纤溶酶原等均在肝脏合成，凝血因子 FIX_a、FX_a、XI_a 等也在肝脏灭活。当肝功能严重障碍时可使凝血、抗凝、纤溶过程失调。

三、血液高凝状态

病理性高凝状态主要见于白血病、肾病综合征、恶性肿瘤(尤其转移时)、妊娠中毒症等。生理性高凝状态可见于妊娠后期。严重酸中毒时血管内皮细胞受损，引起肝素抗凝活性减弱，凝血活性和血小板聚集性增强，血液处于高凝状态。

四、微循环障碍

休克等原因导致微循环障碍，血液淤滞，红细胞聚集，血小板黏附、聚集。休克时伴有的酸中毒及内皮损伤等也有利于 DIC 的发生。低血容量时，由于肝、肾血液灌流减少，使其清除凝血及纤溶产物的功能降低，也可促进 DIC 的发生。

第四节　弥散性血管内凝血的分期及分型

一、弥散性血管内凝血的分期

根据 DIC 的病理、生理特点和发展过程，典型的 DIC 病程可分为以下三期：

1. 高凝期　由于各种病因导致凝血系统被激活，凝血酶产生增多，血液中凝血酶含量升高，微循环中形成大量微血栓。此期极短，临床症状常被原发病症状所遮盖，不易发现。

2. 消耗性低凝期　经历高凝期，大量凝血酶的产生、微血栓的形成，使凝血因子和血小板被消耗而减少。此时，由于继发性纤溶系统被激活，血液处于低凝状态，临床上可有明显出血症状。

3. 继发性纤溶亢进期　在凝血酶及$Ⅻ_a$的作用下，纤溶系统激活，产生大量纤溶酶，此期出血症状十分明显。

二、弥散性血管内凝血的分型

按 DIC 发生速度分为以下三型：

1. 急性型　当病因作用迅速而强烈时，通常表现为急性型。此型的特点是在数小时或 1 ~ 2 天内发病，临床表现明显，以出血和休克为主，病情严重，变化迅速，分期不明显。常见于各种严重的感染（特别是革兰阴性菌引起的感染性休克）、异型输血、严重创伤、急性移植排斥反应等。

2. 慢性型　此型的特点是发病缓慢，病程较长。由于机体有一定的代偿能力，且单核巨噬细胞系统功能较健全，使临床表现较轻，不明显。常以某器官功能不全为主要表现，一定条件下可转为急性型。常见于恶性肿瘤、胶原病、慢性溶血性贫血等。

3. 亚急性型　此型特点是在数天内逐渐形成 DIC，临床表现介于急性和慢性 DIC 之间。常见于恶性肿瘤转移、宫内死胎等。

第五节　弥散性血管内凝血时机体主要功能、代谢的变化

一、出血

出血常为 DIC 患者最初的表现，也是最常见的症状之一，可有多部位出血倾向，出血的程度不一。常表现为皮肤、黏膜点状、片状出血和手术切口、伤口部位渗血不止，流出的血液不凝；注射针孔部位渗血不止，甚至发生大片皮下瘀斑。其次是组织器官出血，如呕血、黑便、咯血、血尿、牙龈出血、鼻出血及阴道出血等。

二、器官功能障碍

DIC 发生时大量血栓形成可引起脏器缺血而致功能障碍。轻者影响个别器官的部分功能，重者可累及一个以上器官导致其功能衰竭。

三、休克

急性 DIC 常引起休克，休克晚期并发 DIC，休克和 DIC 可互为因果，形成恶性循环。DIC 时发生休克的机制有：①微血栓形成，回心血量明显减少；②广泛出血使循环血量明显减少；③心肌受累损伤，心输出量减少；④补体及激肽系统被激活，产生血管活性物质，使微血管平滑肌舒张，通透性增加，外周阻力降低，回心血量减少；⑤纤维蛋白降解产物的某些成分可增强组胺及激肽的作用，使微血管舒张及通透性增加，促进休克的发生、发展。

四、贫血

DIC 患者可伴有一种特殊类型的贫血，即微血管病性溶血性贫血（microangiopathic hemolytic anemia）。其特征是：外周血涂片中可见特殊形态的变形红细胞（也称裂体细胞），呈盔形、星形、新月形等，统称为红细胞碎片。该碎片脆性高，易破裂发生溶血。这种因微血管发生病理变化而导致红细胞破裂引起的贫血称为微血管病性溶血性贫血。红细胞碎片产生的主要原因：在凝血反应的早期，纤维蛋白丝在微血管腔内形成细网，当血流中的红细胞通过网孔时，可黏着、滞留或挂在纤维蛋白丝上。在血流的冲击、碰撞下，可引起红细胞破裂。当微血管通道受阻时，红细胞还可从微血管内皮细胞间的裂隙被“挤压”出血管外，也可使红细胞扭曲、变形、破碎。

同步训练

一、名词解释

DIC 微血管病性溶血性贫血

二、填空题

1. 影响 DIC 发生、发展的因素有________、________、________、________。
2. 典型的 DIC 可分为三期________、________、________。
3. DIC 的主要临床表现是________、________、________、________。

三、单选题

1. 以下哪项不是 DIC 发生的原因（ ）
   A. 产科意外 B. 异型输血 C. 毒蛇咬伤 D. 肝硬化 E. 内毒素血症
2. DIC 发生、发展的中心环节是（ ）
   A. 凝血酶活性增强 B. 微循环障碍 C. 酸中毒 D. 凝血因子生成增多
   E. 单核巨噬细胞系统功能障碍
3. 下列哪种休克最易发生 DIC（ ）
   A. 感染性休克 B. 失血性失液性休克 C. 心源性休克 D. 过敏性休克
   E. 神经源性休克
4. 革兰阴性菌感染引起 DIC 是由于下列哪项因素（ ）
   A. 启动内源性凝血系统 B. 启动外源性凝血系统
   C. 内毒素损害单核巨噬细胞系统功能 D. 以上均是 E. 以上均不是
5. 急性 DIC 见于（ ）
   A. 严重的感染 B. 恶性肿瘤 C. 恶性肿瘤转移 D. 慢性溶血性贫血 E. 宫内死胎

四、问答题

1. 简述感染性休克为什么易发生 DIC？
2. 简述 DIC 的原因和发生机制。
3. DIC 有哪些表现？它们的原因是什么？

五、病例讨论

27 岁初产妇，足月分娩，胎儿和胎盘娩出后阴道仍出血不止。在抢救过程中针刺部位出现渗血不止，抢救无效死亡。死后病理解剖诊断为：①羊水栓塞；②急性 DIC。

讨论题：

根据以上简要病史，分析产妇发生 DIC 的机制，说明产妇为何出现针刺部位渗血、阴道出血不止及死亡原因。

第十一章 休　　克

知识要点

1. 休克是临床上极为常见的危急重症。它是机体在各种强烈的损伤因素作用下发生的以微循环血液灌流减少为特征，最终导致细胞代谢紊乱和器官功能衰竭的病理过程。休克发生的始动环节是血容量减少、心输出量减少和外周血管容量扩大，使有效循环血量减少导致微循环灌流不足而发生休克。

2. 休克发生后首先引起细胞的能量代谢障碍和细胞膜损害，进而导致脑、心、肾、肺、胃肠及肝脏功能障碍和衰竭。

休克是英语“shock”的音译，其原意是机体遭受到强烈“打击”或“震荡”后出现的一种状态。它实际是机体遭受强烈刺激后发生的一种危急状态，其发病机制至今尚未完全阐明，死亡率较高，一直是医学研究的重点。

人类对休克的认识，经历了一个由浅入深、从现象到本质的渐进过程。最初人们认为休克是由于中枢神经系统功能严重紊乱而导致循环及其他器官功能衰竭的一种危急状态。在第二次世界大战期间，人们认为血管运动中枢麻痹和小动脉血管扩张引起血压下降是休克发生发展的关键，把提升血压作为休克的主要治疗手段。到了20世纪60年代，提出了休克的微循环障碍学说，认为控制休克的关键在于微循环的改善，而不应单纯追求血压的正常，它使休克治疗取得了突破，降低了休克的死亡率，直至今天仍然指导着临床对休克的治疗和护理。目前认为休克是机体在各种强烈的损伤因素作用下发生的有效循环血量急剧下降、组织血液灌流明显减少，导致细胞代谢紊乱和器官功能障碍的病理过程。

第一节　休克的原因、分类

一、休克的原因

引起休克的原因很多，常见的有：

1. 失血、失液 大量失血引起休克，常见于外伤、溃疡病、食管曲张静脉破裂、妇产科疾病等所引起的出血。失血后是否发生休克不仅取决于失血的量，还取决于失血的速度，快速、大量失血（超过全血量的20%以上）而又得不到及时补充的情况下容易发生休克。严重的脱水也可引起休克。

2. 创伤 严重创伤可引起休克，其发生多与大量出血和剧烈疼痛有关。

3. 烧伤 大面积的烧伤可因大量失液及伴发疼痛和严重感染而导致休克。

4. 感染 严重感染特别是革兰阴性细菌感染常可引起感染性休克。在革兰阴性细菌引起的休克中，细菌的内毒素起着重要的作用，故亦称内毒素休克或中毒性休克。感染性休克常伴有败血症，故又称败血症休克。

5. 心脏病变 急性大面积心肌梗死、急性心肌炎、心脏压塞和严重的心律失常等可导致心源性休克。

6. 过敏 过敏体质的人注射某些药物（如青霉素）、血清制剂或疫苗时可引起过敏性休克。

7. 强烈的神经刺激 剧烈疼痛、高位脊髓麻醉或损伤等可引起神经源性休克。

二、休克的分类

1. 按休克原因分类 休克最常见的是按原因分类，根据发生原因的不同可分为失血性失液性休克、创伤性休克、烧伤性休克、感染性休克、心源性休克、过敏性休克和神经源性休克。根据原因分类，有利于针对病因及时进行治疗。

2. 按休克发生的始动环节分类 尽管引起休克的原因很多，但从休克的发生发展来看，有效循环血量减少是绝大多数休克发生的共同基础。根据引起有效循环血量减少的环节不同，可将休克分为：

（1）低血容量性休克 低血容量性休克（hypovolemic shock）的始动环节是血容量急剧减少。主要见于失血失液性、创伤性和烧伤性休克。

（2）心源性休克 心源性休克（cardiogenic shock）的始动环节是心输出量的急剧减少。主要见于急性大面积心肌梗死、急性心肌炎、心脏压塞和严重的心律失常等。

（3）血管源性休克 血管源性休克（vasogenic shock）的始动环节是外周血管扩张所致的血管容量扩大。主要见于过敏性休克、神经源性休克和部分感染性休克。

3. 按休克时血流动力学的特点分类

（1）低排高阻型休克 亦称低动力型休克（hypodynamic shock），其血流动力学特点是心脏排血量低而总外周血管阻力高。由于皮肤血管收缩，血流量减少，使皮肤温度降低，故又称为“冷性休克”。本型休克在临床上最为常见，见于低血容量性、心源性、创伤性和大多数感染性休克。

（2）高排低阻型休克 亦称高动力型休克（hyperkinetic shock），其血流动力学特点是总外周血管阻力低、心脏排血量高。由于皮肤血管扩张，血流量增多，使皮肤温度升高，故亦称“温性休克”。见于部分感染性休克，较为少见。

第二节 休克的发展过程及微循环变化

休克的发病机制至今尚未完全阐明。各种休克虽然由于原因的不同，其发生发展和发病机制不尽相同，但有效循环血量减少所致的微循环灌流不足是多数休克发生的共同机制。

微循环是指微动脉与微静脉之间微血管的血液循环，是血液与组织进行物质交换和代谢的基本结构和单位。它主要受神经体液因素的调节，交感神经支配微血管壁上的肾上腺能 α 受体，使血管收缩，血流减少。微血管也受体液因素的影响，儿茶酚胺、血管紧张素Ⅱ、TXA_2 等引起血管收缩，而组胺、激肽、乳酸等引起血管舒张。在生理情况下，全身性血管收缩物质浓度变化不大，微循环血管主要在局部产生的舒血管物质的影响下，有节律地收缩与舒张，使毛细血管交替性开放（图 11–1）。

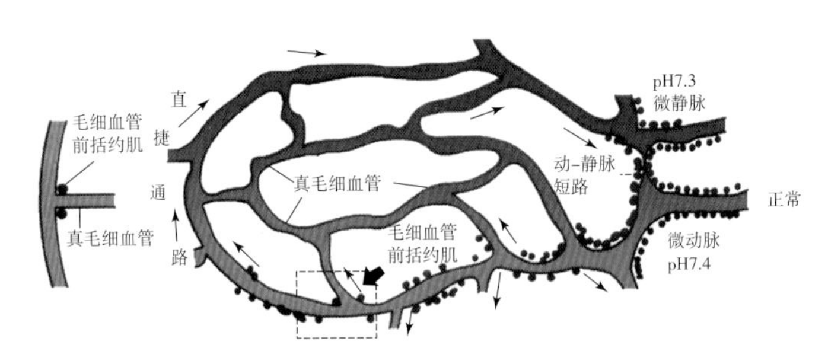

图 11–1 微循环结构模式图

休克时微循环的变化，大致可分为三期，即微循环缺血期、微循环淤血期和微循环衰竭期。下面以失血性休克为例阐述休克时微循环障碍的发展过程及其发生机理。

一、微循环缺血期

此期也称休克早期，其实质是机体的应激反应，机体调动多种代偿机制来维持血压的稳定和重要器官的血液灌流。

1. 微循环改变 微动脉、后微动脉和毛细血管前括约肌、微静脉和小静脉收缩，而微静脉和小静脉由于对儿茶酚胺敏感性较低，收缩相对不明显；动静脉吻合支有不同程度的开放，血液从微动脉经动静脉吻合支直接流入小静脉。微循环处于少灌少流、灌小于流的缺血性缺氧状态，为微循环缺血期（图 11–2）。

2. 微循环改变的机制 微循环缺血的主要原因是交感–肾上腺髓质系统强烈兴奋。不同类型的休克可以通过不同机制引起交感–肾上腺髓质系统兴奋，失血性失液性休克和心源性休克时，心输出量减少和动脉血压降低可通过窦弓反射使交感–肾上腺髓质系统兴奋；内毒素休克时，内毒素可直接刺激交感–肾上腺髓质系统使之发生强烈兴奋。

交感神经兴奋、儿茶酚胺释放增加对心血管系统的总效应是使外周总阻力升高和

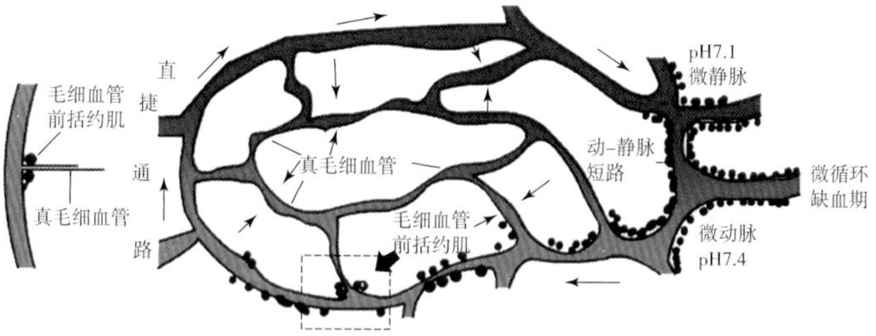

图 11-2 微循环缺血期微循环变化示意图

心输出量增加。但是不同器官血管的反应却有很大的差别：①皮肤、腹腔内脏和肾的血管，由于具有丰富的交感缩血管纤维支配，而且 α 受体又占有优势，因而在交感神经兴奋、儿茶酚胺增多时，这些部位的小动脉、小静脉、微动脉和毛细血管前括约肌都发生收缩，其中由于微动脉的交感缩血管纤维分布最密，毛细血管前括约肌对儿茶酚胺的反应性最强，因此它们收缩最为强烈。结果是毛细血管前阻力明显升高，微循环灌流量急剧减少，毛细血管的平均血压明显降低，只有少量血液经直捷通路和少数真毛细血管流入微静脉、小静脉，组织因而发生严重的缺血性缺氧。②脑血管的交感缩血管纤维分布最少，α 受体密度也低，口径可无明显变化。③冠状动脉虽然也有交感神经支配，也有 α 和 β 受体，但交感神经兴奋和儿茶酚胺增多却可通过心脏活动加强、代谢水平提高使具有扩血管作用的代谢产物特别是腺苷增多而使冠状动脉扩张。交感神经兴奋和血容量的减少还可激活肾素 - 血管紧张素 - 醛固酮系统，血管紧张素Ⅱ有较强的缩血管作用，包括对冠状动脉的收缩作用。

3. 代偿意义 此期微循环变化可以引起皮肤、腹腔器官缺血缺氧，但同时具有重要的代偿意义，主要表现在两个方面：

（1）维持动脉血压正常 此期动脉血压无明显降低，有的甚至比正常略有升高，这是由于：①外周阻力升高：皮肤和腹腔器官等微、小动脉收缩，可增加外周阻力。②回心血量增加：毛细血管前阻力增加，毛细血管流体静压降低，促使组织液进入血管，以增加血浆容量。另外，动静脉吻合支开放，静脉收缩使静脉容量缩小（正常约有 70% 血液在静脉内），可以加快和增加回心血量。

（2）维持心脑血液供应 如前所述，不同脏器血管对儿茶酚胺的反应性不一，此期心脑血管无明显收缩，同时由于血压基本正常，所以心脑血液供应可以得到保证。

4. 病理变化与临床联系 此期患者皮肤和内脏血管收缩，皮肤苍白，四肢厥冷，出冷汗，尿量减少。由于代偿，收缩压没有明显降低，舒张压有所升高，但脉压明显缩小。由于血流重分布，脑血流基本正常，神志一般是清醒的，可有一定的烦躁。

此期如能及早发现，积极抢救，及时补充血量，降低过剧的应激反应，可以很快改善微循环和恢复血压，阻止休克进一步发展。

知识链接

临床如何判断微循环灌流状态

休克的本质是微循环灌流的障碍，那么如何判断微循环状态则显得尤为重要。尿量是休克尤其是低血容量性休克时监测微循环最早和最敏感的指标，在微循环变化的早期，在血压和脉搏仍然正常的情况下，由于微循环缺血，肾血流减少，尿量减少（＜25ml/h），同时尿比重增加；持续缺血，则尿量减少（＜25ml/h）同时尿比重降低，提示肾功能障碍。所以对怀疑有休克或已确诊休克者，要观察尿量及尿比重的变化，以便及时发现休克和判断休克的发展状态。

二、微循环淤血期

此期也称休克期，其微循环处于淤滞状态，动脉血压降低。

1. 微循环改变　如果休克的原始动因未能及时消除，且未能及时进行救治，则可因组织持续而严重的缺氧，使局部舒血管物质（如组胺、激肽、乳酸、腺苷等）增多，后微动脉和毛细血管前括约肌舒张，微循环处于多灌少流、灌大于流的淤血性缺氧状态，发展为微循环淤血期（图 11-3）。

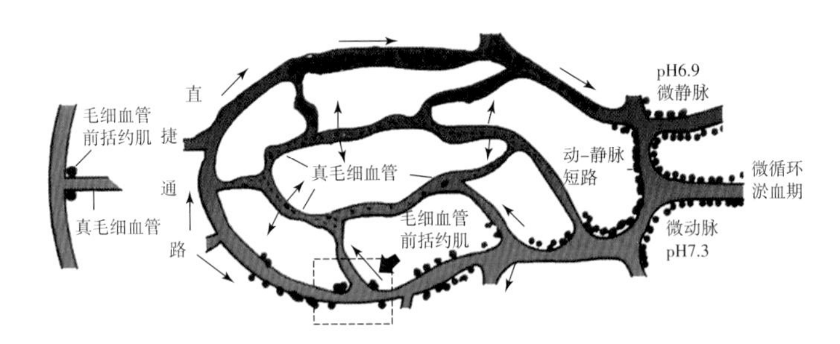

图 11-3　微循环淤血期微循环变化示意图

2. 微循环改变的机制　①酸中毒：缺氧使组织内 CO_2 和乳酸堆积，造成酸中毒，使血管平滑肌对儿茶酚胺反应性降低，微血管扩张。②扩血管物质增多：长期缺血缺氧及酸中毒刺激肥大细胞释放组胺，细胞分解使 K^+ 释出增多，ATP 分解产物腺苷堆积。③内毒素作用：感染性休克和其他休克晚期的肠源性细菌感染都有内毒素入血。内毒素可以通过多种途径引起血管扩张，导致血压降低；还可损伤血管内皮细胞和血细胞而引起血液流变学改变。④血液流变学变化：缺氧和组胺等作用，使微血管壁通透性升高，血浆渗出、血液浓缩、血流缓慢、血压降低、红细胞聚集、白细胞嵌塞、血小板黏附和聚集等血液流变学的改变，可使微循环血流变慢甚至停止。由于大量血液淤积在微循环内，回心血量减少，使心输出量进一步降低。

3. 病理变化与临床联系　由于上述微循环变化，动脉血灌流量明显减少，患者皮肤颜色由苍白而逐渐发绀，特别是口唇和指端。因为静脉回流量和心输出量更加减少，患者静脉萎陷，充盈缓慢，动脉血压进行性降低，脉搏细速；心脑血液供应明显减少，心搏无力，神志淡漠或神志不清。

三、微循环衰竭期

此期也称休克晚期、休克难治期。微循环处于停滞、凝血状态。

1. 微循环改变 从微循环的淤血期发展为微循环衰竭期是休克恶化的表现。微循环严重淤滞可使微血管平滑肌麻痹，对血管活性物质失去反应性，并可发生广泛纤维蛋白性血栓形成、器官功能衰竭。微循环处于血管扩张、血流停止、不灌不流的状态，故称微循环衰竭期（图 11-4）。

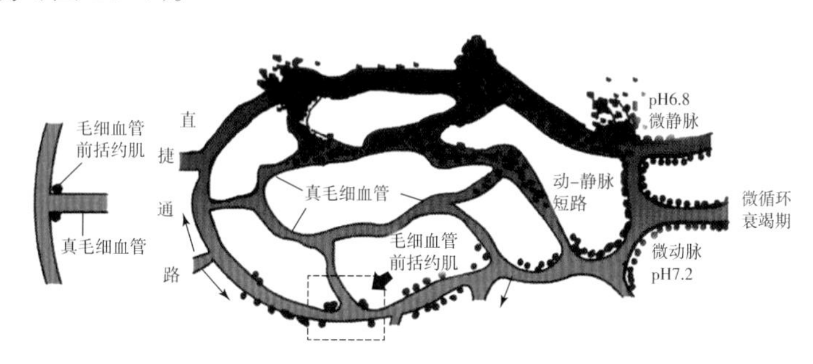

图 11-4 微循环衰竭期微循环变化示意图

2. 微循环改变的机制 微循环衰竭的发生与下列因素有关：①凝血系统激活：致休克的动因（如创伤、烧伤、出血等）和休克本身都是一种强烈的刺激，可引起交感神经兴奋和垂体-肾上腺皮质活动加强，使血液内血小板和凝血因子增加，血小板黏附和聚集能力增强，为凝血提供必要的物质基础；有的致休克动因（如创伤、烧伤等）本身就能使凝血因子释放和激活，如受损伤的组织可释放出大量的组织凝血活素，启动外源性凝血过程。缺氧损害毛细血管内皮细胞，暴露胶原，激活凝血因子Ⅻ启动内源性凝血系统。②微循环障碍加剧：此期微循环变化更加严重，血流缓慢，血液浓缩，血小板和红细胞更易聚集，有利于血栓形成。③单核巨噬细胞系统功能下降：休克动因及血液灌流的减少，使单核巨噬细胞系统功能降低，不能及时清除凝血因子和纤维蛋白，促使弥散性血管内凝血（DIC）形成。

3. 病理变化与临床联系 患者血压严重降低，甚至测不出，使用升压药也没有反应；浅表静脉塌陷；心音低弱，脉细如丝；呼吸困难、节律不规则；少尿无尿；如并发DIC，则常有出血和贫血等表现。各重要器官的功能代谢严重障碍甚至衰竭。

第三节 休克时机体代谢、功能的变化

休克时细胞的代谢障碍及其功能、结构的损害，既是微循环灌流障碍及各种毒性物质作用的结果，又是引起生命重要器官功能障碍的原因。

一、机体代谢的变化

1. 能量代谢障碍 休克时由于组织的低灌流和细胞供氧减少，使有氧氧化受阻、无氧酵解过程加强。由于糖酵解产生的能量只是有氧氧化的 1/18，导致机体能量不足，影响细胞及器官功能。

2. 代谢性酸中毒 休克时常发生酸碱平衡紊乱，其中最常见和典型的是代谢性酸中毒，其机制是：①缺氧使糖酵解增强，乳酸生成增多；②肝脏因缺血缺氧等致功能障碍，摄取和处理乳酸能力降低；③肾脏血流减少，肾功能障碍，酸性产物排出减少。

3. 细胞的损伤 休克时细胞的损伤首先是生物膜（包括细胞膜、线粒体膜和溶酶体膜等）发生损伤。缺氧、酸中毒、高钾和能量减少等都可使细胞膜损伤，溶酶体膜的损伤可导致溶酶释放，细胞自溶。

二、机体功能的变化

休克时机体各器官功能都可发生改变，其中主要是中枢神经系统及心、肾、肺、胃肠和肝脏等重要器官的功能障碍。

1. 中枢神经系统功能的改变 休克早期，由于通过代偿维持脑的血液供应，除因应激反应而有兴奋性升高外，一般没有明显的脑功能障碍。休克进一步发展，心输出量减少和血压降低，不能维持脑的血液供应，则发生缺氧。严重的缺氧和酸中毒还能使脑的微循环血管内皮细胞和小血管周围的神经胶质细胞肿胀，致脑微循环狭窄或阻塞，动脉血灌流更加减少。在微循环衰竭期，脑循环内可以有血栓形成和出血。大脑皮层对缺氧极为敏感，当缺氧逐渐加重，将由兴奋转为抑制，表情淡漠，甚至发生惊厥和昏迷。

2. 心脏功能的改变 除心源性休克伴有原发性心功能障碍外，其他各类型休克也都可引起心功能的改变。一般而言，休克早期可出现心功能的代偿性加强，此后随着休克的发展，心脏的活动即逐渐被抑制，甚至可出现心力衰竭，其主要机制是：①冠脉血流量减少和心肌耗氧量增加：由于休克时血压降低及心率加快所引起的心室舒张期缩短，可使冠脉灌流量减少和心肌供血不足；同时因交感－儿茶酚胺系统兴奋使心率加快、心缩加强，导致心肌耗氧量增加，因而更加重了心脏缺氧。②酸中毒和高钾血症：酸中毒和高钾血症可通过多种机制影响心肌能量利用和兴奋－收缩耦联而抑制心肌的舒缩功能。③心肌内广泛微血栓形成，加重心肌缺血缺氧。④心肌抑制因子的作用：休克时的缺血、缺氧等可使胰腺产生心肌抑制因子（MDF），MDF能使心肌收缩力减弱，从而导致心力衰竭的发生。

3. 肾功能的改变 肾功能的改变在休克早期即可发生，这时发生的是功能性的急性肾功能衰竭，此时还不伴有肾小管的坏死，其主要临床表现为少尿。当休克进一步发展，持续缺血缺氧，可引起急性肾小管坏死，发生器质性的急性肾功能衰竭，也称休克肾。此时即使肾血流量随着休克的好转而恢复，患者的尿量也难以在短期内恢复正常，只有在肾小管上皮细胞再生修复后肾功能才可能恢复。急性肾功能衰竭将导致严重的内环境紊乱，包括高钾血症、氮质血症和酸中毒等，会使休克病情进一步恶化。

4. 肺功能的改变 随着休克的发展，肺功能也发生不同程度的改变：在休克早期，由于呼吸中枢兴奋，故呼吸加快、加深，通气过度，甚至可以导致低碳酸血症而引起呼吸性碱中毒。继之，由于交感－儿茶酚胺系统兴奋和其他血管活性物质的作用，可使肺血管阻力升高；如果肺低灌流状态持续较久，则可引起肺淤血、水肿、出血，局限性肺不张，微循环血栓形成和栓塞及肺泡内透明膜形成等重要病理改变，从而影响肺的通气、弥散功能；或导致肺泡通气与血流比例失调，造成死腔样通气和（或）功能性分流，严重者可以导致呼吸衰竭甚至死亡，此称休克肺，是休克死亡的重要原因之一，约有1/3的休克患者死于休克肺。

5. 肝和胃肠功能的改变

（1）肝功能的改变　休克时常有肝功能障碍，其主要原因有：①低血压和有效循环血量减少可使肝动脉血液灌流量减少，肝内微循环障碍和DIC形成，更加重肝细胞缺血缺氧；②在肠道产生的毒性物质经门脉进入肝，加之肝本身毒性代谢产物的蓄积，对肝细胞都有直接损害作用。

肝功能障碍使肝脏对乳酸的利用出现障碍，一方面可促使乳酸蓄积从而引起酸中毒，另一方面又不能为各重要脏器提供充足的葡萄糖。蛋白质和凝血因子合成障碍，可引起低蛋白血症和出血。而肝的生物转化作用（解毒功能）减弱，可增加休克时感染与中毒的危险。

（2）胃肠功能的改变　休克早期就有胃肠功能的改变。开始时是因微小血管痉挛而发生缺血，继而可转变为淤血，肠壁因而发生水肿，甚至坏死。此外，胃肠的缺血缺氧还可使消化液分泌抑制，胃肠运动减弱。有时可由于胃肠肽和黏蛋白对胃肠黏膜的保护作用减弱，而使胃肠黏膜糜烂或形成应激性溃疡。

胃肠的上述改变，可通过下列机制促使休克恶化：①肠道黏膜屏障功能减弱或被破坏，致使肠道细菌毒素被吸收入血，加之肝的生物转化作用减弱，故易引起机体中毒和感染；②胃微循环淤血，血管内液体外渗，加之胃肠黏膜糜烂坏死和DIC的形成都可导致胃肠道出血，从而使血容量进一步减少；③胃肠道缺血、缺氧，可刺激肥大细胞释放组胺等血管活性物质，因而微循环障碍进一步加剧。

6. 多器官功能衰竭　多器官功能衰竭（multiple organ failure，MOF）是指心、脑、肺、肾、肝、胃肠、胰腺及血液等器官中，在24小时内有两个或两个以上的器官相继或同时发生功能衰竭。MOF又称多系统功能衰竭或综合器官衰竭。

MOF的发病机制尚不很清楚，现认为MOF的发生是多因素参与作用的结果，其中休克时组织低灌流所致的组织缺血缺氧、代谢障碍和酸中毒都起着重要作用；在感染或感染中毒性休克时，细菌内毒素在MOF的发生中起着关键的作用。

知识链接

全身炎症反应综合征（SIRS）

全身炎症反应综合征是指机体在受到严重打击（创伤、感染、休克和烧伤等感染性或非感染性因素）引起的危急重症情况下发生的强烈的应激反应。其中由感染因素引起的称为脓毒症（sepsis）。它是一种失控的、连锁性的全身炎症反应，一旦触发，即使原发因素消除或减弱，反应仍可继续。SIRS的本质是自我持续放大和破坏的炎症，表现为播散性炎细胞活化、炎症介质渗出到血浆，并由此引起远隔部位的炎症反应。SIRS的临床特征是持续高代谢、高动力循环状态和过度的炎症反应。SIRS多是机体遭受严重打击后出现的并发症，可以痊愈，也常发展为感染性休克和多器官功能障碍。

第四节　休克的防治原则

一、病因学治疗

应该积极防治休克的原发疾病和病理过程，如防治感染，对外伤及时止血、镇痛，对失血或失液过多的患者应及时补液或输血等。

二、发病学治疗

1. 补充血量　各种休克均有有效循环血量减少，从而导致组织灌流量的减少。因此，补充血量是提高心输出量、改善组织灌流的根本措施。补液必须充分，因为休克患者除了体液直接丢失外，随着病情发展也有微循环淤血和血浆外渗等变化。因此，补液的量应当大于失液的量，以达到迅速改善微循环的目的。

2. 纠正酸中毒　酸中毒可降低微血管平滑肌对血管活性物质的敏感性，加重微循环障碍，促进 DIC 的形成，抑制心肌收缩和能量代谢，破坏生物膜，并能降低药物效应，故纠正酸中毒是改善微循环、防止细胞损害和提高药物疗效的重要基础措施。

3. 合理应用血管活性药物　在充分补充血量的基础上，根据休克的不同类型和不同的发展阶段及不同的表现，合理选用血管活性药物，对于改善微循环、提高组织灌流量有重要意义。

（1）扩血管药物的应用　适用于低血容量性休克、低动力型感染性休克和高阻力型心源性休克，因为它们能解除小血管和微血管的痉挛，从而改善微循环的灌流和增加回心血量。但扩血管药物必须在血量得到充分补充的基础上才能应用，否则，血管的扩张将使血压进一步急剧降低而减少心、脑的血液供应。

（2）缩血管药物的应用　缩血管药物可用于下列情况：①患者血压过低而又不能立即补液时，可用缩血管药物来暂时提高血压以维持心、脑的血液供应；②过敏性休克和神经源性休克，其主要机制是小血管的扩张，缩血管药效果良好，应当尽早使用。

4. 防治细胞损伤　使用超氧化物歧化酶、维生素 C、辅酶 Q 和葡萄糖等具有清除自由基作用的药物，可防止或减轻细胞的损害；使用溶酶体膜稳定剂，如糖皮质激素、前列腺素等可稳定保护溶酶体膜；钙拮抗药能抑制 Ca^{2+} 的内流和在胞质中的蓄积，从而降低生物膜的磷脂酶活性，也能保护溶酶体膜。

5. 防治器官功能障碍和衰竭　休克时如出现器官功能衰竭，除了采取一般治疗措施外，尚应针对不同的器官衰竭采取不同的治疗措施。如出现心力衰竭时，除停止或减慢补液外，尚应强心、利尿，并适当降低前、后负荷；如出现呼吸衰竭时，则应给氧，改善呼吸功能；如发生急性肾功能衰竭时，则可考虑采用利尿、透析等措施。

同步训练

一、名词解释

休克 休克肾 休克肺

二、填空题

1. 休克发生的原因有______、______、______、______、______、______和______7 类。
2. 休克发生的始动环节有________、________和________。
3. 休克按微循环变化可分三个时期：________、________和________。
4. 休克早期由于微循环________阻力明显升高，以致毛细血管内流体静压________，组织液生成________。
5. 休克早期微循环灌流的特点是________。此期代偿意义主要表现在两个方面：________和________。
6. 休克时微循环淤滞的机制是________、________、________和血液流变学变化。
7. 休克时最多见的酸碱平衡紊乱是________，其最主要发生机制是由于________，造成________生成增多。
8. 休克时________是最易受损伤的器官之一，因缺血首先引起________性衰竭。当持续严重缺血则可导致________坏死，引起________性衰竭。

三、选择题

1. 以血管床容积扩大为始动环节的休克主要由下列那个原因引起（　　）
   A. 严重脱水 B. 大面积心肌梗死 C. 大量失血 D. 青霉素过敏 E. 严重感染
2. 休克发生发展的关键是（　　）
   A. 血压降低 B. 微循环障碍 C. 血容量减少 D. 心脑供血不足 E. 心输出量减少
3. 休克早期微循环变化那一项是错误的（　　）
   A. 微动脉收缩 B. 微静脉收缩 C. 毛细血管前括约肌收缩
   D. 动静脉吻合支收缩 E. 小静脉收缩
4. 休克微循环缺血期组织微循环灌流的特点是（　　）
   A. 少灌少流，灌少于流 B. 少灌多流，灌少于流 C. 多灌少流，灌多于流
   D. 多灌多流，灌多于流 E. 少灌少流，灌等于流
5. 以下临床症状中哪一项不是休克早期的表现（　　）
   A. 尿量减少 B. 皮肤苍白 C. 四肢厥冷 D. 烦躁不安 E. 血压下降
6. 休克早期常引起（　　）
   A. 微循环淤血 B. 脉压降低 C.DIC 形成 D. 急性肾小管坏死 E. 神志不清
7. 休克时血压降低的根本原因是（　　）
   A. 微血管舒张 B. 心收缩力减弱 C. 血管外周阻力增加

D. 微循环淤滞　　E. 血量减少

8. 休克期患者可出现（　　）

A. 血压维持正常　B. 脉压缩小　C. 少尿无尿　D. 心脑供血不减少　E. 皮肤苍白

9. 休克时最易受损伤的器官是（　　）

A. 心脏　B. 肺　C. 肾　D. 脑　E. 肝

10. 休克患者血压已回升，但尿量仍很少，常提示已发生（　　）

A. 心力衰竭　B. 急性肾功能衰竭　C. 呼吸衰竭　D. 肺衰竭　E. 多器官衰竭

11. 休克时最常出现的酸碱失衡类型是（　　）

A. 代谢性酸中毒　　B. 呼吸性酸中毒　　C. 代谢性碱中毒

D. 呼吸性碱中毒　　E. 代谢性酸中毒合并呼吸性酸中毒

12. 应用糖皮质激素治疗休克的主要机制为（　　）

A. 改善微循环　　B. 稳定溶酶体膜　　C. 提高心肌收缩性

D. 阻断儿茶酚胺的作用　　E. 控制感染扩散

13. 判断休克患者微循环灌流状况的最好指标是（　　）

A. 血压　B. 尿量　C. 呼吸　D. 脉搏　E. 心率

14. 休克早期发生的急性肾功能衰竭属于（　　）

A. 肾前性功能性肾功能衰竭　B. 肾性功能性肾功能衰竭　C. 肾后性肾功能衰竭

D. 肾性器质性肾功能衰竭　E. 肾前性器质性肾功能衰竭

15. 患者，男，45 岁，因外伤血管破裂，失血 800ml，烦躁不安，面色苍白，四肢湿冷，血压 100/84mmHg，该患者可能处于（　　）

A. 休克微循环缺血期　B. 休克微循环淤血期　C. 休克微循环衰竭期

D. 严重失血状态无休克　E. 以上都不对

四、问答题

1. 微循环缺血期有哪些代偿意义？
2. 微循环淤血期动脉血压有何变化？为什么？
3. 比较休克三期的微血管变化和临床表现。

五、病例讨论

患者，女，19 岁。因车祸头部及肢体多处创伤，并伴有大量出血约 1200ml，经清创手术和输血（500ml）、输液（5% 葡萄糖 1000ml）后血压一直不能维持，处于半昏迷状态；采用人工呼吸，同时静脉滴注 2mg% 去甲肾上腺素，最高浓度达 8mg%，最终抢救无效而死亡。

讨论题：

1. 患者发生了什么基本病理过程，根据是什么？
2. 对患者的处理正确吗？为什么抢救无效？
3. 如果由你处理，你将采取什么措施？

第十二章　常见疾病

第一节　动脉粥样硬化

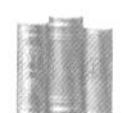

知识要点

1. 动脉粥样硬化主要累及大、中型动脉。病变特征是脂质沉积在动脉内膜形成粥样物质，最终导致动脉壁变硬、管腔狭窄。它的发生与高脂血症、高血压、吸烟和糖尿病等有关。

2. 冠状动脉粥样硬化是动脉粥样硬化中对人类威胁最大的疾病，为冠心病最常见的原因。冠心病的临床类型有心绞痛、心肌梗死、心肌纤维化及冠状动脉性猝死。

动脉粥样硬化（atherosclerosis，AS）是心血管系统中常见的疾病之一，也是危害人类健康的常见病。AS 主要累及大、中型动脉，基本病变是动脉内膜的脂质沉积，内膜灶状纤维化，粥样斑块形成，致管壁变硬、管腔狭窄，并引起一系列继发性病变。我国的 AS 发病率呈上升趋势，多见于中、老年人，以 40 ~ 50 岁发展最快，北方略高于南方，男性多于女性。

【病因及发病机制】

动脉粥样硬化的确切病因至今仍然不清楚，可能与下列因素有关：

1. 高脂血症　是指血浆总胆固醇和（或）甘油三酯的异常升高，它是动脉粥样硬化的重要危险因素。大量流行病学调查证明，大多数 AS 患者血中胆固醇水平比正常人高，特别是血浆低密度脂蛋白（LDL）、极低密度脂蛋白（VLDL）水平的持续升高和高密度脂蛋白（HDL）水平的降低与 AS 的发病率呈正相关。低密度脂蛋白、极低密度脂蛋白是判断动脉粥样硬化和冠心病的最佳指标；而高密度脂蛋白则具有很强的抗动脉粥样硬化和冠心病发病的作用。

2. 高血压　血压升高是冠心病的独立危险因素。高血压患者 AS 的发病较早且病情较重，其发病率比血压正常者高 4 倍。高血压时血流对血管壁的机械性压力和冲击作用会引起血管内皮损伤、通透性增加，使脂蛋白易渗入内膜而发生沉积。

3. 吸烟　吸烟是心肌梗死主要的独立危险因素。大量吸烟可导致血管内皮细胞损伤和血中一氧化碳浓度升高，促进 AS 的发生。

4. 糖尿病和高胰岛素血症　糖尿病患者血中甘油三酯和极低密度脂蛋白水平明显升高，高密度脂蛋白水平较低，而且高血糖可使低密度脂蛋白氧化。高胰岛素血症可促进动脉壁平滑肌增生，而且与血中高密度脂蛋白的含量呈负相关。大量的调查资料证明，胰岛素水平越高，冠心病的发病率及死亡率越高。

5. 遗传因素　流行病学和临床研究发现，冠心病有家族聚集现象，提示遗传因素是 AS 发病的危险因素。

6. 其他因素　①年龄：AS 的发生随年龄的增长而增加，与动脉壁结构的年龄性变化有关。②性别：女性在绝经期前 AS 发病率比同龄组男性低，但绝经后这种性别差异消失。③肥胖：也在 AS 的发生过程中起到一定的作用。

AS 的发病机制复杂，学说很多，例如脂质渗入学说、平滑肌突变学说、炎症学说、内皮损伤学说、单核－巨噬细胞作用学说等。但是，任何一种学说都不能全面解释 AS 的发生发展。总之，血脂升高提供了浸润动脉壁的脂质来源，内皮细胞的损伤促进脂质沉积，单核细胞趋化蛋白 1、血小板源性生长因子、纤维母细胞生长因子等因子促进血液中单核细胞及中膜平滑肌细胞迁入内膜并吞噬脂质进而转化为泡沫细胞，形成内膜的纤维斑块，氧化低密度脂蛋白使泡沫细胞坏死崩解，形成粥糜样坏死物，促进粥样斑块的形成。

【病理变化】

1. 脂纹　是 AS 的早期病变。①肉眼观：动脉内膜可见黄色帽针头大的斑点或宽 1 ~ 2mm 长短不一的条纹，平坦或微隆。②镜下观：病灶处内膜下有大量的泡沫细胞聚集。泡沫细胞体积大，呈圆形或椭圆形，胞浆内可见大量大小不一的脂质空泡（图 12–1）。泡沫细胞可能是由巨噬细胞吞噬脂质后形成，或由迁移和增生的平滑肌细胞吞噬脂质后形成。

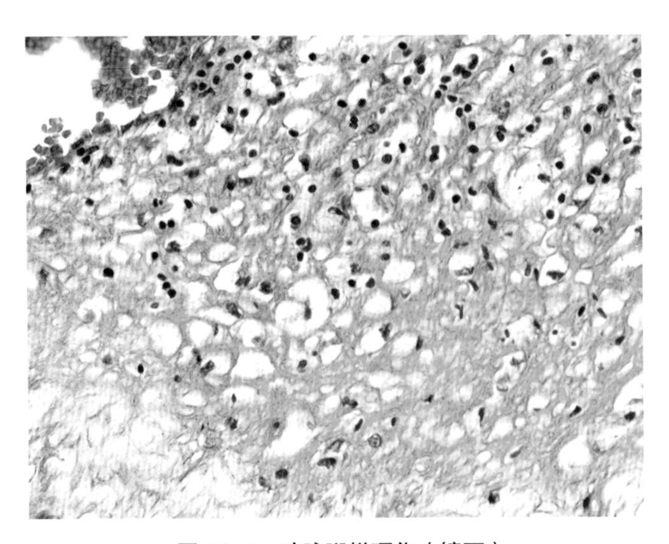

图 12–1　动脉粥样硬化（镜下）

2. 纤维斑块 是由脂纹发展而来。①肉眼观：内膜表面散在不规则隆起的斑块，颜色由淡黄或灰黄色变为瓷白色，斑块可融合。②镜下观：斑块表层为厚薄不一的纤维帽，由大量胶原纤维、平滑肌细胞、细胞外基质构成。纤维帽下方可见数量不等的泡沫细胞、平滑肌细胞、细胞外基质和炎细胞。

3. 粥样斑块 随着病变的发展，纤维斑块深层组织因营养不良而发生坏死、崩解，坏死组织与沉积的脂质混合成为粥糜样物质，称为粥样斑块，亦称粥瘤，为 AS 的典型病变。①肉眼观：动脉内膜面可见灰黄色斑块（图 12-2），切面见白色纤维帽的下方为黄色粥样物质。②镜下观：在玻璃样变的纤维帽的深部有大量粉染的无定形物质，为细胞外脂质及坏死物，其中可见胆固醇结晶（HE 切片为针状空隙），有时可见钙化。底部及周边可见肉芽组织、少量泡沫细胞及淋巴细胞浸润。

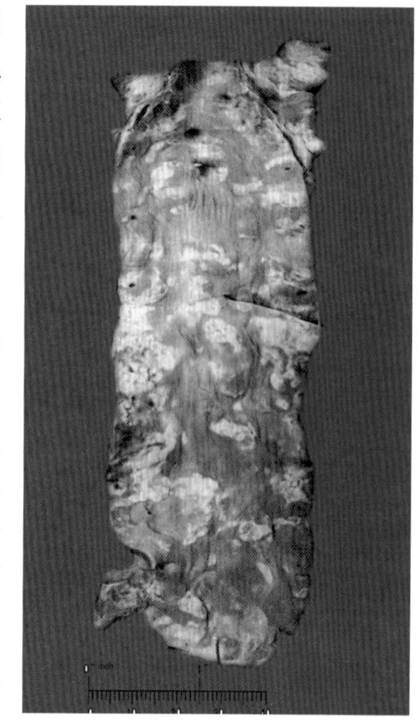

图 12-2 动脉粥样硬化

4. 继发病变

（1）斑块内出血 可由粥样斑块的边缘和底部新生的薄壁毛细血管破裂引起，也可由斑块纤维帽破裂血液流入斑块所致。斑块内出血形成血肿使斑块更加隆起，管腔狭窄，甚至完全闭塞，导致急性供血中断。部分血肿可被逐步机化。

（2）斑块破裂 粥样斑块表面的纤维帽破裂，粥样物逸入血液，遗留粥瘤样溃疡。

（3）血栓形成 病灶处损伤的内皮和粥瘤样溃疡，促进血栓形成，加重血管腔的狭窄，甚至阻塞血管。

（4）钙化 钙盐可沉积于纤维帽和粥瘤病灶内，使动脉壁变硬、变脆而易破裂。

（5）动脉瘤形成 严重时，粥样斑块底部的中膜平滑肌萎缩、弹性下降，在血管内压力的作用下，动脉管壁局限性扩张，形成动脉瘤。动脉瘤破裂可致大出血。

【冠状动脉粥样硬化与冠状动脉粥样硬化性心脏病】

1. 冠状动脉粥样硬化 冠状动脉粥样硬化是 AS 中对人类健康和生命威胁最大的疾病。病变最常发生于左冠状动脉前降支，其次为右冠状动脉主干。粥样斑块的分布具有左心侧重于右心侧、大支重于小支、近端重于远端及分支口处重的特点。硬化的冠状动脉内膜增厚，管腔呈偏心性半月形狭窄（图 12-3）。按狭窄的程度可分为 4 级：Ⅰ级，管腔狭窄在 25% 以下；Ⅱ级，狭窄在 25% ~ 50%；Ⅲ级，狭窄在 50% ~ 75%；Ⅳ级，狭窄在 75% 以上。

2. 冠状动脉粥样硬化性心脏病 冠状动脉性心脏病（coronary heart disease，CHD），简称冠心病，是因冠状动脉狭窄引起心肌供血不足所造成的缺血性心脏病。冠心病的形成原因有：①冠状动脉粥样硬化，为冠心病最常见的原因，约占 90%。因此，习惯上把冠心病视为冠状动脉粥样硬化性心脏病。②冠状动脉痉挛。③炎症

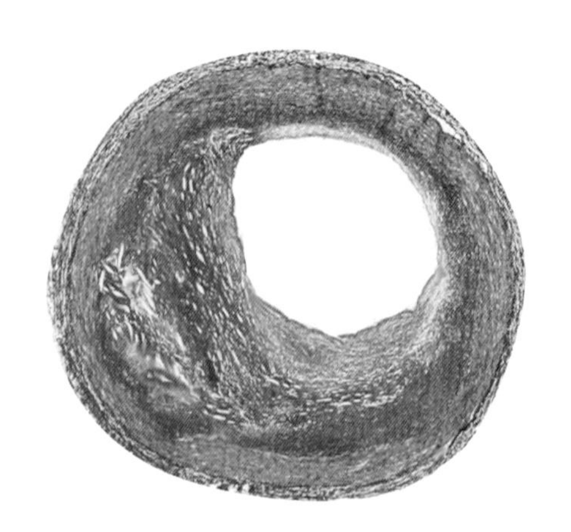

图 12-3 冠状动脉粥样硬化

性冠状动脉狭窄。

CHD 的主要临床类型有以下几种：

（1）心绞痛 心绞痛是心肌急剧的、暂时性的缺血缺氧所引起的临床综合征。其典型表现为阵发性胸骨后的压榨性或紧缩性疼痛，并可向心前区及左上肢放射，一般持续数分钟，可因休息或含服硝酸甘油而缓解。如果心绞痛频繁发作、疼痛持续时间变长，可能是发生心肌梗死的前兆 。

知识链接

心绞痛的临床分型

心绞痛临床可分为三型：①稳定型心绞痛；②不稳定型心绞痛；③变异型心绞痛。

（2）心肌梗死 心肌梗死是心肌严重而持续性缺血缺氧所致的缺血性坏死。其典型表现为剧烈而较持久的胸骨后疼痛，休息及含服硝酸甘油不能完全缓解，伴发热、白细胞增多、血清心肌酶活性升高及进行性心电图改变等。

1）部位和范围 心肌梗死的部位与阻塞的冠状动脉供血区域一致。其中由冠状动脉左前降支供血区即左室前壁、心尖区、室间隔前 2/3 最多见，其次为右冠状动脉供血区即左心室后壁、室间隔后 1/3 及右心室大部分。

根据梗死范围和深度将心肌梗死分为以下两种类型：心内膜下心肌梗死，梗死仅累及心室壁内侧 1/3 的心肌，可波及肉柱及乳头肌；透壁性心肌梗死为典型的心肌梗死类型，常累及心室壁全层或深达室壁 2/3。

2）病理变化 心肌梗死灶形态不规则，一般于梗死 6 小时后肉眼才能辨认。梗死灶呈苍白色，8 ~ 9 小时后呈土黄色，失去正常光泽。4 天后，梗死灶外围出现充血出血带。1 ~ 2 周，边缘区开始出现肉芽组织，呈红色。3 周后坏死组织开始机化，逐渐形成瘢痕组织，呈灰白色。镜下观：心肌梗死为凝固性坏死。

3）并发症 心肌梗死尤其是透壁性心肌梗死，可并发下列病变：①心力衰竭；

是常见的死亡原因，当心内膜下心肌梗死累及二尖瓣乳头肌，可诱发急性左心衰竭；②心脏破裂是透壁性心肌梗死的严重并发症，常发生在心肌梗死后1～2周内，造成心包积血，引起心脏压塞而猝死；③室壁瘤：是梗死心肌或瘢痕组织在心室内压作用下形成的局限性向外膨隆，可引起心功能不全或继发血栓形成；④附壁血栓形成：因心内膜受损及室壁瘤内的涡流而诱发血栓形成；⑤心源性休克：心肌梗死面积大于40%时，心排出量显著下降，可发生心源性休克，导致患者死亡；⑥急性心包炎：当梗死累及心外膜时，可引起纤维素性心包炎；⑦心律失常：是梗死累及传导组织或直接引起电生理紊乱所致。

（3）心肌纤维化　是由于中、重度冠状动脉粥样硬化性狭窄引起的心肌慢性供血不足，造成心肌细胞萎缩、坏死，间质纤维增生所致。心脏体积增大，重量增加，所有心腔扩张，以左心室明显，心室壁厚度一般可正常。

（4）冠状动脉性猝死　冠状动脉性猝死可发生于饮酒、劳累和运动等情形后，患者突然昏倒、四肢抽搐、小便失禁；或突然发生呼吸困难、口吐白沫，迅速昏迷，可立即死亡或在1至数小时后死亡。

第二节　高血压病

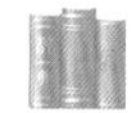

知识要点

高血压病是一种原因未明的以体循环动脉血压升高为主要表现的全身性、独立性疾病，也称原发性高血压。高血压分为良性高血压和恶性高血压两类。高血压病按病变的发展分为机能障碍期、动脉病变期和内脏病变期三期。高血压病晚期，多数内脏器官受累，其中最重要的是心、脑、肾和视网膜，可产生严重后果。

高血压是以体循环动脉血压升高[收缩压≥140mmHg（18.4kPa）和（或）舒张压≥90mmHg（12.0kPa）]为主要特点的一种心血管疾病。

高血压可分为原发性高血压和继发性高血压两大类。原发性高血压也称高血压病，是一种原因未明、以体循环动脉血压升高为主要表现的全身性、独立性疾病。以全身细小动脉痉挛硬化为基本病变，常引起心、脑、肾及眼底的病变，并出现相应的临床表现。继发性高血压较少见，继发于其他疾病（如肾动脉狭窄、肾炎、肾上腺和垂体肿瘤等），血压升高只是这些疾病的一个体征或症状，又称症状性高血压。

本节主要叙述高血压病。高血压病是我国的常见病，多见于30～40岁以上的中、老年人。多数病程长，症状持续加重，如果不控制血压，可导致脑出血、心力衰竭和肾功能衰竭等。

【病因及发病机制】

高血压病的病因和发病机制尚未完全清楚，可能与下列因素有关：

1. 病因

（1）遗传因素　多数高血压病患者具有明显的遗传素质和家族聚集性。据调查，约75%的高血压病患者有明显的家族聚集性。双亲均有高血压病的人群，其高血压的发病率比无高血压家族史者高2～3倍，而单亲有高血压病史的患病率比无高血压家族史者高1.5倍。目前研究表明，遗传缺陷或某些基因的变异和突变与高血压的发生有密切关系。

（2）膳食因素　主要包括：①钠盐的摄入：摄入钠盐过多可引起高血压。高盐饮食者其高血压病的患病率明显高于低盐饮食者，但并非所有人对摄盐的反应都一样，说明存在盐敏感性的个体差异。②肥胖：有报告显示，在人群中随着体重指数的升高，血压水平和高血压患病率均逐步升高。③饮酒：中度以上的饮酒是高血压病发病因素之一。④其他：因钾能促进排钠、钙可减轻钠的升压作用，膳食中钾、钙摄入不足也易患高血压。

（3）社会心理因素　精神长期或反复处于紧张状态和不良刺激也可引起高血压病。

（4）其他因素　吸烟、年龄增长及缺乏体力活动等，也是血压升高的危险因素。

综上所述，高血压病是多种致病因素综合作用的结果。

2. 发生机制　高血压病的发病机制尚不清楚，主要涉及三条相互重叠的途径：

（1）功能性血管收缩　该途径是指外周血管（细小动脉）的结构无明显变化，仅平滑肌收缩使血管口径缩小，外周血管阻力增加，导致血压升高。

（2）钠水潴留　各种引起钠水潴留的因素均可使血容量增加，心输出量增加，导致血压升高。

（3）结构性血管肥厚　由于细动脉壁玻璃样变，小动脉平滑肌细胞的增生与肥大，使血管壁增厚、弹性降低，管腔缩小，导致外周阻力增加，血压升高。

【病理变化及与临床联系】

高血压病分为良性高血压和恶性高血压两类：

1. 良性高血压　良性高血压又称缓进型高血压，约占高血压病的95%，多见于中、老年人，病程长，进展缓慢。按病变的发展分为三期：

（1）机能障碍期　为早期阶段，其基本变化是全身细小动脉间歇性痉挛，血管痉挛时血压升高，痉挛缓解后血压可恢复到正常水平。此期细小动脉、心脏及其他内脏器官无器质性病变。临床主要表现为头昏、头痛。经适当的休息，血压可恢复正常，症状减轻或消失。

（2）动脉病变期

①细动脉硬化　是高血压病的特征性病变，表现为细动脉玻璃样变（图12-4）。最易累及肾小球入球动脉和视网膜小动脉。

②小动脉硬化　主要累及肌型小动脉。小动脉内膜胶原纤维及弹性纤维增生，中

膜平滑肌不同程度增生肥大，伴纤维增生，使血管壁增厚，管腔狭窄。

③大动脉硬化　如主动脉及其主要分支并发动脉粥样硬化。

此期临床表现为血压进一步升高，并稳定在一个较高水平，需要服降压药才能降低血压，头昏、头痛等症状更加明显。

（3）内脏病变期　高血压病后期，由于疾病进一步发展，多数内脏器官受累，其中最重要的是心、脑、肾和视网膜。

①心脏　因血压持续升高，外周循环阻力增大，心肌负荷增加，左心室代偿性肥大。肉眼观：心脏重量增加，左心室壁增厚，乳头肌和肉柱明显增粗，但心腔扩张不明显，称向心性肥大。镜下观：心肌纤维增粗，核大、深染。晚期左心室失代偿，心肌收缩力降低，逐渐出现心腔扩张，称为离心性肥大，严重时可发生心力衰竭。这种由高血压病而引起的心脏病称为高血压性心脏病。

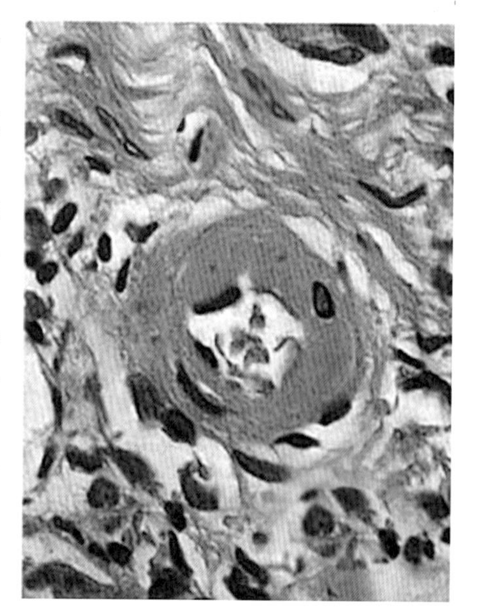

图 12–4　细动脉玻璃样变

②肾脏　高血压时，由于肾脏的细动脉玻璃样变和小动脉硬化，致使多数肾单位因缺血缺氧而发生萎缩、肾间质纤维化，病变较轻的肾单位进行功能代偿。肉眼观：双侧肾脏体积缩小，重量减轻，质地变硬，表面呈均匀弥漫的细颗粒状。切面见肾皮质变薄，皮质、髓质分界不清，称为原发性颗粒性固缩肾。镜下观：肾入球小动脉管壁和肾小球呈玻璃样变，相应肾小管萎缩、消失，间质纤维化和淋巴细胞浸润。病变轻微区的肾小球及所属肾小管因代偿而肥大、扩张，管腔内可见蛋白管型。

③脑　高血压时，患者脑部可出现一系列病变。脑水肿：由于脑细小动脉硬化和痉挛，局部组织缺血，毛细血管通透性增加，发生脑水肿，临床表现为头痛、头晕、眼花、呕吐、视力障碍等；有时血压急剧升高，患者可出现剧烈头痛、意识模糊、抽搐等症状，称为高血压危象。脑软化：由于脑细小动脉的硬化和痉挛，管腔狭窄，相应供血区脑组织缺血而发生多数小灶性坏死，即小软化灶。脑出血：是高血压最严重的并发症，亦是致命性的并发症，常发生于基底节、内囊，出血区的脑组织被破坏，形成囊腔状，其内充满血液和坏死组织（图 12–5）。患者常突然发生昏迷、呼吸深快、脉搏加快、腱反射消失等。出血灶扩展至内囊时则引起偏瘫。出血灶破入侧脑室时发生昏迷，常导致死亡。

④视网膜　视网膜中央动脉发生细动脉硬化。眼底检查可见血管迂曲，反光增强，动静脉交叉处出现压痕。严重者视盘水肿，视网膜出血，视力减退，甚至失明。

2. 恶性高血压　恶性高血压又称急进型高血压，多见于青少年，血压显著升高，常超过 230/130 mmHg，病变进展迅速。患者常因尿毒症、脑出血、心力衰竭而死亡。

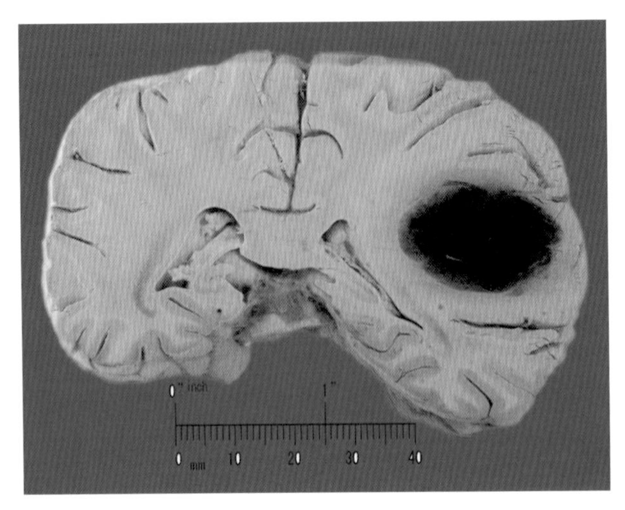

图 12-5　高血压病脑出血

恶性高血压特征性的病变是增生性小动脉硬化和坏死性细动脉炎。前者主要表现为动脉内膜显著增厚，伴有平滑肌细胞增生、胶原纤维增多，致管壁呈洋葱皮样增厚，管腔狭窄。后者病变累及内膜和中膜，管壁发生纤维素样坏死。上述病变主要累及肾、脑和视网膜，以肾的病变最为显著。

第三节　风　湿　病

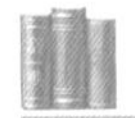

知识要点

风湿病为主要累及全身结缔组织的变态反应性疾病，其特征性病变是风湿性肉芽肿的形成。它常侵犯心脏、关节和血管等部位，尤以侵犯心脏对人体的损害最严重，可累及心脏各层组织，表现为风湿性心内膜炎、风湿性心肌炎和风湿性心外膜炎。

风湿病（rheumatism）是一种与 A 组乙型溶血性链球菌感染有关的变态反应性疾病，病变主要累及全身结缔组织，最常侵犯心脏、关节和血管等部位，尤以心脏病变最为严重。急性期称风湿热，临床上以风湿性心脏病、风湿性关节炎、皮下结节、皮肤环形红斑和小舞蹈病等为特征，常伴有发热、血沉加快、抗链球菌溶血素“O”抗体滴度升高。风湿病常反复发作，可造成轻重不等的心脏病变，特别是心瓣膜的器质性病变。

本病可发生于任何年龄，但多发于 5 ~ 15 岁儿童，无明显性别差异。以冬春季节多发，寒冷、潮湿地区多见。

【病因及发病机制】

风湿病的病因及发病机制目前尚不清楚，一般认为与A组乙型溶血性链球菌感染有关。依据是：①本病的高发地区、季节与链球菌感染一致；②多数患者发病前2～3周有链球菌感染史，如咽峡炎、扁桃体炎、猩红热等；③抗生素应用可明显减少风湿病的发生和复发；④发病时患者血中抗链球菌溶血素“O”抗体滴度升高。

风湿病并非链球菌直接感染所致，依据是：①风湿病发病在链球菌感染后2～3周，这正是抗体形成所需要的时间；②风湿性病变组织及患者血液中查不到链球菌；③风湿病的病变与链球菌直接感染所形成的化脓性病变不同，而是与变态反应性炎的病变相似，如胶原纤维的纤维素样坏死。

其发病机制学说很多，目前多数倾向于抗原抗体交叉反应学说，即链球菌的细胞壁上存在多种抗原成分，它们与心肌和结缔组织的某些成分具有共同的抗原性。因此，在A组乙型溶血性链球菌感染时，机体对这些抗原成分产生的抗体，既作用于链球菌本身，也损害心肌和结缔组织。

【基本病理变化】

风湿病的基本病变是炎症，累及全身结缔组织，其特征性病变是风湿性肉芽肿的形成。按典型病变的发展过程大致分为三期：

1. 变质渗出期　变质渗出是风湿病的早期改变。表现为结缔组织基质的黏液样变性和胶原纤维的纤维素样坏死。坏死灶周围有少量浆细胞、淋巴细胞、单核细胞浸润。此期持续1个月左右。

2. 增生期（肉芽肿期）　此期的病变特点是形成对本病具有诊断意义的风湿性肉芽肿，又称风湿小体（图12-6）或阿少夫小体（Aschoff body）。风湿小体是由局部的巨噬细胞增生、吞噬纤维素样坏死物而形成的风湿细胞聚集而成，可呈圆形、梭形或椭圆形，其中央为纤维素样坏死灶，周围可见风湿细胞、淋巴细胞、成纤维细胞等。多发生于心肌间质的小血管旁、心内膜下、皮下结缔组织。风湿细胞体积大，圆形或多边形，胞质丰富、嗜碱性，单核或双核，核大，呈椭圆形、空泡状，染色质集中于核的中央，核的横切面似枭眼状，纵切面似毛虫状。此期为2～3个月。

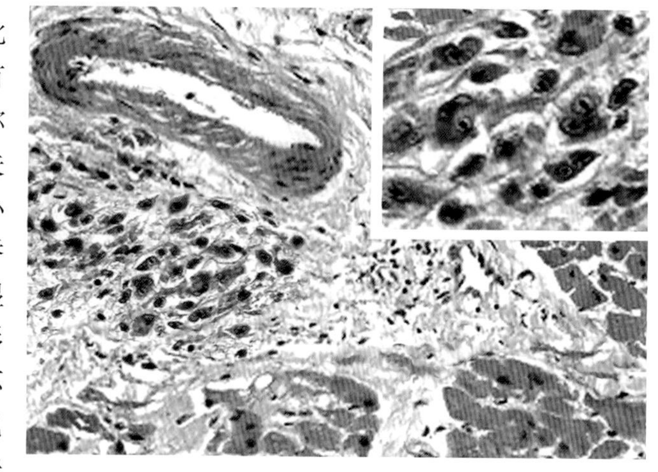

图12-6　风湿小体

3. 纤维化期（瘢痕期、愈合期）　此期风湿小体中的纤维素样坏死物被溶解吸收，风湿细胞及成纤维细胞逐渐转变为纤维细胞，最终风湿小体纤维化，形成梭形小瘢痕。此期为2～3个月。

上述病变发展过程经历 4 ~ 6 个月。由于风湿病常反复发作，因此在受累的器官和组织中新旧病变往往同时存在。随着病变的纤维化，瘢痕不断增多，可导致器官的功能障碍。

【心脏的病理变化】

风湿病侵犯心脏对人体的损害最严重，可累及心脏各层组织，表现为风湿性心内膜炎、风湿性心肌炎和风湿性心外膜炎。若心脏各层同时受累，则称风湿性全心炎或风湿性心脏病。

1. 风湿性心内膜炎　病变主要侵犯心瓣膜，以二尖瓣受累最常见，其次为二尖瓣和主动脉瓣同时受累，三尖瓣和肺动脉瓣极少受累。①肉眼观：病变早期瓣膜肿胀，在瓣膜的闭锁缘上可见疣状赘生物，粟粒大小，灰白色，半透明呈串珠状单行排列（图 12–7）。赘生物与瓣膜连接紧密，不易脱落。②镜下观：赘生物由血小板和纤维蛋白构成，伴小灶状的纤维素样坏死，其周围可出现少量的风湿细胞。由于风湿病反复发作，赘生物反复形成与机化，到后期，使心瓣膜纤维化和瘢痕形成，导致瓣膜增厚、变硬、卷曲、缩短，瓣膜之间发生纤维性粘连，最终导致瓣膜口狭窄和（或）关闭不全，形成慢性心瓣膜病。

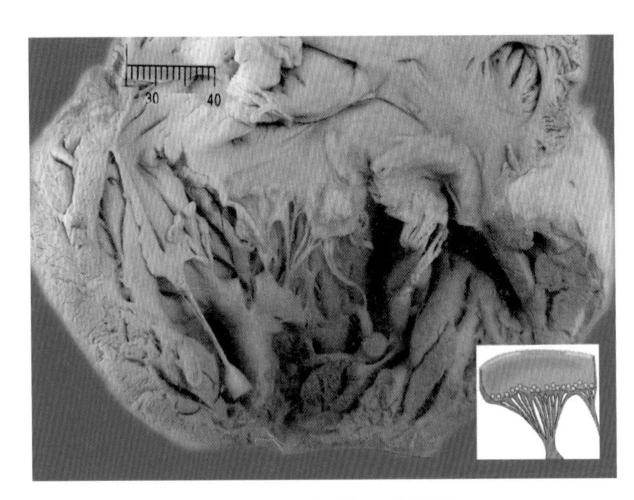

图 12–7　风湿性心内膜炎

2. 风湿性心肌炎　多与心内膜炎合并发生。主要累及左心室的后壁、室间隔、左心房等处心肌间质的结缔组织，在小血管附近常见典型风湿小体。早期以渗出性病变为主，中期形成风湿小体，病变反复发作，风湿小体机化形成小瘢痕，不但可以使心肌间质纤维化，质地变硬，还可累及传导系统。

临床特点为：①风湿性心肌炎可影响心肌收缩力，表现为心动过速，第一心音减弱，重者可致心功能不全；②病变累及传导系统时，可引起心律失常；③少数儿童病例以渗出性病变为主，心肌间质明显水肿及弥漫性炎性细胞浸润，常可导致急性心功能不全。

3. 风湿性心外膜炎（风湿性心包炎）　常与风湿性心内膜炎、风湿性心肌炎同时存在。病变主要累及心包脏层，呈浆液性炎或浆液纤维素性炎。以浆液渗出为主时，造成心包腔积液（湿性心包炎）。当渗出以纤维素为主时，覆盖于心外膜表面的纤维素可因心脏不停搏动和牵拉而形成绒毛状，称为绒毛心（干性心包炎）。炎症消退后，渗出的浆液及纤维素可完全吸收。若纤维素渗出过多不能被完全溶解吸收，则发生机化，使心包脏层和壁层互相粘连，形成缩窄性心包炎，影响心脏的舒张功能。

湿性心包炎时患者主要临床表现为胸闷，叩诊心界向左右扩大，听诊时心音遥远，X 线检查心脏呈烧瓶形。干性心包炎患者表现为心前区疼痛，听诊时可闻及心包摩擦音。

知识链接

心外风湿性病变

1. 风湿性关节炎 风湿热患者约 75% 早期出现风湿性关节炎，主要病变为关节滑膜的浆液性炎，常累及膝、踝、肩、腕、肘等大关节，呈慢性、游走性、反复发作。局部出现红、肿、热、痛和功能障碍，一般不留后遗症。

2. 皮肤风湿性病变 风湿热时，皮肤出现环形红斑和皮下结节，具有诊断意义。①渗出性病变时为环形红斑（直径约 3cm），见于躯干和四肢皮肤；②增生性病变时为皮下结节，质硬、活动、无压痛，多见于肘、腕、踝关节附近的伸侧面皮下。

3. 中枢神经系统风湿性病变 主要表现为脑的风湿性动脉炎和皮质下脑炎。多见于 5 ~ 12 岁的儿童，女孩多见。当锥体外系受累较重时，患儿出现肢体和头面部不自主运动，称为小舞蹈症。

同步训练

一、名词解释

冠心病　心绞痛　心肌梗死　高血压病　向心性肥大　风湿病　绒毛心　Aschoff 小体

二、填空题

1. 冠状动脉粥样硬化最常发生的血管是________。
2. 心肌梗死最常发生的部位是________、________、________。
3. 良性高血压又称________，按其病变发展过程可分为________、________、________三期。
4. 良性高血压晚期脑出血最常发生的部位在________及________。

5. 良性高血压晚期受累的脏器有________、________、________和________等。

6. 风湿病是一种累及________的________疾病；其基本病变分为________、________、________三个期，其特征性病变是________。

7. 风湿性心内膜炎主要累及________，以________最常见，其次为________同时受累。

三、选择题

1. 动脉粥样硬化早期病变中在动脉内膜可见到（　　）

A. 泡沫细胞聚集　B. 平滑肌细胞增生　C. 结缔组织增生
D. 钙盐沉积　E. 组织坏死

2. 冠状动脉粥样硬化好发于（　　）

A. 左冠状动脉前降支　B. 左冠状动脉旋支　C. 左冠状动脉主干
D. 右冠状动脉旋支　E. 右冠状动脉主干

3. 冠状动脉粥样硬化时，心肌严重持续缺血缺氧可导致（　　）

A. 心肌纤维化　B. 心肌梗死　C. 心绞痛　D. 虎斑心　E. 绒毛心

4. 高血压病最常累及的血管是（　　）

A. 细小动脉　B. 毛细血管　C. 大动脉　D. 中动脉　E. 中静脉

5. 良性高血压时，全身细动脉的病变主要为（　　）

A. 内膜弹性纤维增生　B. 管壁玻璃样变性　C. 内膜纤维素样坏死
D. 内膜胆固醇沉着　E. 管腔明显扩张

6. 良性高血压晚期引起的肾脏变化是（　　）

A. 继发性固缩肾　B. 肾浊肿　C. 原发性固缩肾
D. 肾凹陷性瘢痕　E. 肾盂积水

7. 高血压性心脏病代偿期的特点是（　　）

A. 左心室扩张　B. 左心室向心性肥大　C. 弥漫性心肌纤维化
D. 右心室离心性肥大　E. 左心房扩张

8. 高血压病失代偿期的心脏变化是（　　）

A. 左心室向心性肥大　B. 左心室离心性肥大　C. 左心室乳头肌明显增粗
D. 左心室肌收缩力加强　E. 心肌出现弥漫性纤维化

9. 风湿病可累及全身的结缔组织，后果最严重的是（　　）

A. 心脏　B. 皮肤　C. 关节　D. 血管　E. 浆膜

10. 风湿病最具有诊断意义的病变是（　　）

A. 心瓣膜纤维组织增生　B. 心外膜纤维素渗出　C.Aschoff 小体形成
D. 胶原纤维的纤维素样坏死　E. 心肌间质的黏液样变

四、问答题

1. 简述动脉粥样硬化的基本病变和粥样斑块的继发性改变。

2. 心肌梗死的并发症有哪些？
3. 动脉粥样硬化对人体的危害有哪些？
4. 简述良性高血压的分期及病变特点。
5. 高血压病可以出现哪些内脏病变？
6. 简述风湿病的基本病变特点。
7. 在临床上，风湿病可引起哪些不良后果？

五、病例讨论

女性，60 岁，患高血压病已 5 ～ 6 年，血压波动在（165 ～ 240）/（100 ～ 120）mmHg 之间。近来查体，血压为 160/95mmHg，心脏彩超发现左心室增厚。

讨论题：

请根据所学知识对心脏病变作出诊断。如果血压不加以控制，病变继续发展会产生哪些后果（心脏和其他器官）？为什么？

第四节 慢性支气管炎

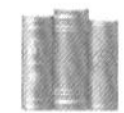

知识要点

慢性支气管炎是气管、支气管黏膜及其周围组织的慢性非特异性炎症，是一种严重危害人类健康的常见病，尤以老年人多见。病情进展常并发肺气肿和肺源性心脏病，最后导致右心衰竭。

慢性支气管炎（chronic bronchitis）是发生于气管、支气管黏膜及其周围组织的慢性非特异性炎症。主要临床特征为反复发作的咳嗽、咳痰或伴有喘息症状，且症状每年至少持续 3 个月，连续两年以上发病。中老年人发病率较高，晚期常并发肺气肿和慢性肺源性心脏病，还有发生肺癌的可能。

【病因及发病机制】

慢性支气管炎往往是多种因素长期综合作用的结果，主要致病因素包括以下几方面：

1. 感染因素 是慢性支气管炎发生和发展的主要因素。多见于冬春季节，凡能导致上呼吸道感染的病毒和细菌都可引起本病的发生和复发，如流感病毒、腺病毒、肺炎球菌等。

2. 理化因素 吸烟、寒冷、大气污染、工业粉尘与慢性支气管炎的发生有重要关系，尤以吸烟为最重要的因素。吸烟者患病率是不吸烟者的 2 ～ 10 倍，且患病率与吸烟的量成正比。汽车尾气和厨房油、烟、气的污染成为新的重要致病因素。

3. 过敏因素 对粉尘、药物或食物等过敏可引起慢性支气管炎。特别是喘息型慢性支气管炎患者往往有过敏史。

4. 其他因素　机体抵抗力下降、呼吸道防御功能受损以及神经－内分泌功能失调是本病的内在因素，与本病的发生发展密切相关。

【病理变化及与临床联系】

慢性支气管炎的病变始于较大的支气管，逐渐累及较小的支气管和细支气管。主要的病变有：①黏膜上皮的损伤：纤毛粘连、倒伏，甚至是脱失。纤毛柱状上皮变性、坏死，再生修复的上皮杯状细胞增多，并发生鳞状上皮化生。②腺体的改变：黏膜下腺体增生肥大、分泌黏液增多，部分浆液腺泡转变为黏液腺。③支气管壁的炎性变化：管壁充血、水肿，淋巴细胞、浆细胞浸润，平滑肌细胞断裂、萎缩，软骨可变性、萎缩或骨化（图 12–8）。

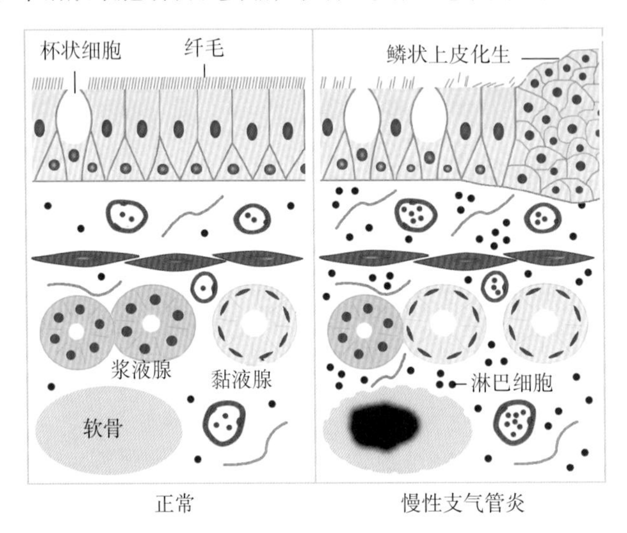

图 12–8　正常气管黏膜及慢性支气管炎模式图

咳嗽、咳痰为慢性支气管炎患者的常见症状，痰液一般为白色黏液泡沫状，黏稠不易咳出。急性发作时，痰呈黏液脓性或脓性，双肺可闻及湿啰音、哮鸣音，呼吸急促。

慢性支气管炎常反复发作，久之，可导致慢性阻塞性肺气肿和慢性肺源性心脏病等。如果病情严重，可诱发右心衰竭；支气管发生鳞状上皮化生，有癌变的可能。

第五节　肺　　炎

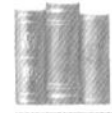

知识要点

1. 肺炎是呼吸系统的常见病、多发病。根据病变累及的范围可分为大叶性肺炎、小叶性肺炎和间质性肺炎。前两种临床上常见。

2. 大叶性肺炎是纤维素性炎，病变分为充血水肿期、红色肝样变期、灰色肝样变期及溶解消散期 4 期。

3. 小叶性肺炎是化脓性炎，以老人、小儿及体弱多病者多见。

肺炎（pneumonia）在临床上比较常见。引起肺炎的病因繁多，分类方法亦多。由各种生物因子引起的肺炎分别称为细菌性肺炎、病毒性肺炎、支原体肺炎、真菌性肺炎和寄生虫性肺炎；根据病变累及的范围，又可分为大叶性肺炎、小叶性肺炎和间质性肺炎。

一、大叶性肺炎

大叶性肺炎（lobar pneumonia）是主要由肺炎链球菌引起的以肺泡内纤维素弥漫渗出为主要病变特征的急性炎症，病变累及一个肺段乃至整个大叶肺组织。临床上起病急骤，表现有寒战、高热、胸痛、咳嗽、咳铁锈色痰、呼吸困难等症状，并有肺实变体征。病程 5 ~ 10 天，预后良好，多见于青壮年。

【病因及发病机制】

本病 90% 以上由肺炎链球菌引起，少数可由肺炎杆菌、金黄色葡萄球菌、溶血性链球菌等引起。肺炎链球菌寄生于正常人的鼻咽部，在感冒、受寒、疲劳、醉酒、麻醉等因素的影响下，机体抵抗力降低，呼吸道防御功能减弱，寄生的细菌易侵入肺泡而发病。侵入肺泡的细菌迅速生长并繁殖，引起肺泡间隔毛细血管扩张、通透性增加，浆液和纤维蛋白原大量渗出，并与细菌一起通过肺泡间孔向邻近肺组织蔓延，迅速波及整个大叶肺组织。

【病理变化及与临床联系】

大叶性肺炎的病变特点为急性纤维素性炎症，多见于左肺或右肺下叶。典型病程一般分为以下 4 期：

1. 充血水肿期　发病第 1 ~ 2 天。①肉眼观：病变肺叶肿胀，重量增加，呈暗红色。②镜下观：肺泡壁毛细血管扩张充血，肺泡腔内有大量浆液性渗出物及少量红细胞、中性粒细胞和巨噬细胞，渗出物中可检出细菌。

此期患者因毒血症而出现高热、寒战症状，听诊可闻及湿性啰音，白细胞计数升高，肺部 X 线片见淡薄云雾状阴影。

2. 红色肝样变期　发病第 3 ~ 4 天。①肉眼观：病变肺叶肿胀、实变，色暗红，质实如肝。②镜下观：肺泡壁毛细血管扩张充血更加显著，通透性增加。肺泡腔内充满纤维素、大量红细胞、一定数量的中性粒细胞及巨噬细胞（图 12-9）。纤维素交织成网，并穿过肺泡间孔与相邻肺泡的纤维素网相连接。此期渗出物中仍可检出多量致病菌。

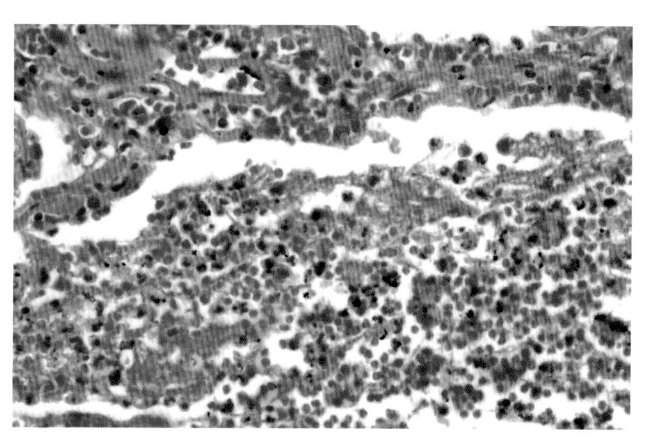

图 12-9　大叶性肺炎红色肝样变（镜下）

因肺组织广泛实变，肺泡通气、换气功能障碍，患者出现呼吸困难、发绀等缺氧症状。肺泡腔内的红细胞被巨噬细胞吞噬，崩解后形成含铁血黄素，使痰呈铁锈色。当病变波及胸膜可出现胸痛，X线片见大片致密状阴影。

3. 灰色肝样变期　发病第5～6天。①肉眼观：病变肺叶仍肿胀，因充血消退，肺实变区由暗红色转为灰白色，切面干燥、颗粒状，质实如肝（图12-10）。②镜下观：肺泡腔内纤维素渗出继续增加，肺泡壁毛细血管受压，甚至闭塞，病变肺组织呈贫血状（图12-11）。肺泡腔纤维素网眼内有大量中性粒细胞，渗出的纤维素通过肺泡间孔互相连接成网，限制细菌的扩散，有利于中性粒细胞的游走和对细菌的吞噬，故渗出物中不易检出致病菌。

此期胸部叩诊、听诊及X线检查所见与红色肝样变期基本相同。由于病变区肺泡通气与血流比例失调有所好转，故患者呼吸困难、缺氧等症状较红色肝样变期为轻。

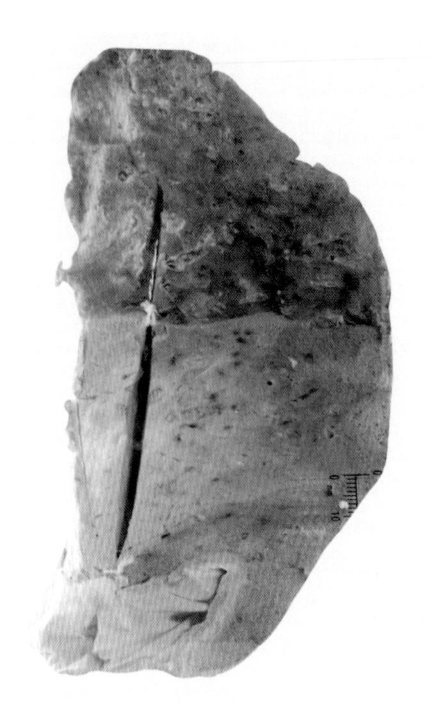

图12-10　大叶性肺炎灰色肝样变（大体）

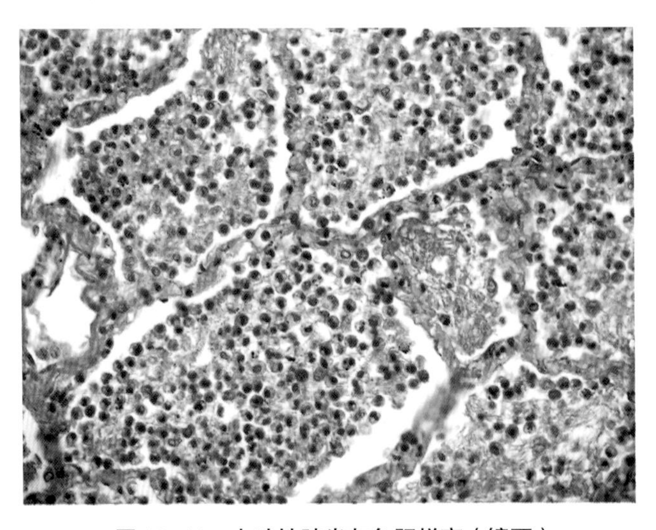

图12-11　大叶性肺炎灰色肝样变（镜下）

4. 溶解消散期　发病第7天左右。机体抵抗力增强，病原菌被消灭，渗出纤维素被中性粒细胞释放的蛋白溶解酶溶解，经淋巴管吸收或被咳出。炎症消退，肺内实变病灶消失，结构和功能逐渐恢复正常。此期患者体温降至正常，咳稀薄样痰，毒血症症状和肺实变的体征逐渐消失，X线片见病变区阴影密度降低、透亮度增加。

以上所述是大叶性肺炎典型的病变经过，各期无绝对界限。目前由于抗生素的广泛应用，典型病变已不多见，病程缩短，病变减轻。

【结局和并发症】

绝大多数患者经过治疗，可以痊愈。但极少数患者因感染严重或抵抗力过于低下，又未及时治疗而出现以下并发症：

1. 肺肉质变　由于中性粒细胞渗出过少，释放的蛋白溶解酶量不足以溶解渗出物中的纤维素，大量未被溶解的纤维素由肉芽组织取代而机化，病变肺组织呈红褐色肉样外观，称肺肉质变。

2. 肺脓肿及脓胸　当机体抵抗力低下或致病菌毒力过强（如金黄色葡萄球菌、链球菌等感染）时，可使肺组织坏死而形成肺脓肿，若扩散至胸膜则引起脓胸。

3. 胸膜肥厚粘连　当病变累及胸膜且渗出较多纤维素时，如不能完全溶解吸收可发生纤维化，最后导致胸膜肥厚粘连。

4. 感染性休克　是大叶性肺炎最严重的并发症，主要表现为严重的全身中毒症状和微循环障碍，故又称为中毒性肺炎，死亡率较高。

二、小叶性肺炎

小叶性肺炎（lobular pneumonia）是以肺小叶为病变单位的急性化脓性炎症，因病变常以细支气管为中心，故又称支气管肺炎。本病可发生于任何年龄，以老人、小儿及体弱多病者多见。

【病因及发病机制】

本病主要由细菌感染引起。常见的致病菌有葡萄球菌、肺炎球菌、流感嗜血杆菌、链球菌及大肠杆菌等。这些细菌通常是口腔或上呼吸道内的常驻菌群，当患有传染病（麻疹、百日咳、流感）或营养不良、昏迷、麻醉、恶病质及手术后等因素使机体抵抗力低下，呼吸道防御功能受损，细菌才得以侵入细支气管及末梢肺组织而引起小叶性肺炎。所以，小叶性肺炎原发感染者少见，常常并发于其他疾病，如手术后肺炎、吸入性肺炎、坠积性肺炎等。

【病理变化及与临床联系】

小叶性肺炎病灶散在分布于两肺，以下叶和背部多见。①肉眼观：肺表面及切面可见散在的灰黄色实变病灶，大小不一，多在 0.5 ~ 1cm（相当于小叶范围），形状不规则。严重者病灶互相融合成大片状，称融合性支气管肺炎。②镜下观：病变细支气管黏膜充血、水肿，表面覆着黏液性渗出物。随着病变发展，细支气管及其周围肺泡腔内充满大量的中性粒细胞及脱落崩解的上皮细胞、少量红细胞及纤维素，渗出物增多，转成脓性。病灶周围肺组织可见充血、水肿，部分正常的肺泡过度充气呈代偿性肺气肿（图 12–12）。

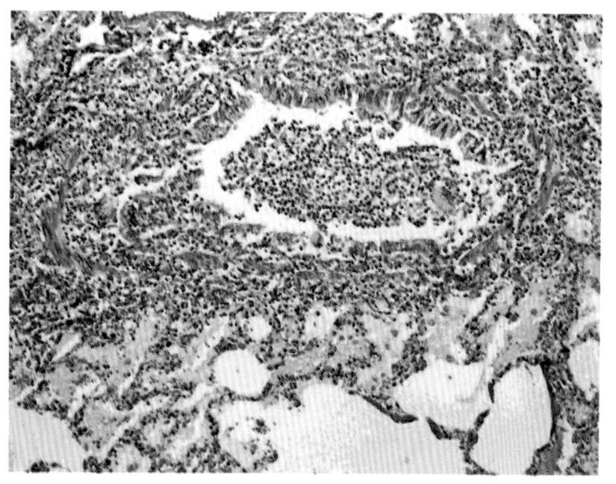

图 12–12　小叶性肺炎（镜下）

小叶性肺炎多为其他疾病的并发症，其临床表现常被原发疾病所掩盖，但发热、咳嗽、咳痰仍是最常见的症状。痰液为黏液脓性或脓性。因病灶较小且散在分布，肺实变体征一般不明显，听诊双肺散在湿啰音。X线呈散在不规则灶状模糊阴影。

【结局和并发症】

若及时治疗，小叶性肺炎大多可痊愈。但婴幼儿及年老体弱者预后较差。与大叶性肺炎相比，小叶性肺炎的并发症较多，常见的有呼吸衰竭、心力衰竭、肺脓肿、脓胸及脓毒血症等。

三、间质性肺炎

（一）病毒性肺炎

病毒性肺炎（viral pneumonia）多由上呼吸道病毒感染向下蔓延所致，为肺间质（支气管及细支气管周围、小叶间隔、肺泡壁等）的渗出性炎症。常散发，偶可造成流行，患者多为儿童。

引起该类肺炎的病毒主要是流感病毒，其次为呼吸道合胞病毒、腺病毒、副流感病毒、麻疹病毒、单纯疱疹病毒及巨细胞病毒等，可由一种病毒或多种病毒混合感染引起或继发于细菌感染。主要经飞沫传播。

【病理变化及与临床联系】

病毒性肺炎主要表现为肺间质的急性非化脓性炎症。①肉眼观：病变肺组织轻度肿大，无明显实变。②镜下观：肺泡间隔明显增宽，肺间质充血水肿，淋巴细胞及单核细胞浸润。肺泡腔内无或有少量渗出物。若渗出液较明显时，渗出物浓缩凝结成薄层红染的膜样物，贴附于肺泡内表面，即透明膜形成。细支气管上皮及肺泡上皮可发生坏死，或增生肥大形成多核巨细胞。在增生的上皮细胞和多核巨细胞的胞核和胞质内，可见病毒包涵体，呈嗜酸性球形，约红细胞大小，其周围有一清晰的透明晕。检出病毒包涵体是病理组织学诊断病毒性肺炎的主要依据。

该肺炎临床症状差别较大，患者常表现为发热、剧烈咳嗽、呼吸困难，甚至出现发绀及全身中毒症状。X线检查：肺部可见斑点、片状浅薄阴影。婴幼儿和老年患者病情较重。本病及时治疗预后较好，严重或伴细菌感染时预后较差。

（二）支原体肺炎

支原体肺炎（mycoplasmal pneumonia）是由肺炎支原体引起的肺间质的急性渗出性炎症。儿童和青少年发病率较高，秋、冬季节发病较多，主要经飞沫传播。常为散发性，偶尔流行。

【病理变化及与临床联系】

肺炎支原体感染可波及整个呼吸道。①肉眼观：病变常累及一个肺叶，下叶多见，病灶节段性分布，暗红色，实变不明显，胸膜一般不累及。②镜下观：病变主要发生于肺间质，肺泡间隔明显增宽，肺间质明显充血、水肿，有淋巴细胞、单核细胞浸润。肺泡腔内一般无炎性渗出物，或仅见少量浆液和少数单核细胞。

该肺炎临床起病较急，常有发热、头痛、顽固而剧烈的咳嗽、气促和胸痛。X线可见节段性病灶阴影。分泌物内可检出肺炎支原体。本病预后较好。

同步训练

一、名词解释

慢性支气管炎　大叶性肺炎　小叶性肺炎　肺肉质变

二、填空题

1. 慢性支气管炎的病因有________、________、________和________。
2. 慢性支气管炎反复发作可导致________和________等。
3. 肺炎按病变累及的范围有________、________和________三种。
4. 大叶性肺炎分________、________、________和________4期。临床典型表现是________。
5. 大叶性肺炎的并发症有________、________、________和________等。
6. 大叶性肺炎是________炎，小叶性肺炎是________炎。
7. 小叶性肺炎常见的并发症是________、________、________、________和________等。

三、选择题

1. 最常引起肺源性心脏病的是下列哪项（　　）
   A. 肺结核　B. 支气管扩张症　C. 慢性支气管炎
   D. 支气管哮喘　E. 原发性肺血管疾病
2. 慢性支气管炎最常见的并发症是（　　）
   A. 肺炎　B. 肺脓肿　C. 支气管扩张症和肺源性心脏病
   D. 肺气肿和肺源性心脏病　E. 肺结核和肺源性心脏病
3. 大叶性肺炎的病变性质是（　　）
   A. 出血性炎　B. 纤维素性炎　C. 浆液性炎　D. 化脓性炎　E. 变态反应性炎
4. 小叶性肺炎的病变性质是（　　）
   A. 浆液性炎　B. 化脓性炎　C. 纤维素性炎　D. 出血性炎　E. 增生性炎
5. 病毒性肺炎属于（　　）
   A. 急性肺间质性炎　B. 纤维素性炎　C. 浆液性炎　D. 化脓性炎　E. 增生性炎

6. 某男性，25 岁，淋雨后出现寒战，体温 39.5℃，3 天后感胸痛，咳嗽，咳铁锈色痰。X 线检查：左肺下叶有大片致密阴影。可初步诊断为（ ）

A. 肺脓肿 B. 小叶性肺炎 C. 慢性支气管炎 D. 大叶性肺炎 E. 病毒性肺炎

7. 女性，68 岁，因骨折卧床数月。近一年来常咳嗽，并咳黄色黏液脓痰。查体：双肺下叶可闻及湿性啰音；X 线片示双肺下叶不规则散在小片状模糊阴影。最可能的病变是（ ）

A. 大叶性肺炎 B. 小叶性肺炎 C. 间质性肺炎 D. 肺癌 E. 肺结核

四、问答题

1. 简述慢性支气管炎的病理变化。
2. 用慢性支气管炎的基本病变解释其临床表现。
3. 慢性支气管炎可能导致哪些不良后果？
4. 简述大叶性肺炎各期的病变特点及主要临床表现。
5. 试述小叶性肺炎的病理变化。

五、病例讨论

患者，男性，50 岁。吸烟史三十余年，近 10 年每年于冬季感冒后出现咳嗽，咳白色泡沫样黏痰，到春末随天气转暖才逐渐好转。

讨论题：

请根据所学知识对此患者作出诊断及提出诊断依据。如果病情继续进展，患者可能会出现哪些病变？

第六节 慢性胃炎

知识要点

慢性胃炎是胃黏膜的慢性非特异性炎症，有 4 种病理类型：①慢性浅表性胃炎；②慢性萎缩性胃炎；③慢性肥厚性胃炎；④疣状胃炎。慢性萎缩性胃炎因其发病率高、临床症状明显而凸显其重要性。

慢性胃炎（chronic gastritis）是一种发病率较高的胃黏膜慢性非特异性炎症。它的病因和发病机制目前尚不明确，主要与下列因素有关：①幽门螺杆菌感染；②长期慢性刺激；③十二指肠液反流对胃黏膜屏障的破坏；④自身免疫性疾病。

慢性胃炎可分为 4 种：慢性浅表性胃炎、慢性萎缩性胃炎、慢性肥厚性胃炎和疣状胃炎。临床上最常见的是以下两种：

1. 慢性浅表性胃炎 慢性浅表性胃炎（chronic superficial gastritis），又称慢性单纯性胃炎，是胃黏膜最常见的病变之一。胃镜检出率高达 20% ~ 40%，胃窦部多见。胃镜可见病变处胃黏膜表面有灰白或黄白色黏液性渗出物，局部充血、水肿，可伴有点状出血和糜烂。镜下观：病变黏膜充血、水肿，表浅上皮坏死、脱落，淋巴细胞、浆细胞浸润。

临床常无明显症状，大多数可痊愈，少数转变为慢性萎缩性胃炎。

2. 慢性萎缩性胃炎 慢性萎缩性胃炎（chronic atrophic gastritis），炎症改变不明显，以胃黏膜腺体萎缩性病变为其主要特征，可分为 A、B 两种类型。两型黏膜病变类似但临床表现却有所不同。胃镜见病变区胃黏膜变薄，皱襞变浅甚至消失，表面颗粒状，偶有出血及糜烂。镜下观：①病变区腺上皮萎缩，有时呈囊性扩张；②纤维结缔组织增生；③淋巴细胞、浆细胞浸润；④可伴有肠上皮化生。

由于胃腺萎缩，壁细胞和主细胞减少或消失，因而胃液分泌减少，患者常出现消化不良、食欲不佳、上腹部不适或钝痛。A 型患者由于壁细胞破坏严重，内因子缺乏，维生素 B_{12} 吸收障碍，故易发生恶性贫血。伴有肠上皮化生的患者要警惕胃癌的发生。

第七节 消化性溃疡

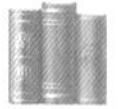

知识要点

消化性溃疡是以胃和十二指肠形成慢性溃疡为特征的一种常见病，多见于 20 ~ 50 岁的成人，男性多于女性。十二指肠溃疡多见，其发生部位、形态特点和临床表现与胃溃疡都存在不同程度的差异。

消化性溃疡病（peptic ulcer disease）是以胃和十二指肠形成慢性溃疡为特征的一种常见病。临床上多呈慢性经过，主要发生在十二指肠和胃。十二指肠溃疡多见，约占 70%；胃溃疡占 25%；两者并存称为复合性溃疡，约占 5%。

【病因及发病机制】

本病的病因及发病机制目前尚不清楚，一般认为与下列因素有关：①幽门螺杆菌感染；②黏膜抗消化能力降低；③胃液的消化作用增强；④神经内分泌功能紊乱；⑤遗传因素。

【病理变化】

肉眼观：胃溃疡多见于胃小弯近幽门处，尤其胃窦部多见。多为单个的圆形或椭圆形病灶，直径小于 2cm，边缘整齐，周围黏膜皱襞呈放射状（图 12-13）。十二指肠溃疡多见于球部，直径小于 1cm，溃疡较浅易愈合。

镜下观：溃疡由浅到深可见 4 层结构：①炎性渗出物；②坏死组织；③新鲜的肉芽组织；④瘢痕组织（图 12-14）。

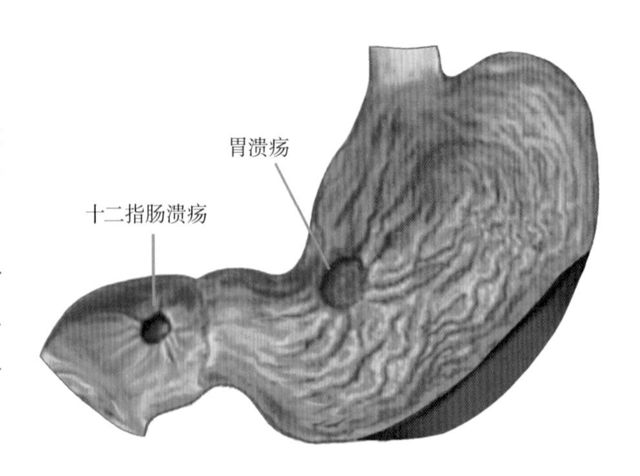

图 12-13 胃溃疡好发部位模式图

【病理变化及与临床联系】

1. 周期性上腹部疼痛　疼痛多为钝痛或烧灼痛，主要是由胃酸对糜烂面暴露出来的神经末梢的刺激所导致，所以胃溃疡一般表现为“饱痛”（餐后 1 小时）；十二指肠溃疡一般表现为“饿痛”，进食后缓解。

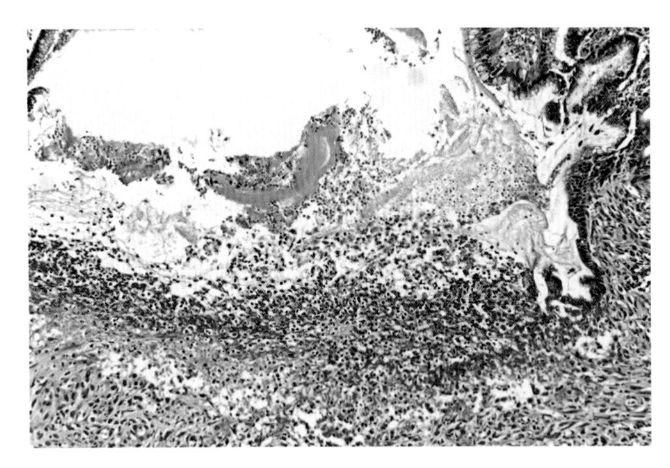

图 12-14 慢性胃溃疡镜下观

2. 反酸嗳气　胃幽门括约肌痉挛和胃逆蠕动，胃内容物排空困难，滞留于胃内引起发酵及消化不良所致。

10% ~ 35% 的患者可发生溃疡出血而引起贫血，5% 的患者发生穿孔导致弥漫性腹膜炎，2% ~ 3% 的患者出现幽门梗阻而发生反酸、呕吐。经久不愈的胃溃疡，可发生癌变。

第八节 病毒性肝炎

知识要点

病毒性肝炎是由肝炎病毒引起的以肝实质细胞变性、坏死为主要病变的传染病。在我国，病毒性肝炎发病率很高。各型肝炎病变基本相同，如果反复发作，会导致肝硬化，甚至肝性脑病，肝硬化可并发肝癌。

病毒性肝炎（viral hepatitis）是由肝炎病毒引起的以肝实质细胞变性、坏死为主要病变的传染病。病毒性肝炎在世界各地均有发病和流行，且发病率有不断上升的趋势。其发病无明显年龄、性别差异，无明显季节性。

【病因与传播途径】

目前已证实肝炎病毒有甲型（HAV）、乙型（HBV）、丙型（HCV）、丁型（HDV）、戊型（HEV）及庚型（HGV）6种。其传播途径不尽相同，有血液、消化道、密切接触等途径。我国乙肝病毒感染者最多，约占人口总数的10%，是慢性肝炎的主要致病原，主要通过血源性传播，危害最大。

【病理变化】

各型肝炎病变基本相同，均以肝细胞的变性、坏死为主，同时伴有不同程度的炎性细胞浸润、肝细胞再生和纤维组织增生。

1. 肝细胞变性

（1）肝细胞水肿　肝细胞内水分增多，表现为胞浆疏松呈网状、半透明，称胞浆疏松化。进一步发展，肝细胞高度肿胀，呈圆球形，胞浆几乎完全透明，称为气球样变。

（2）肝细胞嗜酸性变　是凋亡的表现。嗜酸性变多累及单个或几个肝细胞，散在于肝小叶内，病变肝细胞因胞浆内水分脱失浓缩，体积缩小，嗜酸性染色增强，胞浆颗粒性消失。

2. 肝细胞坏死

（1）嗜酸性坏死　由嗜酸性变发展而来。肝细胞胞浆进一步浓缩，体积更小，胞核固缩、碎裂、消失，最后剩下深红染的圆形小体，称为嗜酸性小体（acidophilic body）。上述改变又称嗜酸性坏死。

（2）肝细胞溶解坏死　最常见，由气球样变发展而来。镜下观：病变肝细胞高度肿胀，胞核固缩、溶解消失，随后细胞解体。重型肝炎时肝细胞变性常不明显，很快发生溶解坏死。根据坏死的范围，由小到大依次分为点状坏死、碎片状坏死、桥接坏死和大片状坏死。

3. 炎细胞浸润　肝炎时在汇管区或肝小叶内常有不同程度的炎细胞浸润，主要是淋巴细胞、单核细胞，有时也见少量的浆细胞及中性粒细胞浸润等。

4. 肝细胞再生 肝细胞坏死时，邻近的肝细胞可通过再生进行修复。再生的肝细胞体积较大，核大深染，胞浆略嗜碱性。再生的肝细胞可沿网状支架生长而完全修复；如坏死严重，网状支架塌陷，则再生的肝细胞失去支架依托，而呈结节状再生，这是形成肝硬化的基础之一。

5. 间质反应性增生及小胆管的再生 间质 Kupffer 细胞、间叶细胞和成纤维细胞增生。反复发生严重坏死的病例，由于大量成纤维细胞增生可发展至肝纤维化及肝硬化。慢性病例在汇管区可见细小胆管的再生。

【临床病理类型】

1. 普通型肝炎 各型病毒性肝炎的病变和临床表现基本相同。目前常将病毒性肝炎从临床病理角度分为普通型及重型两大类。普通型又分急性和慢性两类。急性有无黄疸型及黄疸型；重型又分急性和亚急性两类。

（1）急性（普通型）肝炎 此型最常见。临床又分黄疸型和无黄疸型两种。我国以无黄疸型居多，且多属于乙型肝炎，其次为丙型肝炎。黄疸型肝炎的病变略重，病程较短，多见于甲、丁、戊型肝炎。黄疸型和无黄疸型两者病变基本相同。

①病理变化 肉眼观：因肝细胞的变性、肿胀，使肝体积肿大，质软，被膜紧张。镜下观：可见广泛的肝细胞变性而坏死轻微。肝细胞变性以胞浆疏松化和气球样变为最多见（图 12–15），嗜酸性变亦较常见。坏死多为散在的点状坏死，嗜酸性小体亦可见到。因点状坏死灶内的网状支架保持完好，该处再生肝细胞可完全恢复原来的结构和功能。坏死处可见炎细胞浸润，汇管区及肝小叶内也有轻度炎细胞浸润。黄疸型坏死灶稍多、稍重，毛细胆管管腔中有胆栓形成。

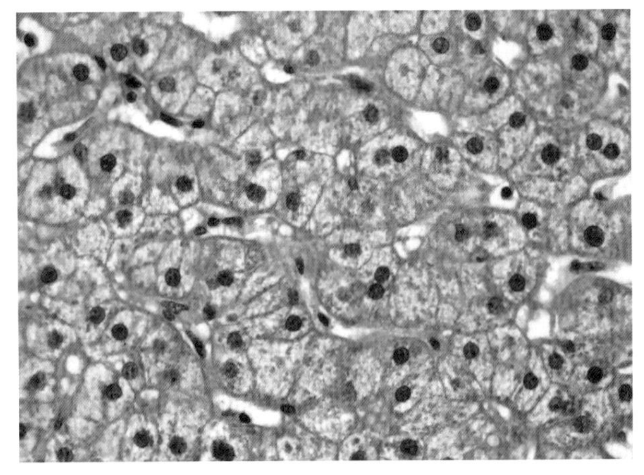

图 12–15 病毒性肝炎镜下病变

②临床病理联系 因肝细胞变性，体积变大，引起肝肿大及肝区疼痛和压痛。因肝细胞坏死，肝细胞内谷丙转氨酶（ALT）等大量入血，引起血清 ALT 升高，肝功能异常，严重时可出现黄疸。

③结局 本型肝炎患者多可在半年内逐渐恢复，一部分病例（多为乙型、丙型肝炎）恢复较慢，需半年到一年，有的病例可发展为慢性肝炎。极少数可发展为重型肝炎。

（2）慢性（普通型）肝炎 肝炎病程持续在半年以上即为慢性肝炎。大多数由急性肝炎转变而来，其中乙型肝炎占绝大多数。慢性肝炎分为轻、中、重度三类。

①轻度慢性肝炎 有点状坏死，偶见轻度碎片状坏死，汇管区周围少量纤维增生，肝小叶结构完整。

②中度慢性肝炎 肝细胞坏死明显，除灶状、带状坏死外，有中度碎片状坏死及

特征性的桥接坏死。肝小叶内有纤维间隔形成，但小叶结构大部分保存。

③重度慢性肝炎 肝细胞坏死重且广泛，有重度的碎片状坏死及大范围桥接坏死。坏死区出现肝细胞不规则再生。小叶周边与小叶内肝细胞坏死区间形成纤维条索连接，纤维间隔分割肝小叶结构，晚期可形成假小叶。

2. 重型肝炎 重型肝炎较少见。根据病程和病变不同，分为急性重型肝炎和亚急性重型肝炎两种。

（1）急性重型肝炎 本型少见。起病急，病变发展迅猛，病死率高。临床上又称暴发型或电击型肝炎。

①病理变化 肝细胞坏死严重而广泛。肝索解离，出现弥漫性的大片肝细胞坏死。网状支架塌陷，肝窦明显扩张充血及出血，Kupffer 细胞增生肥大。肉眼观：肝脏体积明显缩小，重量减至 600 ~ 800g 以下，质地柔软，表面被膜皱缩，表面及切面呈黄色或褐红色，有的区域呈红黄相间的斑纹状，故又称急性黄色肝萎缩或急性红色肝萎缩。

②临床病理联系 大量肝细胞坏死可导致肝细胞性黄疸、凝血障碍、解毒功能障碍而引起肝性脑病。由于胆红素代谢障碍及血液循环障碍可诱发肾功能衰竭。

③结局 本型肝炎大多数于短期内死亡，少数迁延而发展为亚急性重型肝炎。

（2）亚急性重型肝炎 多由急性重型肝炎迁延而来。本病病程较长，可持续 1 个月至数月。

①病理变化 既有大片的肝细胞溶解坏死，又有肝细胞结节状再生。坏死的范围和形态新旧不一，坏死区网状纤维支架塌陷和胶原纤维化使再生的肝细胞失去依托而呈不规则的结节状，失去原有小叶的结构和功能。肉眼观：由于肝细胞大片坏死，伴结节状再生和纤维组织增生，故肝体积缩小，表面被膜皱缩不平，部分可形成大小不等的结节，质地略硬，呈黄绿色或红褐色，又称亚急性黄色肝萎缩。

②结局 本型肝炎如及时治疗有停止进展和治愈的可能。病程迁延较长者（超过 1 年）则逐渐过渡为坏死后性肝硬化，可死于肝功能衰竭。

第九节 肝 硬 化

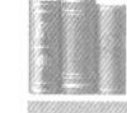

知识要点

肝硬化大多数是由慢性病毒性肝炎发展而来，形成的关键是肝细胞变性坏死、纤维组织增生和肝细胞结节状再生；广泛增生的纤维组织将肝小叶或肝细胞再生结节分割包绕成为假小叶，从而导致门脉高压症和肝功能障碍。

肝硬化（liver cirrhosis）是多种损伤因素导致肝细胞变性坏死、纤维组织增生和肝细胞结节状再生，三种病变反复交替进行，最终导致肝脏变形变硬而形成肝硬化。

国际上将肝硬化按形态分为小结节型、大结节型、大小结节混合型及不全分割型肝硬化。我国常用的分类方法是结合病因及病变进行综合分类，即门脉性、坏死后性、胆汁性肝硬化等。本节以临床最常见的门脉性肝硬化作为叙述内容。

门脉性肝硬化（portal cirrhosis）又称雷奈克肝硬化，相当于小结节型肝硬化，约占所有肝硬化的50%。

【病因及发病机制】

1. 病毒性肝炎　在我国，慢性病毒性肝炎是肝硬化的主要原因，其中以慢性乙型病毒性肝炎为最常见。

2. 慢性酒精中毒　欧美等国家肝硬化的主要原因多为长期大量饮酒。

3. 营养缺乏　食物中长期缺乏某些成分如蛋氨酸和胆碱等营养物质时，肝合成磷脂障碍，形成脂肪肝进而发展为肝硬化。

4. 有害物质　许多化学物质，如四氯化碳、磷、砷或黄曲霉素等的长期作用，可导致肝细胞反复遭受损害而引起肝硬化。

在上述因素的长期作用下，首先引起肝细胞脂肪变性、坏死和增生等，以后在坏死区发生胶原纤维增生。初期增生的纤维组织虽形成小的条索，但尚未互相连接形成间隔使肝小叶改建，此时称为肝纤维化，为可复性病变。如果病变继续进展，小叶中央区和汇管区等处的纤维间隔互相连接，分隔原有的肝小叶；同时残余肝细胞结节状再生，最终使肝小叶结构和血液循环被改建而形成肝硬化。

【病理变化】

肉眼观：早期肝体积正常或略增大，质地正常或稍硬。晚期肝体积缩小，重量减轻，硬度增加。表面呈颗粒状或小结节状，结节大小较一致，最大结节直径不超过1. 0cm。切面见小结节周围为纤维组织条索包绕，其间隔较窄且较一致，弥漫分布于全肝（图12-16）。

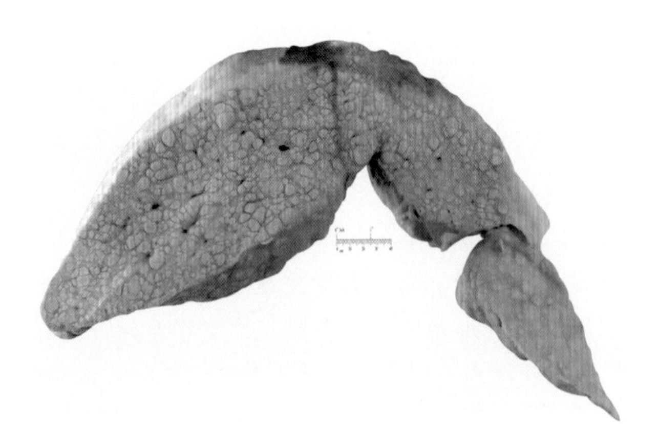

图12-16　门脉性肝硬化（大体）

镜下观：正常肝小叶结构被破坏，由广泛增生的纤维组织将肝小叶或肝细胞再生结节分割包绕成大小不等、圆形或椭圆形的肝细胞团，称为假小叶（pseudolobuli）。假小叶内肝细胞索排列紊乱，小叶中央静脉缺如、偏位或有两个以上，有时包绕有汇管区（图 12–17）。

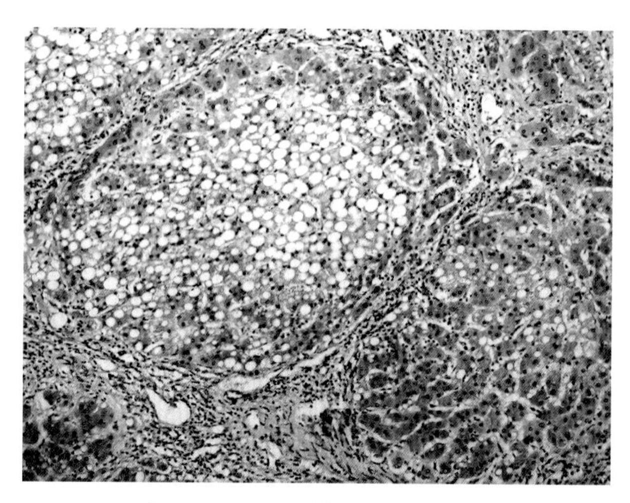

图 12–17 门脉性肝硬化（镜下）

【临床病理类型】

1. 门脉高压症

（1）脾肿大及脾功能亢进 门静脉高压导致脾静脉回流障碍，形成慢性脾淤血和肿大，肿大后的脾功能亢进。

（2）腹水形成 肝硬化晚期腹腔内可聚集大量淡黄色透明液体，称为腹水。腹水形成的原因主要有：①门静脉高压，血管内压升高，水分及血浆蛋白漏出；②肝灭活功能减退，抗利尿激素、醛固酮等在体内分解减少，导致钠水潴留；③肝功能降低，白蛋白合成减少，血浆胶体渗透压下降而引起腹水。

（3）侧支循环形成 主要的侧支循环及并发症有：①食管下段静脉丛曲张、破裂出血：是肝硬化患者常见的死亡原因之一；②直肠静脉（痔静脉）丛曲张：直肠静脉丛曲张破裂、可发生便血，长期便血可引起患者贫血；③脐周及腹壁静脉曲张：脐周静脉迂曲，并向上及向下腹壁延伸，表现为"海蛇头"（图 12–18）。

（4）胃肠淤血水肿 胃肠静脉回流受阻，引起黏膜淤血、水肿，消化吸收障碍，致患者食欲不振、腹胀、腹泻和消瘦、抵抗力减弱等。

2. 肝功能不全 主要是肝脏长期反复受损的结果。主要临床表现如下：

（1）蛋白合成障碍 肝细胞损伤，白蛋白合成减少，白蛋白 / 球蛋白比值下降或倒置。

（2）雌激素的灭活作用减少 出现蜘蛛痣，肝掌，男子睾丸萎缩、乳腺发育等。

（3）出血倾向 患者有鼻出血，牙龈出血，黏膜、浆膜出血及皮下淤斑等。主要原因是肝合成凝血物质减少、脾功能亢进及血小板受损所致。

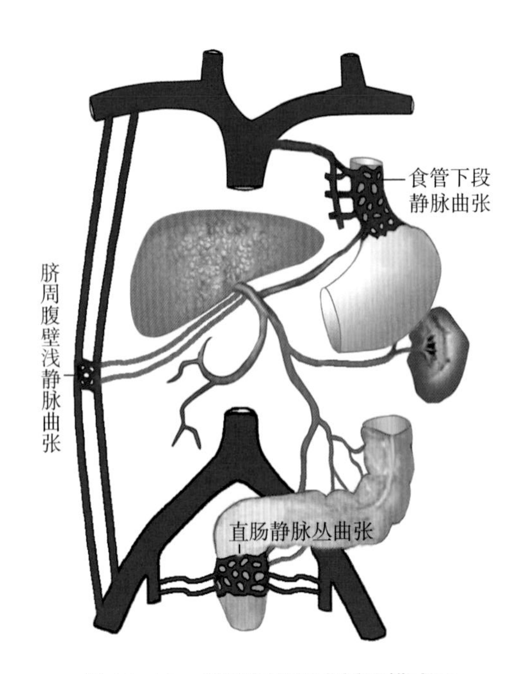

图 12-18　肝硬化时侧支循环模式图

（4）黄疸　多因肝内胆管的不同程度阻塞及肝细胞坏死引起。

（5）肝性脑病　是肝功能极度衰竭的结果。主要是肠内含氮物质不能在肝内转化而引起的氨中毒，是肝硬化患者常见死因之一。

同步训练

一、名词解释

病毒性肝炎　肝硬化　假小叶

二、填空题

1. 慢性胃炎分为________、________、________、________4 型。

2. 胃溃疡多发于________部位，其直径多为________；十二指肠溃疡多发于________部位，其直径多为________。

3. 病毒性肝炎的常见类型有________、________、________、________、________、________。

4. 病毒性肝炎的基本病理变化是________、________、________、________。

5. 国际上将肝硬化按形态分为________、________、________、________。我国最常见的________肝硬化相当于其中________。

6. 肝硬化时肝功能障碍的表现主要有________、________、________、________、

________。

三、选择题

1. 慢性萎缩性胃炎的病理变化特征是（　　）

A. 胃黏膜充血、水肿　B. 胃黏膜萎缩，黏膜皱襞变浅

C. 病变表浅仅限于黏膜层的上 1/3　D. 胃黏膜增厚，黏膜皱襞粗大

E. 病变处有点状出血或糜烂

2. 关于十二指肠溃疡下列哪项正确（　　）

A. 多发于十二指肠降部　B. 溃疡穿孔后可引起急性腹膜炎

C. 其发生机理与迷走神经兴奋性降低有关　D. 常表现为饱餐后上腹部疼痛

E. 溃疡较大，直径多在 2cm 以内

3. 急性普通型肝炎的病变特征是（　　）

A. 广泛的肝细胞变性　B. 广泛的肝细胞坏死　C. 大量的纤维结缔组织增生

D. 出现桥接坏死　E. 汇管区及小叶内炎细胞浸润

4. 下列哪项不是急性重型肝炎的病理变化（　　）

A. 肝脏体积缩小　B. 包膜皱缩　C. 重量减轻　D. 质地坚硬

E. 切面呈黄色或红褐色

5. 最容易转化成门脉性肝硬化的是（　　）

A. 急性普通型肝炎　B. 慢性普通型肝炎　C. 急性重型肝炎

D. 亚急性重型肝炎　E. 以上都不是

6. 我国门脉性肝硬化的常见原因是（　　）

A. 慢性酒精中毒　B. 营养缺乏　C. 毒物中毒　D. 病毒性肝炎　E. 药物中毒

7. 肝硬化的基本病理变化是（　　）

A. 肝细胞变性、坏死　B. 肝细胞结节状再生　C. 弥漫性纤维组织增生

D. 假小叶形成　E. 以上均是

8. 关于肝硬化晚期形成腹水的机理，下列哪一项不正确（　　）

A. 肝内结缔组织增生使肝静脉受压　B. 肝窦内压升高

C. 肝细胞合成白蛋白能力下降　D. 抗利尿激素及醛固酮在血内水平升高

E. 门静脉高压

四、问答题

1. 简述胃溃疡和十二指肠溃疡的区别。
2. 门脉压升高的原因有哪些？主要临床表现是什么？
3. 病毒性肝炎的基本病理变化是什么？它是如何演变成肝硬化的？
4. 肝功能障碍时患者可以有哪些表现？产生这些表现的原因是什么？

五、病例讨论

患者，男，50岁，呕血1小时入院。患者有慢性乙型肝炎病史多年，确诊“肝硬化”两年余。患者于1小时前进食晚餐后出现恶心，呕出鲜红色血液约300ml，无血凝块。伴头晕、心悸、口干。入院后又呕鲜血约500ml，次晨共解柏油样便2次，每次约150g。

入院体检：体温36.9℃，脉搏80次/分，呼吸22次/分，血压105/70mmHg，慢性病容，颈侧见两处蜘蛛痣，有肝掌，腹膨软，肝肋下未及，脾肋下3cm，腹部移动性浊音阳性。

实验室检查：肝肾功能：总蛋白48.1g/L，白蛋白27.6g/L，球蛋白20.5g/L，白蛋白/球蛋白为1.3，总胆红素27.9μmol/L，直接胆红素8.5μmol/L，谷丙转氨酶120U/L，尿素氮8.10mmol/L，肌酐120μmol/L，葡萄糖7.60mmol/L。乙肝标志物测定(ELISA法)：HBsAg阳性、HBcAg阳性、抗HBc阳性。胃镜：食管中下段静脉中到重度曲张。B超提示肝硬化，门静脉高压，脾肿大，中等量腹水。腹水检查为漏出液。腹水病理检查：未见癌细胞。住院后因再次大出血抢救无效死亡。

讨论题：

1. 根据提供的病史及检查结果，你的诊断和依据是什么？
2. 根据病史，推测患者的发病经过。

第十节　肾小球肾炎

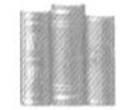

知识要点

根据病理变化及临床表现将肾小球肾炎分为急性肾小球肾炎、快速进行性肾小球肾炎和慢性肾小球肾炎等。通过肾穿刺活检获得肾脏病理变化，可明确诊断、指导治疗和判断预后。

急性肾小球肾炎病变主要为毛细血管内皮细胞和系膜细胞弥漫增生，临床表现为少尿、血尿、蛋白尿、水肿和高血压；慢性肾小球肾炎为各型肾炎的终末阶段，肾单位进行性减少，患者出现多尿、夜尿、低比重尿、水电解质紊乱和肾性贫血等表现。

肾脏是机体的主要排泄器官，其功能是将机体的代谢产物、多余的物质(如水、电解质)等，以尿液的形式排出体外，以维持机体内环境稳态。当肾脏排泄功能下降时，内环境失衡，则出现肾功能衰竭的症状。肾脏疾病常表现为尿的变化，如血尿、蛋白尿、管型尿、夜尿、多尿（≥ 2500ml/24h）、少尿（≤ 500ml/24h）、无尿(≤ 100ml/24h)等。另外，肾脏还具有内分泌功能，分泌肾素、促红细胞生成素、前列腺素和 1，25- 二羟胆固化醇等。肾小球肾炎（glomerulonephritis）是一组以肾小球损伤为主的变态反应性疾病，分为原发性肾小球肾炎（为原发于肾脏的独立疾病）和继发性肾小球肾炎（由其他疾病引起的肾小球疾病）。本节主要介绍原发性肾小球肾炎，其确切的病因和发病机制尚未完全阐明，主要与免疫反应有关。

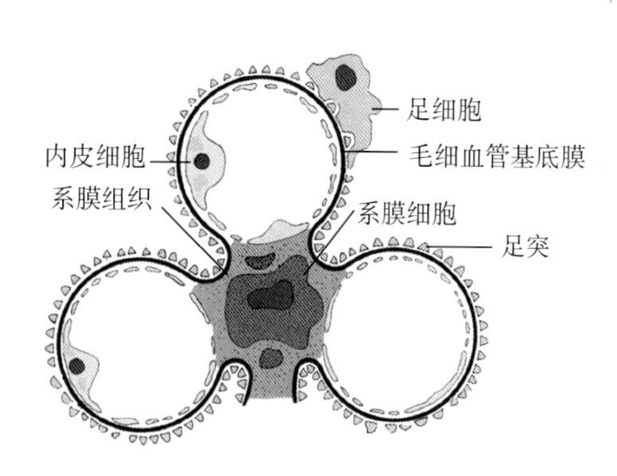

图 10-19 肾小球毛细血管与系膜组织的模式图

肾脏通过肾单位完成排泄功能，肾单位由肾小球、肾小管两部分构成。肾小球由毛细血管盘绕而成，毛细血管周围有系膜组织固定，系膜组织由系膜基质和系膜细胞构成（图 12-19），周围由脏层和壁层上皮细胞包绕形成肾小囊。滤过膜由毛细血管内皮细胞、基底膜及肾小囊脏层足细胞足突间的裂孔膜构成。发生在滤过膜上的抗原抗体反应是肾小球损伤的主要原因，免疫复合物沉积于肾小球滤过膜上有两种机制：①抗体与肾小球内抗原在原位发生反应；②血液循环中的抗原抗体复合物沉积在肾小球内。

一、急性肾小球肾炎

急性肾小球肾炎（acute glomerulonephritis）是最常见的肾小球肾炎，其病理类型为弥漫增生性肾小球肾炎。临床表现为血尿、蛋白尿、少尿、水肿和高血压。此型肾炎多见于儿童链球菌感染后，又称为感染后肾小球肾炎。多数患儿肾脏病变逐渐消退，甚至完全康复，预后好。极少数患儿转变为急进性肾小球肾炎，或迁延不愈转为慢性肾炎。成人患此型肾炎预后较差，常发展为肾功能衰竭或慢性肾小球肾炎。

【病因及发病机制】

急性肾小球肾炎主要与 A 组乙型溶血性链球菌感染有关，其他细菌、病毒也可引起。此型肾炎常发生于咽部或皮肤链球菌感染后 2 ～ 3 周，与抗体及免疫复合物形成所需的时间相符，所形成的免疫复合物沉积而造成肾小球弥漫性损伤。

【病理变化及与临床联系】

肉眼观：病变累及双侧肾脏。肾脏体积对称性增大，被膜紧张，由于充血，颜色较红，故有“大红肾”之称。有时由于肾小球毛细血管破裂出血，肾脏表面及切面可见散在的出血点，又称“蚤咬肾”。镜下观：双侧肾脏的绝大多数肾小球体积增大，肾小球内毛细血管内皮细胞和系膜细胞增生，中性粒细胞和单核细胞等炎细胞浸润；受累的肾小球毛细血管狭窄、阻塞，引起相应肾小管缺血，肾小管上皮细胞水肿、玻璃样变（图 12-20）。

由于肾小球内毛细血管内皮细胞和系膜细胞增生，导致管腔狭窄或闭塞，肾小球

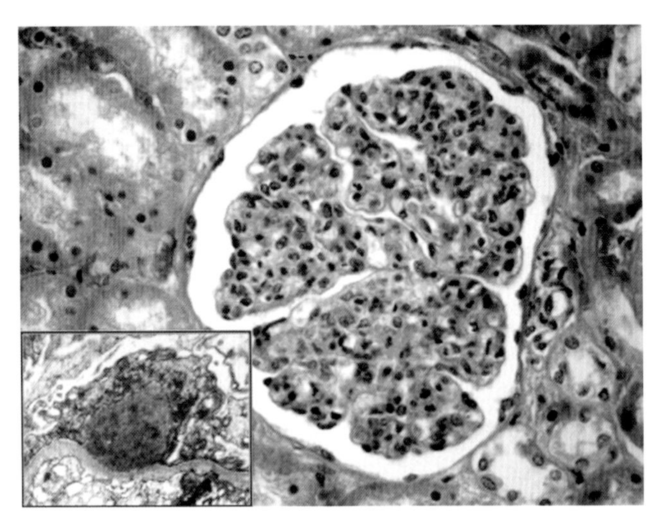

图 12-20　急性肾小球肾炎（镜下）

单位时间滤过率下降，患者出现少尿，体内水、钠潴留，引起水肿和高血压等症状；同时因肾血流量减少，激活肾素 - 血管紧张素系统，进一步使血压升高。免疫复合物的沉积，使肾小球滤过膜损伤、通透性增加，故患者有血尿、蛋白尿及管型尿等变化。血尿为常见症状，30%的患者出现肉眼血尿，多数患者出现镜下血尿（新鲜尿液离心后每高倍镜视野内见 3 个或 3 个以上红细胞，称为镜下血尿）、轻度蛋白尿，尿中可出现各种管型。

二、快速进行性肾小球肾炎

快速进行性肾小球肾炎（rapidly progressive glomerulonephritis，RPGN）起病急、进展快，成人多见，此型肾炎病理类型为新月体性肾小球肾炎。患者出现水肿、血尿和蛋白尿后，迅速发展为少尿或无尿、急性肾功能衰竭，如不及时治疗，患者将于数周或数月内死于急性肾功能衰竭。

【病因及发病机制】

快速进行性肾小球肾炎病因不明，大部分急进性肾炎由原发性免疫疾病引起，部分由其他类型的肾炎转化而来。因新月体的形成使肾小球损伤严重，预后与出现新月体的数量有关，新月体越多预后越差。

【病理变化及与临床联系】

肉眼观：双侧肾脏体积增大，颜色苍白，表面可有点状出血，切面见肾皮质增厚。镜下观：肾小球内可见形成的新月体，由肾小囊壁层上皮细胞增生和渗出的单核细胞构成。肾间质纤维组织增生，有淋巴细胞、单核细胞等炎细胞浸润。

由于新月体的形成造成肾小囊压迫、阻塞，患者迅速出现少尿、无尿和氮质血症等，最终导致肾功能衰竭。电子显微镜检查除见新月体外，还可见肾小球基底膜的缺损和断裂，红细胞大量漏出，因此患者血尿较明显。

三、慢性肾小球肾炎

慢性肾小球肾炎（chronic glomerulonephritis）主要由其他肾炎发展而来，是肾脏病变的终末阶段。病理变化以肾小球玻璃样变性、纤维化为主。主要临床表现为慢性肾炎综合征：多尿、夜尿、低比重尿、高血压、贫血、氮质血症和尿毒症。

【病因及发病机制】

慢性肾小球肾炎由不同类型的肾小球肾炎发展而来，病程表现不一，发病机制也不同。多数患者有急性肾炎病史，也有部分慢性肾炎患者起病隐匿，发现时已进入慢性阶段。

【病理变化及与临床联系】

肉眼观：双侧肾脏体积缩小，质地变硬，表面呈弥漫性细颗粒状，故称为颗粒性固缩肾。切面皮质变薄，皮质、髓质界限不清。镜下观：部分肾小球发生纤维化、玻璃样变性，所属肾小管萎缩，间质纤维化，伴有淋巴细胞及浆细胞浸润。病变轻的肾小球代偿性肥大，所属肾小管扩张，腔内可见各种管型（图 10–21）。

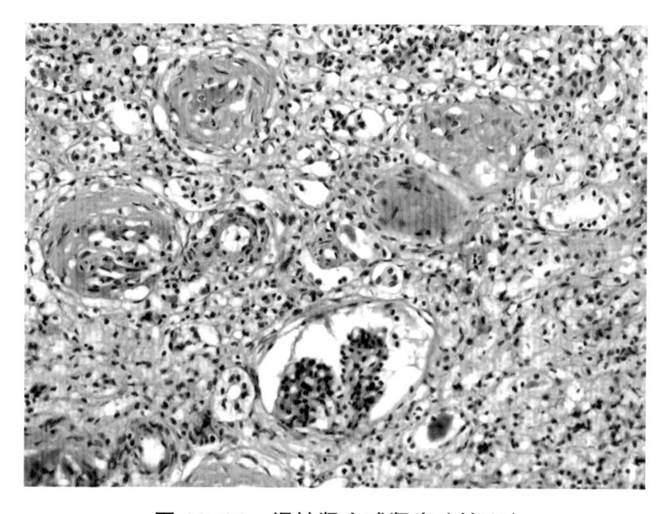

图 10–21 慢性肾小球肾炎（镜下）

由于肾小球硬化，导致肾组织缺血，肾素分泌增加，血压升高。高血压又可促使动脉硬化，加重高血压，长期高血压可引起左心室肥大而发生心力衰竭。残存肾单位血流加速，肾小球滤过率增加，但肾小管重吸收功能、尿浓缩功能降低，患者出现多尿、夜尿和低比重尿。肾单位的大量破坏，导致体内代谢产物堆积及水、电解质和酸碱失衡，出现氮质血症。肾单位的破坏，导致球旁细胞分泌促红细胞生成素减少，引起肾性贫血。另外，代谢产物堆积可抑制骨髓造血，同时破坏红细胞膜，加重贫血。

慢性肾小球肾炎病程长短不一，早期预防和治疗很重要。病变发展至晚期，预后较差。患者常死于肾功能衰竭，也可因高血压引起心力衰竭、脑出血及感染致死。

知识链接

肾病综合征

肾病综合征是肾小球肾炎时一种常见的临床综合征，以肾小球滤过膜通透性增加为主要特征。血浆蛋白大量滤出，患者出现大量蛋白尿；长期大量蛋白尿使血浆蛋白含量减少，形成低蛋白血症；低蛋白血症引起血浆胶体渗透压降低，患者出现水肿，同时肾小球滤过率下降，醛固酮和抗利尿激素分泌增加，加重水肿；高脂血症发生机制尚不明确，一般认为与低蛋白血症刺激肝脏合成脂蛋白相关。具备大量蛋白尿和低蛋白血症是诊断肾病综合征的必要条件。儿童肾病综合征常由原发性肾小球肾炎发展而来，成人肾病综合征可能与系统疾病有关。

第十一节　肾盂肾炎

知识要点

肾盂肾炎是由大肠杆菌、金黄色葡萄球菌感染引起的化脓性炎症，常见诱因为尿路梗阻。女性多见，去除诱因、使用抗生素、坚持系统治疗是关键，可减少急性肾盂肾炎转为慢性肾盂肾炎。

肾盂肾炎（pyelonephritis）是指发生在肾盂、肾间质和肾小管的化脓性炎症，分为急性和慢性两类，均与细菌感染有关。感染途径分为血源性感染和上行性感染。血源性感染是指细菌经血液播散到肾脏，常双侧受累，感染菌常为金黄色葡萄球菌；上行性感染指细菌由尿道、膀胱到输尿管，最后到达肾脏，可单侧，也可双侧受累，感染菌常为大肠杆菌，上行感染是引起肾盂肾炎的主要途径。上行感染存在一定的易感因素，如女性尿道短而直，且与肛门较近，发病率是男性的 10 倍。另外，尿路完全或不完全性梗阻、膀胱输尿管反流、膀胱镜检和导尿术等易引起膀胱炎，继而引起肾盂肾炎。临床上常表现为发热、腰部酸痛、血尿和脓尿等。

一、急性肾盂肾炎

急性肾盂肾炎（acute pyelonephritis）是主要由细菌感染引起的肾盂、肾盏及肾间质的急性化脓性炎症，感染菌主要是大肠杆菌。

【病理变化及与临床联系】

病变可累及一侧或两侧肾，肾脏体积增大，表面充血，有散在大小不等的黄白色脓肿，周围见充血出血带。因肾脏体积增大，被膜受牵拉，常有腰部酸痛和肾区叩痛。切面可见肾髓质内有多数黄色条纹向皮质延伸，并融合成大小不等的脓肿。

上行性感染时首先累及肾盂，肾盂黏膜充血、水肿并有大量中性粒细胞浸润，尿检显示脓尿、菌尿、蛋白尿和管型尿，也可出现血尿；随后炎症累及肾间质，间质内见大量中性粒细胞；当累及肾小管时，肾小管管腔内可见中性粒细胞和细菌；肾小管结构被破坏，最后肾小管坏死，病变严重可累及肾小球。血源性感染引起的肾盂肾炎常先累及肾小球及其周围的间质，随后逐渐向邻近组织扩展，沿肾小管蔓延至肾盂；当出现白细胞管型时，对肾盂肾炎的临床诊断有意义。由于急性肾盂肾炎很少累及肾小球，故患者一般无高血压及肾功能改变；但当合并肾乳头坏死时，可导致肾功能衰竭。

急性肾盂肾炎患者及时经抗生素治疗，大多数可痊愈。如治疗不彻底，病情常反复发作而转成慢性，患者经抗生素治疗症状消失，但尿中细菌可持续存在，使病情反复发作。感染严重者可引起败血症。

二、慢性肾盂肾炎

慢性肾盂肾炎（chronic pyelonephritis）是以肾小管、肾间质纤维化、瘢痕形成为主的慢性炎症。常由急性肾盂肾炎治疗不彻底或尿路慢性阻塞、反流等引起，可表现为反复急性发作。

【病理变化及与临床联系】

肉眼观：一侧或双侧肾脏体积缩小，质地变硬，表面出现不规则的瘢痕。如累及双侧，为不对称性硬化。切面皮、髓质界限不清，肾乳头萎缩，肾盂因瘢痕挛缩而变形。镜下观：肾盂和肾盏黏膜、黏膜下及肾间质内可见淋巴细胞、浆细胞浸润及纤维化。肾小球早期很少受累，后期部分肾小球发生玻璃样变性和纤维化；部分肾小管萎缩，部分肾小管扩张。

肾组织纤维化和小血管硬化导致局部缺血，肾素分泌增加，引起高血压。继发性高血压又可引起肾内细动脉和小动脉玻璃样变，加重高血压，严重时引起心力衰竭危及生命。肾小管浓缩功能下降可导致多尿、夜尿、低钠、低钾及代谢性酸中毒。由于细菌感染，患者表现为发热，排脓尿、菌尿。晚期肾组织破坏严重，出现氮质血症和尿毒症等。

同步训练

一、名词解释

肾小球肾炎　肾盂肾炎

二、填空题

1. 急性肾小球肾炎以肾小球内________和________细胞增生为主。
2. 急进性肾小球肾炎因肾小球壁层形成________。
3. 肾盂肾炎常见的感染细菌为________，常见感染途径为________。

三、选择题

1. 急性肾小球肾炎是一种（　　）
A. 以变质为主的炎症　B. 以渗出为主的炎症　C. 以增生为主的炎症
D. 以出血为主的炎症　E. 以坏死为主的炎症
2. 急性肾小球肾炎血压升高的最主要因素是（　　）
A. 肾上腺素分泌增多　B. 肾素分泌增多　C. 肾动脉痉挛
D. 钠水潴留，血容量增多　E. 醛固酮分泌增加
3. 下列哪项不属于急性弥漫性增生性肾小球肾炎的临床表现（　　）
A. 少尿、无尿　B. 蛋白尿、血尿　C. 水肿、高血压　D. 高血脂　E. 管型尿
4. 急性肾小球肾炎患者发生血尿、蛋白尿的主要原因是（　　）
A. 肾小球毛细血管内皮细胞增生　B. 肾小球毛细血管基底膜通透性增加
C. 蛋白质摄入过多　D. 肾小管重吸收减少　E. 肾小球滤过率增加
5. 急性肾盂肾炎的基本病变属于（　　）
A. 纤维素性炎症　B. 浆液性炎症　C. 非特异增生性炎症
D. 化脓性炎症　E. 出血性炎症
6. 引起肾盂肾炎最主要的致病菌是（　　）
A. 产气杆菌　B. 变形杆菌　C. 大肠杆菌　D. 葡萄球菌　E. 嗜血杆菌

四、问答题

1. 简述急性肾小球肾炎、慢性肾小球肾炎的病理变化及临床表现。
2. 比较急性肾盂肾炎和慢性肾盂肾炎的病因及病理变化。

五、病例讨论

患者，女性，8 岁，因全身浮肿 1 周入院。1 个月前曾因受凉引起发热、咽喉肿痛。近一周前，患儿晨起眼睑水肿，后全身性水肿、少尿。体检：眼睑浮肿，下肢浮肿，心肺（-），血压 140/90mmHg。实验室检查：尿常规：红细胞（++），尿蛋白（++）；24 小时尿量 350ml，尿素氮 11. 4mmol/L（正常值＜ 9 mmol/L）。B 超检查：双肾对称性增大。

讨论题：

1. 该患者拟诊断为肾小球肾炎，你认为是何种类型肾炎？依据是什么？
2. 患者有哪些临床表现？其病理基础是什么？

第十二节 糖 尿 病

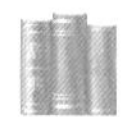

知识要点

糖尿病因胰岛素分泌不足或胰岛素抵抗，导致体内糖、蛋白质和脂类代谢异常。病变常累及血管、肾脏、视网膜及神经系统。典型临床表现是“三多一少”。

糖尿病（diabetes mellitus）是体内胰岛素相对或绝对不足，或靶细胞对胰岛素敏感性降低，或胰岛素本身存在结构上的缺陷而引起的糖、脂肪和蛋白质代谢紊乱的一种慢性疾病。患者临床表现为多饮、多食、多尿和体重减轻（即“三多一少”），随着病情加重可并发酮症酸中毒、肢体坏疽、失明和肾功能衰竭等。

【病因及发病机制】

糖尿病一般分为原发性糖尿病和继发性糖尿病。继发性糖尿病病因明确，去除病因后血糖可恢复正常；原发性糖尿病病因及发病机制不明确，分为胰岛素依赖型糖尿病（1 型）和非胰岛素依赖型糖尿病（2 型）两种。

1. 胰岛素依赖型　约占糖尿病的 10%，以青少年多见，起病急，病情重，发展快，患者易出现酮症，治疗依赖胰岛素。目前认为 1 型糖尿病与遗传易感性、环境（如病毒感染和化学毒物刺激）、自身免疫等因素有关。人类第 6 对染色体短臂上的 HLA-D 基因决定遗传易感性，在有害环境因素的作用下，直接或间接通过自身免疫反应，引起胰岛 B 细胞破坏，导致胰岛素绝对分泌不足，出现糖尿病症状。

2. 非胰岛素依赖型　约占糖尿病的 90%，多见于中老年人，起病缓慢，病情较轻，患者不易出现酮症，一般可以不依赖胰岛素治疗。2 型糖尿病有着明显的遗传性和环境因素的相关性，表现为多个基因点突变，应激、体力活动减少、饮食的改变、感染、多次妊娠和分娩等都可成为诱因，肥胖是重要诱因；胰岛 B 细胞数量正常或轻度减少，表现为胰岛素相对不足及组织对胰岛素不敏感。

【病理变化及与临床联系】

1. 胰岛病变　1 型糖尿病早期为非特异性胰岛炎，继而胰岛 B 细胞颗粒脱失，空泡变性、坏死，纤维组织增生、玻璃样变，患者表现为胰岛素绝对不足；2 型糖尿病早期病变不明显，后期 B 细胞减少，常见胰岛淀粉样变性，患者表现为胰岛素抵抗和胰岛素分泌不足。

2. 血管病变　病变累及所有血管，毛细血管和细、小动脉内皮细胞增生，基底膜明显增厚，玻璃样变性，以视网膜、肾小球、皮肤及骨骼肌处毛细血管病变较为明显；可有血栓形成或管腔狭窄，导致血液供应障碍，引起相应组织或器官缺血和功能障碍；大、中动脉发生动脉粥样硬化或中层钙化，引发冠心病、脑血管病、肢体动脉硬化等。

3. 肾脏病变　糖尿病累及肾血管，引起入球和出球小动脉硬化；累及肾小球，毛细血管壁及系膜组织弥漫增厚，或系膜组织有透明物质沉积形成结节，使毛细血管腔狭窄、闭塞，最终导致肾小球缺血和玻璃样变性，相应肾小管萎缩，肾间质纤维化。

4. 视网膜病变　视网膜动脉玻璃样变性，形成微小动脉瘤，可出现渗出、水肿、出血等病变；可因血管病变引起缺氧，刺激纤维组织增生、新生血管形成等增生性视网膜性病变；视网膜病变可造成白内障或失明。

5. 神经系统病变　周围神经可因血管病变引起缺血性损伤，引起肢体疼痛、麻木、感觉丧失等感觉、运动障碍。

胰岛素是机体内唯一能降低血糖的激素，通过促进糖原、脂肪、蛋白质合成而降低血糖。患者因胰岛素抵抗或胰岛素分泌不足，葡萄糖不能利用，血糖升高，出现渗透性利尿而表现为多尿；因能量物质与水的丢失，患者出现口渴和易饥饿症状；蛋白质、脂肪消耗增多，患者出现乏力、体重减轻；形成典型的“三多一少”（多饮、多食、多尿、体重减少）。血糖的持久升高易损伤血管，患者出现肾脏、视网膜和神经系统病变等并发症。

第十三节　弥漫性毒性甲状腺肿

知识要点

弥漫性毒性甲状腺肿因甲状腺腺体肿大，腺体分泌功能增强，体内甲状腺激素浓度升高，导致机体代谢速度加快，出现能量消耗增加和神经系统兴奋的临床症状。

【病因及发病机制】

弥漫性毒性甲状腺肿（diffuse toxic goiter）是指以甲状腺肿大，血中甲状腺素过多，甲状腺功能亢进为表现的临床综合征，简称“甲亢”。由于基础代谢率升高，患者常表现为心悸、多汗、烦躁、脉搏快、消瘦、乏力等症状。约有1/3患者伴有眼球突出，故又称为突眼性甲状腺肿。目前认为本病是一种自身免疫性疾病，多见于女性，以20～40岁最多。

【病理变化及与临床联系】

肉眼观：甲状腺弥漫性对称性增大，表面光滑，质较软，血管充血，切面灰红色呈分叶状，胶质少。镜下观：滤泡上皮增生呈高柱状，有的呈乳头样增生，并有小滤泡形成；滤泡腔内胶质稀薄，间质血管充血，淋巴组织增生。免疫荧光发现滤泡基底膜上有IgG沉着，说明甲亢与自身免疫性疾病有关。

甲状腺体积增大、功能增强，患者体内甲状腺激素增多。甲状腺激素的主要作用是促进物质代谢和能量代谢，所以患者处于高代谢状态，产热和散热明显增多，出现怕热多汗、体重减轻、心率加快、脉压增大、多食消瘦及中枢神经系统兴奋的烦躁等症状。

同步训练

一、名词解释

糖尿病　弥漫性毒性甲状腺肿

二、填空题

1. 糖尿病是指体内________相对或绝对不足。
2. 糖尿病一般分为原发性糖尿病和继发性糖尿病，原发性糖尿病又分为________和________两种。
3. 弥漫性毒性甲状腺肿甲状腺体积肿大，血中________过多，机体基础代谢率________。

三、选择题

1. 以下不属于糖尿病描述的是（　　）
   A. 1 型糖尿病胰岛 B 细胞减少，胰岛素绝对不足　B. 患者表现为“三多一少”的症状
   C. 2 型糖尿病胰岛 B 细胞减少，胰岛素绝对不足　D. 常累及全身各类血管
   E. 肥胖是 2 型糖尿病的主要诱因
2. 以下描述不符合弥漫性毒性甲状腺肿的是（　　）
   A. 滤泡上皮增生呈高柱状　B. 甲状腺体积增大，表面光滑，质较软
   C. 有小滤泡形成　D. 滤泡腔内胶质浓稠　E. 是一种自身免疫性疾病

四、问答题

1. 试述糖尿病患者血糖升高的原因及临床表现。
2. 1 型和 2 型糖尿病有什么不同？
3. 试述弥漫性毒性甲状腺肿患者机体代谢速度加快的原因及临床表现。

五、病例讨论

男性，54 岁，因口渴多饮，排尿次数增多、尿量多，倦怠乏力 1 个月、近 1 个星期加重来诊。查体：体温 36℃，脉搏 80 次 / 分，呼吸 18 次 / 分，血压 120/80mmHg。实验室检查：尿蛋白（-），尿糖（++）；空腹血糖：10. 78mmol/L（正常值：空腹血糖 5. 6 ~ 7. 0mmol/L）。患者经诊断为 2 型糖尿病。

讨论题：

1. 请分析此患者诊断的依据。

2. 如果不及时治疗，患者今后会产生哪些并发症？

第十四节 结 核 病

知识要点

结核病是由结核杆菌引起的慢性传染病，基本病变有变质、渗出、增生。典型病变为结核结节形成并伴有不同程度的干酪样坏死。结核病主要经呼吸道传播，以肺结核病最常见。

一、概述

结核病是由结核杆菌引起的一种慢性常见传染病。典型病变为结核结节形成并伴有不同程度的干酪样坏死。全身各脏器、组织均可累及，但以肺结核病最常见。近年来结核病的发病率有逐渐上升的趋势。

【病因及发病机制】

1. 病原菌　结核病的病原菌是结核杆菌，对人体有致病作用的主要是人型和牛型。结核杆菌无内毒素和外毒素，其致病力主要与菌体所含的化学成分有关。结核杆菌含有：①脂质：与结核杆菌的毒力和形成特征性病变有关；②蛋白质：具有抗原性，可使机体产生变态反应；③多糖：可引起局部中性粒细胞浸润，并可作为半抗原参与免疫反应。

2. 传播途径　结核病主要经呼吸道传播，肺结核患者是主要传染源，也可经消化道传播，少数经皮肤伤口传播。

3. 发病机制　结核杆菌侵入机体后是否发病及其病变性质和发展经过如何，主要取决于感染结核杆菌的数量、毒力和机体的反应状态（免疫反应和变态反应）。其中机体的反应状态在结核病的发病学上起着特别重要的作用。一般认为，结核病的免疫反应以细胞免疫为主，是机体杀灭结核杆菌的主要形式。结核病发生的变态反应属于迟发型变态反应（Ⅳ型）。免疫反应和变态反应常同时相伴出现，决定结核病的好转或恶化、局限或播散。

【病理变化】

结核病是一种复杂的炎症，常呈慢性经过，并可形成具有特征性的病变即结核结节和干酪样坏死。由于机体的反应性和感染细菌的数量、毒力及组织的特性不同，可形成不同的病变类型。

1. 以渗出为主的病变　当感染细菌数量多、毒力强，机体的免疫力低而变态反应较强时，常出现渗出性病变。多发生在疾病早期或病变恶化时，主要表现为浆液性或浆液纤维素性炎，好发于肺、浆膜和脑膜等处。病变早期局部有中性粒细胞浸润，但很快被巨噬细胞所取代。在渗出液和巨噬细胞中可见结核杆菌。渗出物可完全吸收不留痕迹，或转变为以增生或坏死为主的病变。

2. 以增生为主的病变　当细菌量少、毒力低或机体免疫反应较强时，则发生以增生为主的变化，形成具有诊断价值的结核结节。

结核结节是由上皮样细胞、朗汉斯（Langhans）巨细胞以及外周聚集的淋巴细胞和少量成纤维细胞构成的肉芽肿（图 12–22）。典型的结核结节中央有干酪样坏死。上皮样细胞由吞噬有结核杆菌的巨噬细胞体积增大逐渐转变而来，呈梭形或多角形，境界不清，胞浆丰富，核圆，染色质少呈空泡状。多个上皮样细胞相互融合形成朗汉斯巨细胞，细胞核可有十几个至几十个不等，多者可超过百个，排列在胞浆周围呈花环状、马蹄形或密集于胞体的一端。

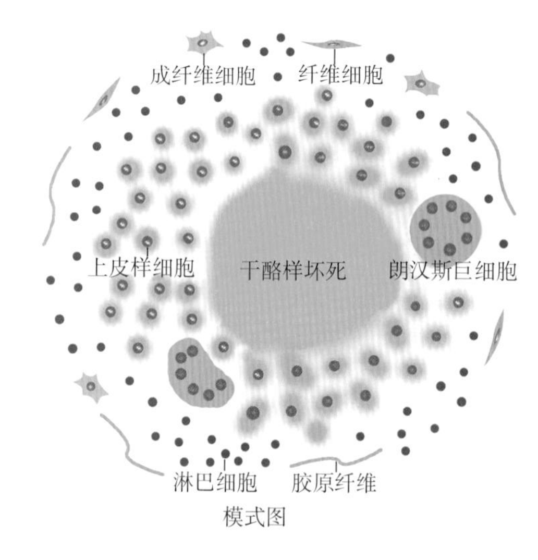

模式图

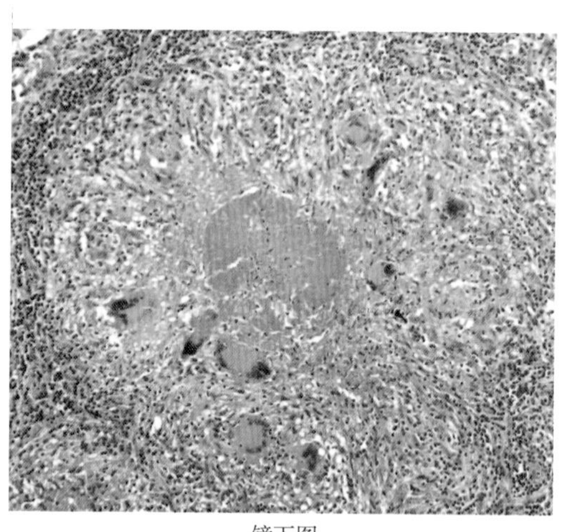
镜下图
中央为干酪样坏死，周围可见朗汉斯巨细胞、上皮样细胞和淋巴细胞

图 12–22　结核结节

单个结核结节非常小，肉眼不易看到，几个结节融合成较大结节时才能看见。融合的结核结节境界清楚，约粟粒样大小，呈灰白色半透明状，有干酪样坏死时略显微黄。

增生性病变如进一步好转，则上皮样细胞变为成纤维细胞，病灶周围结缔组织增生，结核结节发生纤维化。

3. 以坏死为主的病变　当细菌量多、毒力强，机体抵抗力低下或变态反应较强时，以渗出或增生为主的病变可发展为干酪样坏死。由于含脂质较多而呈淡黄色，均匀、细腻，质地较实，状似奶酪，故称干酪样坏死，是一种特殊类型的凝固性坏死。镜下为红染无结构的颗粒状物，新鲜病灶内含结核杆菌。

上述三种变化往往同时存在而以某一种病变为主，且可以互相转化。

【转归】

1. 转向愈合

（1）吸收、消散　为渗出性病变的主要愈合方式。渗出物经淋巴道吸收而使病灶缩小或消散。较小的干酪样坏死灶及增生性病灶经积极治疗也可被吸收。

（2）纤维化　增生性病变和小的干酪样坏死灶，可逐渐纤维化，形成瘢痕而愈合。

（3）钙化　较大的干酪样坏死灶难以全部纤维化，由其周边纤维组织增生将坏死物包裹，坏死物逐渐干燥浓缩，并由钙盐沉积，形成钙化。钙化的结核灶内常有少量结核杆菌，当机体抵抗力降低时可再次复发。

2. 转向恶化

（1）浸润进展　病变恶化时，病灶周围出现渗出性病变，继而发生干酪样坏死，范围不断扩大。

（2）溶解播散　干酪样坏死物可液化，液化的坏死物内有大量的结核杆菌，可经体内的自然管道（如支气管、输尿管等）排出，而在局部形成空洞。含大量结核杆菌的液化坏死物在排出过程中可播散到其他部位，形成新的结核病灶。结核杆菌也可经血道和淋巴道播散到全身，引起多处结核病灶。

二、肺结核病

结核杆菌主要经呼吸道侵入人体，故肺是发生结核病最常见的器官。由于初次和再次感染结核杆菌时机体反应性的不同，肺部病变特点也不同，故一般将肺结核病分为原发性和继发性两大类。

（一）原发性肺结核病

机体第一次感染结核杆菌所引起的肺结核病称为原发性肺结核病，多见于儿童，故又称儿童型肺结核病。

1. 病变特点　结核杆菌随空气被吸入肺后，最先引起的病变称为原发病灶。原发病灶常位于通气较好的肺上叶下部或下叶上部近胸膜处，直径为1～1.5cm，色灰黄，病灶开始为渗出性炎，继而发生干酪样坏死。由于初次感染结核杆菌，机体缺乏免疫力，结核杆菌很快侵入淋巴管，循淋巴液引流到所属肺门淋巴结，引起结核性淋巴管炎和淋巴结炎。肺内原发病灶、结核性淋巴管炎和肺门淋巴结结核三者合称原发综合征（图12-23），系原发性肺结核病的特征性病变，X线呈哑铃状阴影，临床上常无明显的症状和体征。

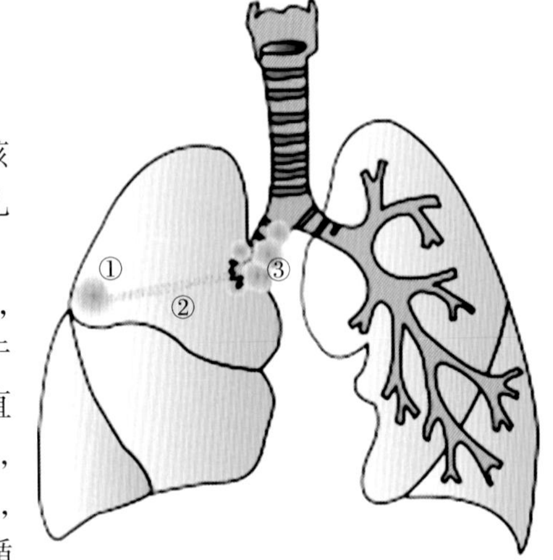

图 12-23　原发综合征模式图

①原发病灶；②结核性淋巴管炎；③肺门淋巴结结核

2. 病变的转归　95%的患者可因机体细胞免疫的建立，病灶逐渐发生纤维化和钙化。少数营养不良或同时患有其他传染病的患儿，因机体抵抗力低下，病变恶化。肺门淋巴结病变继续发展，形成支气管淋巴结结核；也可经支气管播散至邻近或远隔的肺组织；有的甚至经血道播散，形成粟粒性肺结核病或全身粟粒性结核病和肺外结核病。

（二）继发性肺结核病

继发性肺结核病是再次感染结核杆菌所引起的肺结核病，多见于成人，又称成人型肺结核病。

继发性肺结核病发病时机体对结核杆菌已产生一定的免疫力，故其病变和临床表现都比较复杂，病变特点如下：①早期病变多位于肺尖部，以右肺多见；②由于机体具有一定的免疫力，病变常以增生为主，且病变常局限于肺内，以支气管播散为主；③由于变态反应，病变易发生干酪样坏死，且易液化溶解形成空洞；④病变复杂，呈增生、渗出、变质交织及新旧病变共存；⑤病程较长，随着机体免疫力和变态反应消长，病情时好时坏。根据其病变特点和临床经过可分为以下几种类型：

1. 局灶型肺结核　为早期病变。常见于右肺尖部，单个或多个结节状病灶。多以增生性病变为主，中央可发生干酪样坏死。病灶最后大多形成纤维化、纤维包裹或钙化。患者常无明显症状，往往体检时经 X 线检查发现。少数免疫力低下的患者可转为浸润型肺结核。

2. 浸润型肺结核　是临床最常见的活动性肺结核病，可由局灶型肺结核发展而来。病变多位于肺尖或锁骨下区，最初以渗出为主，中央有不同程度的干酪样坏死。患者常有低热、盗汗、乏力、咳嗽等症状，X 线示锁骨下区可见边缘模糊的絮状阴影。早期合理治疗可愈合。治疗不及时或患者抵抗力过低时，病变可恶化发展为干酪样肺炎或慢性纤维空洞型肺结核。

3. 慢性纤维空洞型肺结核　又称开放性肺结核病，是结核病的主要传染源。该型病变有两个明显特征：①厚壁空洞形成（图 12–24）；②空洞内的干酪样坏死物不断通过支气管在肺内播散，形成新旧不一、大小不等的病灶，广泛破坏肺组织，最终使肺组织发生纤维化而硬变。厚壁空洞腔大、壁厚，外形不规则，厚度可达 1cm。镜下洞壁分为 3 层：内层为含有大量结核杆菌的干酪样坏死物，中层为结核性肉芽组织，外层为纤维结缔组织。经及时有效的治疗，较小的空洞以瘢痕的形式愈合，较大的空洞可形成开放性愈合。

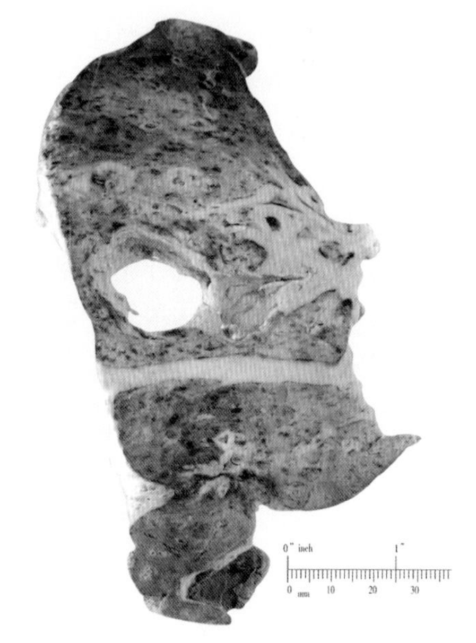

图 12–24　慢性纤维空洞型肺结核

4. 干酪样肺炎　由浸润型肺结核病灶蔓延或结核杆菌经支气管播散所致。病灶急剧恶化、进展，出现大片干酪样坏死，肺泡腔内有大量浆液纤维素性渗出物。患者中毒症状明显，病变发展迅速，病情危重，病死率高，故有“奔马痨”或“百日痨”之称。

5. 结核球　结核球是直径为 2 ~ 5cm、孤立的、纤维包裹的、境界清楚的干酪样坏死灶（图 12–25），又称结核瘤。多位于肺上叶，一般为单个，病变相对静止，常无临床症状，但由于坏死较大，又有纤维环绕，药物难以进入，治愈可能性较小。当机体免疫力下降时，病灶还可恶化，干酪样坏死灶液化、扩大，纤维包膜破溃，造成播散。

6. 结核性胸膜炎　发生于继发性肺结核病的全过程及原发性肺结核病的后期。多见于儿童或青年人。根据病变性质可分为渗出性和增生性两种，以渗出性结核性胸膜炎常见。渗出性结核性胸膜炎多见于青年人，病变主要以浆液渗出为主；增生性结核性胸膜炎病变多为局限性，以增生为主。

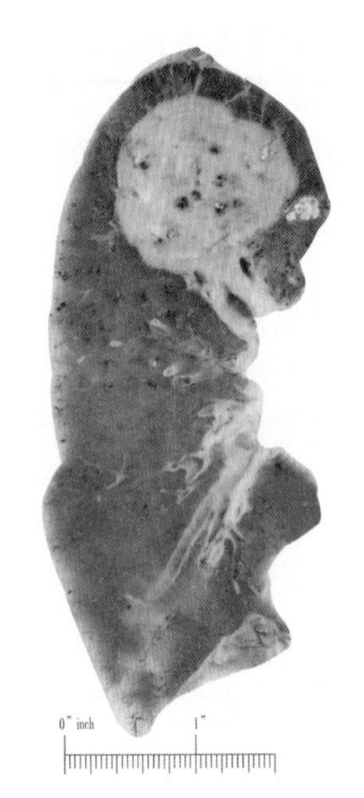

图 12–25　肺结核球

三、肺外器官结核病

肺外结核病多由原发性肺结核病经血道或淋巴道播散所致。

1. 肠结核病　好发于回盲部。依其病变特点分为两型：①溃疡型：较常见，溃疡长轴与肠管长轴垂直，其底部为干酪样坏死及结核性肉芽组织，可达肌层。溃疡愈合后因瘢痕收缩使肠腔狭窄。②增生型：回盲部大量的结核性肉芽组织增生并引起肠壁纤维化，引起肠腔狭窄。

2. 结核性脑膜炎　多见于儿童。病变以脑底部最明显，在蛛网膜下腔积聚大量灰黄色黏稠渗出物。脑脊液循环受到影响，可引起脑积水、颅内压升高的症状。

3. 肾结核病　青壮年男性多见，多为单侧性。病变从结核性肉芽肿发展为干酪样坏死，继而形成空洞，洞壁有干酪样坏死物附着。临床上因干酪样坏死物随尿排出则形成“脓尿”。

4. 骨与关节结核病　骨结核病好发于儿童和青少年。以椎骨、长骨骨骺端最常见。按其病变性质分为干酪样坏死型和增生型。关节结核病多继发于骨结核，通常始于长骨骨骺或干骺端，累及关节软骨和滑膜而引起关节结核。关节结核痊愈后，关节腔常被纤维组织填充，造成关节强直，失去运动功能。

同步训练

一、名词解释

原发综合征　结核球　干酪样坏死　结核结节

二、填空题

1. 结核病是由________引起的慢性传染病，全身各脏器均可发生，但以________最常见。

2. 结核病以增生为主的病变时，形成具有一定诊断特征的________，它的主要构成细胞是________和________。

三、选择题

1. 结核病的主要传播途径是（ ）

A. 呼吸道 B. 消化道 C. 血道 D. 自然管道 E. 淋巴道

2. 关于继发性肺结核病下列哪项叙述是错误的（ ）

A. 病变多从肺尖开始 B. 病变有时以增生为主 C. 病变不易在血管淋巴管播散

D. 肺门淋巴结常有明显的病变 E. 病程长

3. 结核病最易发生的组织器官是（ ）

A. 脑 B. 心脏 C. 肺脏 D. 肾脏 E. 肝脏

4. 对结核病最有诊断价值的基本病理变化是（ ）

A. 含大量淋巴细胞和巨噬细胞的渗出液 B. 类上皮细胞

C. 找到朗汉斯巨细胞 D. 结核结节 E. 粟粒大小结节

5. 继发性肺结核病最常见的临床类型是（ ）

A. 局灶型肺结核病 B. 浸润型肺结核病 C. 肺结核球

D. 干酪样肺炎 E. 慢性纤维性空洞型肺结核病

6. 原发性肺结核病的病变特点是（ ）

A. 成人多见 B. 原发灶多位于肺尖部 C. 肺内形成空洞多见

D. 由肺内原发病灶、淋巴管炎、肺门淋巴结结核构成 E. 病程长

四、问答题

1. 何谓原发性肺结核病？其病变特点是什么？

2. 简述继发性肺结核病的分型。

五、病例讨论

男性，12岁，近2个月发热，低热（体温37℃～38℃）、盗汗。全身无明显不适。查体无明显阳性发现。结核菌素皮试阳性。X线显示右肺下叶上部有直径约0.5cm的圆形病灶，肺门淋巴结略大。

讨论题：

请根据以上资料对患者作出病理诊断。

第十五节 流行性脑脊髓膜炎

知识要点

流行性脑脊髓膜炎是由脑膜炎双球菌引起的化脓性炎症。病变部位在脑膜和脊椎膜，儿童和青少年多发，冬春季流行。

流行性脑脊髓膜炎（epidemic cerebrospinal meningitis）是由脑膜炎双球菌感染引起的脑脊髓膜的急性化脓性炎症。在冬春季可引起流行，也称为流行性脑膜炎（简称流脑）。患者多为儿童和青少年。临床上可出现发热、头痛、呕吐、皮肤淤点和脑膜刺激症状，严重者可出现中毒性休克。

【病因及发病机制】

脑膜炎双球菌具有荚膜，能抵抗体内白细胞的吞噬作用。细菌通过呼吸道侵入机体，但一般不发病。当机体抗病能力低下或菌量多、毒力强时，细菌在局部大量繁殖，产生内毒素，引起短期菌血症或败血症。有 2% ~ 3% 机体抵抗力低下的患者，病菌到达脑（脊）膜，定位于软脑膜，引起化脓性脑膜炎，一般呈弥漫性分布。

【病理变化及与临床联系】

肉眼观：蛛网膜下腔充满黄色脓性渗出物，覆盖于脑沟脑回（图 12–26）。由于炎性渗出物的阻塞，脑脊液循环发生障碍，可引起脑室的扩张、脑水肿。患者出现剧烈的头痛、喷射性呕吐、视神经乳头水肿、小儿前囟饱满等颅内高压的症状和体征。脑脊液涂片及培养均可找到脑膜炎双球菌。

镜下观：蛛网膜血管扩张充血，蛛网膜下腔增宽，其中见大量中性粒细胞、浆液及纤维素渗出和少量淋巴细胞、单核细胞浸润。脑实质一般不受累，邻近的脑皮质可有轻度水肿。严重病例可累及邻近脑膜的脑实质，使神经元变性，引起脑膜脑炎。当炎症累及脊神经时，神经根在通过椎间孔处受压，颈背部运动时因疼痛表现为颈项强直。在婴幼儿，腰背部肌肉因疼痛发生痉挛，可形成角弓反张的体征。另外，当病变波及腰骶段脊神经，患者出现坐骨神经疼痛，称为屈髋伸膝试验（Kernig 征）阳性。

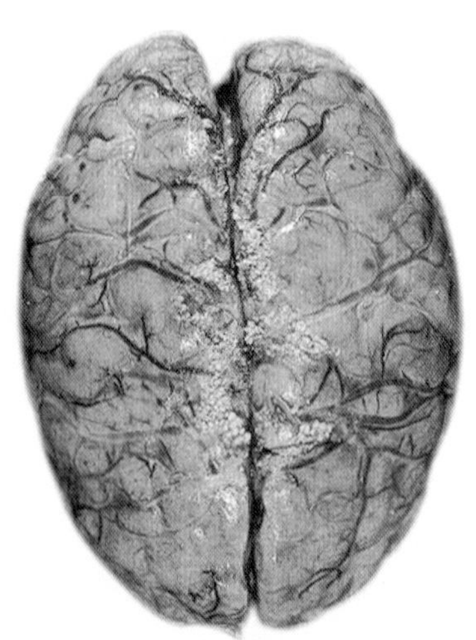

图 12–26 流行性脑膜炎

软脑膜血管高度扩张充血，蛛网膜下腔充满灰黄色脓性渗出物

由于及时治疗及抗生素的广泛应用，大多数患者可痊愈，病死率已明显下降。极少数患者可并发以下后遗症：脑积水，为脑脊液循环障碍所致；累及颅神

经，导致颅神经麻痹，如耳聋、视力障碍、面神经麻痹等；颅底部动脉炎引起的脑缺血和脑梗死。

第十六节　流行性乙型脑炎

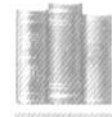

知识要点

流行性乙型脑炎是由乙型脑炎病毒引起的神经系统变质性炎症。病变部位在脑实质，儿童发病率高。本病起病急，死亡率高。

流行性乙型脑炎（epidemic encephalitis B）是由乙型脑炎病毒感染引起的神经细胞变质性炎症，简称乙脑。本病起病急，病情重，死亡率高。临床表现为高热、嗜睡、抽搐、昏迷等。常在夏秋之交流行。儿童发病率明显高于成人，尤以 10 岁以下儿童为多见。

【病因及发病机制】

本病的病原体是乙型脑炎病毒，传染源为乙型脑炎患者和中间宿主如家畜、家禽，传播媒介为蚊子。侵入人体的病毒，先在血管内皮细胞及全身单核巨噬细胞系统中繁殖，然后引起短暂病毒血症。病毒能否进入中枢神经系统，取决于机体免疫反应和血脑屏障功能状态。当免疫功能低下时或血脑屏障不健全者（如儿童），病毒可侵入中枢神经系统引起神经细胞的损伤。

【病理变化及与临床联系】

肉眼观：软脑膜充血、水肿，脑回变宽，脑沟窄而浅，切面可见散在点状出血及小的软化灶。因脑水肿颅内压升高，患者出现头痛、呕吐，严重者可引起脑疝。

镜下观：本病的病变广泛累及脑、脊髓实质，病毒在神经细胞内增殖，引起神经细胞变性、坏死。病变严重时，神经组织坏死、液化，形成筛状软化灶（对本病诊断具有一定的特征意义）。还可见卫星现象和噬神经细胞现象，卫星现象是指一个神经细胞周围由 5 个或 5 个以上的胶质细胞围绕的现象；噬神经细胞现象是指坏死的神经细胞被小胶质细胞或血管源性巨噬细胞吞噬的现象。小胶质细胞增生，可形成小胶质细胞结节；变性坏死的神经元及血管周围有炎细胞浸润，以单核、淋巴、浆细胞渗出为主，炎细胞围绕血管周围间隙形成血管套（图 12-27）。由于脑实质受损，患者出现嗜睡、昏迷等症状。由于脑膜有轻度的炎症反应，临床上也有脑膜刺激症状。

本病早期患者有高热、全身不适等毒血症的表现。多数患者经治疗后痊愈。少数患者因脑组织病变较重而恢复较慢，甚至不能恢复而有痴呆、语言障碍、肢体瘫痪等后遗症。病变严重者，有时可因呼吸循环衰竭或并发小叶性肺炎而死亡。

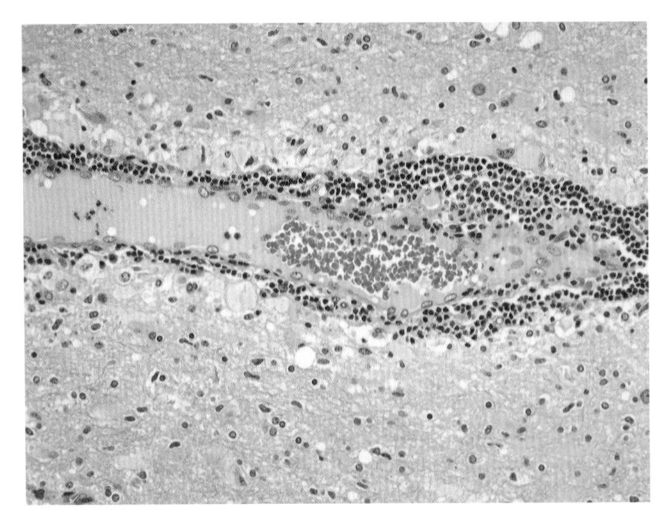

图 12-27 流行性乙型脑炎

第十七节 细菌性痢疾

知识要点

细菌性痢疾是由痢疾杆菌引起的假膜性炎（纤维素渗出性炎症）。临床表现明显，有腹痛、腹泻、里急后重、水样便和黏液脓血便等。夏季多发，经消化道传播，儿童多见。

细菌性痢疾(bacillary dysentery)简称菌痢，是由痢疾杆菌所引起的一种假膜性炎症。临床主要表现为腹痛、腹泻、里急后重、黏液脓血便。

【病因及发病机制】

患者和带菌者是本病的传染源。痢疾杆菌从粪便中排出后可直接或间接（苍蝇为媒介）经口传染给健康人。食物和饮水的污染有时可引起菌痢的暴发流行。菌痢夏秋季多发，好发于儿童。

经口入胃的痢疾杆菌大部分被胃酸杀死，仅少部分进入肠道。是否致病取决于机体抵抗力、细菌的数量和毒力。细菌侵入肠黏膜，在黏膜及固有层内增殖，并释放内毒素，使肠黏膜产生溃疡，并引起全身毒血症。

【病理变化及与临床联系】

菌痢的病变主要发生于大肠，尤以乙状结肠和直肠为重。根据肠道病变特征及临床经过的不同，菌痢分为以下三种：

1. 急性细菌性痢疾　病变初期为卡他性炎，黏膜充血、水肿，黏液分泌亢进，中性粒细胞和巨噬细胞浸润，可见点状出血。随后黏膜坏死，渗出大量纤维素。纤维素、炎细胞及细菌等混合成假膜(假膜性炎)，覆盖在肠黏膜表面。发病一周左右，假膜脱落，形成浅而不规则的溃疡。临床上由于病变肠管蠕动亢进，引起阵发性腹痛、腹泻等症状。由于炎症刺激直肠壁内的神经末梢，患者出现里急后重和排便次数增多的症状。最初因卡他性炎排出水样便；待肠内容物排尽、假膜脱落形成溃疡后转为黏液脓血便，排出物中有片状假膜。急性菌痢的病程一般为 1 ~ 2 周，患者可出现发热、头痛、乏力和白细胞增多等全身中毒症状，经适当治疗大多痊愈，少数病例可转为慢性。

2. 慢性细菌性痢疾　多由急性菌痢转变而来，病程超过两个月以上者称为慢性菌痢。病变反复发作，因此新旧病灶同时存在。由于组织的损伤反复修复，可形成瘢痕，从而使肠壁增厚、变硬，严重时可致肠腔狭窄。临床表现为腹痛、腹胀、腹泻等肠道症状，也可出现慢性菌痢急性发作。少数慢性菌痢患者可无明显的症状和体征，成为慢性带菌者及传染源。

3. 中毒性细菌性痢疾　该型起病急，全身中毒症状重，肠道症状轻微，发病后数小时即可出现中毒性休克和呼吸衰竭。本病常由致病力弱的痢疾杆菌引起，多见于 2 ~ 7 岁儿童。

第十八节　伤　　寒

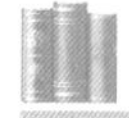

知识要点

伤寒是由伤寒杆菌引起的急性增生性炎。病变部位主要在回肠，典型病变是伤寒肉芽肿。

伤寒（typhoid fever）是由伤寒杆菌引起的，以全身单核巨噬细胞系统的增生为病变特征的急性增生性炎，以回肠末端淋巴组织的病变最为突出。儿童及青壮年多见，临床主要表现为持续高热、相对缓脉、脾肿大、皮肤玫瑰疹及中性粒细胞和嗜酸性粒细胞减少等。

【病因及发病机制】

伤寒患者或带菌者是本病的传染源。细菌随粪、尿排出，污染食品、饮用水等；或以苍蝇为媒介，经口入消化道而感染。夏秋季常见。

伤寒杆菌在胃内大部分被破坏，当感染菌量较大时，细菌可到达小肠，尤其是回肠，侵入肠壁淋巴组织，如回肠末端的集合淋巴小结或孤立淋巴小结。伤寒杆菌被淋巴组织中的巨噬细胞吞噬，并在其中繁殖，最后可入血，引起菌血症。血液中的细菌很快就被全身单核巨噬细胞系统的细胞所吞噬，并在其中大量繁殖，致肝、脾、淋巴结肿大。此期患者没有临床症状，持续 10 天左右。随着细菌的繁殖和内毒素释放再次入血，患者出现毒血症和败血症表现。伤寒杆菌可在胆囊中大量繁殖，当随胆汁再次入肠时，可使已致敏的淋巴组织坏死、脱落形成溃疡。

【病理变化及与临床联系】

伤寒杆菌引起的炎症是以巨噬细胞增生为特征的急性增生性炎。巨噬细胞吞噬伤寒杆菌、红细胞和细胞碎片形成伤寒细胞。伤寒细胞常聚集成团，形成伤寒肉芽肿（伤寒小结），是伤寒的特征性病变（图 12-28）。

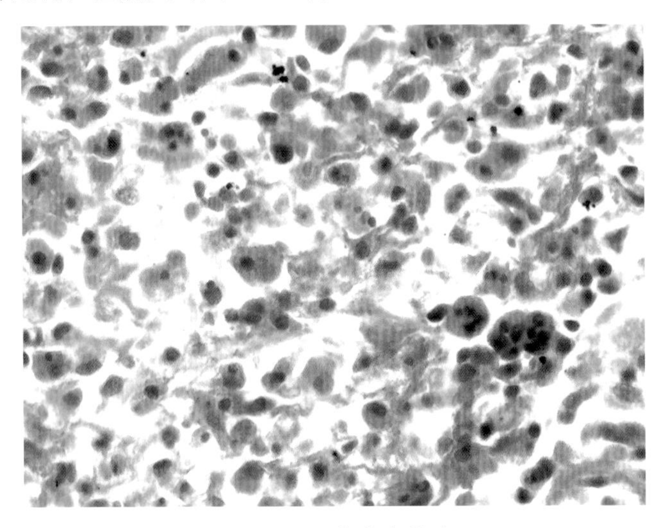

图 12-28 伤寒肉芽肿

伤寒按病变发展过程可分 4 期：①髓样肿胀期：发病第 1 周，回肠下段集合淋巴小结和孤立淋巴小结增生、肿胀，形成色灰红、质软的隆起，状似脑回。②坏死期：发病第 2 周，病灶局部肠黏膜坏死。③溃疡期：坏死肠黏膜脱落后形成溃疡，其长轴与肠的长轴平行。溃疡深及黏膜下层，严重者可深达肌层及浆膜层，甚至穿孔。如侵及小动脉，可引起严重出血。④愈合期：相当于发病第 4 周，溃疡处新生的肉芽组织将其填平，溃疡愈合。临床上由于抗生素的使用，上述 4 期的典型病变已少见。

其他病变：由于巨噬细胞的活跃增生，肠系膜淋巴结、肝、脾及骨髓肿大；心肌纤维可有颗粒变性，甚至坏死。由于细菌毒素使迷走神经兴奋，引起患者出现相对缓脉、皮肤玫瑰疹。伤寒杆菌可在胆汁中大量繁殖，即使患者临床痊愈后，细菌仍可在胆汁中生存，成为病菌的传播者。病后患者可获得比较稳定的免疫力。

伤寒患者溃疡期可出现肠出血、肠穿孔等并发症，小儿因抵抗力下降可并发支气管肺炎。

同步训练

一、名词解释

流行性脑脊髓膜炎　流行性乙型脑炎　细菌性痢疾　伤寒

二、填空题

1. 流行性脑脊髓膜炎是由脑膜炎双球菌感染引起的________。
2. 细菌性痢疾是由痢疾杆菌所引起的一种________。
3. 伤寒是以________为特征的急性增生性炎。

三、选择题

1. 下列不属于流行性脑脊髓膜炎的病变表现是（　　）
   A. 属于化脓性脑膜炎　B. 病变累及软脑膜　C. 脑实质受累出现软化灶
   D. 患者出现脑膜刺激征　E. 由脑膜炎双球菌感染引起
2. 下列不属于流行性乙型脑炎的病变特点是（　　）
   A. 神经细胞变性、坏死　B. 炎细胞围绕血管周围间隙形成袖套状
   C. 属于化脓性脑膜炎　D. 可见小的软化灶　E. 传播媒介为蚊子
3. 急性细菌性痢疾的肠道病变特点是（　　）
   A. 浆液渗出性炎　B. 假膜性炎　C. 化脓性炎
   D. 肉芽肿性炎　E. 变质性炎
4. 伤寒小结由以下何种细胞组成（　　）
   A. 淋巴细胞　B. 类上皮细胞　C. 巨噬细胞
   D. 中性粒细胞　E. 嗜酸性粒细胞
5. 伤寒的基本病理变化为（　　）
   A. 形成假膜性炎　B. 肠壁可见中性粒细胞浸润　C. 黏膜黏液分泌增加
   D. 单核巨噬细胞系统的增生　E. 患者出现里急后重和排便次数增多

四、问答题

1. 试比较流行性脑脊髓膜炎和流行性乙型脑炎病因、病理变化及预后。
2. 急性细菌性痢疾的病因及临床表现有哪些？
3. 伤寒特征性病理变化是什么？按病变发展过程分为哪4个时期？

五、病例讨论

男性，36岁，因发热、腹痛、脓血便1天来诊。患者因食不洁食品于1天前突然发热，下腹部阵发性疼痛和腹泻，大便一天数十次，开始是水样便、量多，后为少量脓血便，伴里急后重。查体：体温38.5℃，脉搏96次/分，呼吸20次/分，血压120/80mmHg。急性热病容，腹平软，左下腹有压痛，无肌紧张和反跳痛，未触及肿块，肠鸣音5次/分。实验室检查：血红蛋白120g/L，血细胞计数16×10^9/L，中性粒细胞0.88，淋巴细胞0.12。

讨论题：

1. 该患者应诊断为何病，依据是什么？

2. 试述该病的病因及病理变化。

第十九节 女性生殖系统疾病

知识要点

1. 慢性子宫颈炎是女性生殖系统最常见的疾病。根据其病理变化分为宫颈糜烂、宫颈囊肿、宫颈息肉和宫颈肥大。

2. 葡萄胎、侵蚀性葡萄胎和绒毛膜上皮癌是一组来源于胎盘绒毛滋养细胞的疾病。

3. 子宫颈癌是女性常见的恶性肿瘤，根据组织来源可分为子宫颈鳞状细胞癌和子宫颈腺癌；近年来由于宫颈脱落细胞学的检查，女性子宫颈癌发病率已下降。

4. 乳腺癌是来自乳腺终末导管小叶上皮的恶性肿瘤，近年来发病率明显上升，常发生于乳腺外上象限。

一、慢性子宫颈炎

子宫颈炎是育龄期女性的常见病，分为急性和慢性。急性子宫颈炎为宫颈黏膜浅层的感染性疾病，经全身抗生素治疗预后好；慢性子宫颈炎（chronic cervicitis）最常见，以损伤子宫颈黏膜层及腺体为主，临床表现为白带增多。

【病因及发病机制】

慢性子宫颈炎常由链球菌、葡萄球菌、大肠杆菌和厌氧菌等引起，亦可由特殊的病原微生物如沙眼衣原体、淋球菌、乳头状瘤病毒和单纯疱疹病毒引起。此外，分娩、机械损伤也是慢性子宫颈炎的诱发因素。

慢性子宫颈炎的发生与其解剖结构有关，子宫颈管黏膜为柱状上皮，抵抗力弱，因宫颈黏膜皱襞多，病原微生物侵入后，不易彻底清除，引起宫颈黏膜反复损伤。

【病理变化及与临床联系】

慢性子宫颈炎根据其病理变化常分为以下4型：

1. 子宫颈糜烂　是慢性子宫颈炎最常见的类型，分为真性糜烂和假性糜烂。肉眼观：宫颈阴道部鳞状上皮损伤、脱落，形成浅表缺损，为真性糜烂；当缺损的宫颈管黏膜被柱状上皮增生取代后，并覆盖原鳞状上皮缺损处，因柱状上皮较薄，上皮下血管较易显露而呈红色，状似糜烂，称为假性糜烂，临床常见。镜下观：子宫颈黏膜充血、水肿，间质内有淋巴细胞、浆细胞和单核细胞等慢性炎细胞浸润。

2. 子宫颈囊肿　子宫颈腺上皮可伴有增生及鳞状上皮化生。如果增生的鳞状上皮覆盖和阻塞子宫颈管腺体的开口，使黏液潴留，腺体逐渐扩大呈囊，形成子宫颈囊肿，又称为纳博特囊肿(Nabothian cyst)。肉眼观：子宫颈口有单个或多个透明囊泡。镜下观：腺体呈囊性扩张，腔内充满黏液。

3. 子宫颈息肉 子宫颈黏膜上皮、腺体和间质结缔组织局限性增生，形成带蒂的肿物，称为子宫颈息肉。肉眼观：鲜红，湿润，柔软，易出血。镜下观：腺体、结缔组织增生，淋巴细胞浸润。

4. 子宫颈肥大 长期炎症刺激，腺体、间质纤维增生，使子宫颈体积增大，称为子宫颈肥大。肉眼观：宫颈体积增大，黏膜表面光滑。镜下观：鳞状上皮增厚，腺体、纤维增生，淋巴细胞浸润。

慢性子宫颈炎主要临床表现为白带增多，因病原菌、炎症范围和程度不同，白带的量、颜色、气味也不同。上述慢性子宫颈炎病变可单独发生，也可两种以上类型同时出现。子宫颈糜烂外观上与上皮内瘤变、癌变难以鉴别，须做宫颈刮片检查。

二、葡萄胎、侵蚀性葡萄胎、绒毛膜上皮癌

妊娠滋养细胞疾病是一组来源于胎盘绒毛滋养细胞的疾病，主要包括葡萄胎、侵蚀性葡萄胎和绒毛膜上皮癌。

（一）葡萄胎

葡萄胎（hydatidiform mole）是胎盘绒毛滋养细胞的一种良性病变。胎盘绒毛滋养细胞增生，终末绒毛转变为水泡，形似葡萄，故称为葡萄胎。以20岁以下和40岁以上女性多见，这可能与卵巢功能不足或衰退有关。

【病因及发病机制】

本病病因未明。近年来研究表明，完全性葡萄胎染色体均为男性遗传起源，可能在受精时，父方单倍体精子23X在丢失母方染色体空泡中自我复制成纯合子46XX，因缺乏卵细胞的染色体，故胚胎不能发育。部分葡萄胎核型是三倍体69XXX或69XXY，由母方正常卵细胞23X和没有进行减数分裂的精子46XY或两个单倍体精子结合而成。

【病理变化及与临床联系】

肉眼观：宫腔内见透明或半透明的薄壁水泡，为高度水肿的胎盘绒毛，有蒂相连，形似葡萄。镜下观：滋养层细胞有不同程度增生，滋养层细胞增生为葡萄胎的最重要特征；绒毛间质高度水肿；绒毛间质内血管减少或消失。滋养层因缺乏胎儿循环，不能消除间质水肿液，液体聚集形成膨大的水泡。

患者表现为子宫体积明显增大，超出相应月份的妊娠子宫体积，无胎心、无胎动。由于滋养层细胞增生，患者血和尿中绒毛膜促性腺激素（HCG）明显升高，是协助诊断葡萄胎的重要指标。滋养层细胞侵袭血管能力很强，故子宫反复不规则流血，偶有葡萄状物流出。

葡萄胎经彻底清除后，绝大多数能痊愈。因葡萄胎有恶变潜能，应彻底清宫，密

切随访，定期监测血中 HCG。

（二）侵蚀性葡萄胎

侵蚀性葡萄胎（invasive mole）为介于葡萄胎和绒毛膜上皮癌之间的交界性肿瘤。水泡状绒毛侵入子宫肌层，引起子宫肌层出血、坏死。绒毛可经血液转移，最常见的部位是肺，其次是阴道、子宫旁，绒毛在栓塞部位停止生长并可自然消退。当绒毛转移至肺，胸片可见肺野外带单个或多个半透明的小圆形阴影；阴道处转移灶可见蓝紫色结节。镜下见有绒毛结构，滋养层细胞过度增生，有不同程度的异型性。大多数侵蚀性葡萄胎对化疗敏感，预后良好。

（三）绒毛膜上皮癌

绒毛膜上皮癌（choriocarcinoma）简称绒癌，是妊娠绒毛滋养细胞的恶性肿瘤，具有高度侵袭性。大多数与妊娠有关，见于葡萄胎后、正常分娩或流产后、早产和异位妊娠等。

【病理变化及与临床联系】

癌体可突向子宫腔，也可向深层浸润达肌层，甚至穿透肌层达浆膜。病灶常出血、坏死，呈暗红或紫蓝色。镜下见瘤组织由分化不良的细胞滋养层和合体滋养层两种异型性细胞组成。癌细胞不形成绒毛和水泡状结构，这是与侵蚀性葡萄胎的明显区别。绒癌侵袭破坏血管，易经血道转移。肺部转移最常见，其次为脑、胃肠道、肝和阴道壁等。

绒癌主要临床表现为阴道持续性不规则流血，血或尿中 HCG 显著升高。绒癌转移后引起相应器官的症状，如肺转移可出现咯血，脑转移可出现头痛、呕吐、昏迷等。绒癌对化疗敏感，预后好。

三、子宫颈癌

子宫颈癌（cervical carcinoma）是女性常见的恶性肿瘤，多发生于 40 ~ 60 岁的女性。由于子宫颈脱落细胞学检查的普遍应用，使癌前病变和早期癌得到了早期防治，子宫颈癌发病率显著下降。

【病因及发病机制】

子宫颈癌的病因和发病机制尚未完全明了，一般认为与早婚、多产、宫颈裂伤、局部卫生不良、（阴茎）包皮垢刺激等多种因素有关。近年来发现与病毒感染有相关性，尤其是人乳头状瘤病毒。

【病理变化及与临床联系】

子宫颈癌的发生可经子宫颈上皮非典型增生、原位癌发展而来。子宫颈上皮非典型增生病变由基底层逐渐向表层发展，宫颈上皮细胞大小形态不一，核大深染，核分裂象增多，细胞极性紊乱。子宫颈原位癌的癌细胞累及子宫颈黏膜上皮全层，但未突破基底膜。癌细胞突破基底膜为子宫颈浸润性癌，也就是子宫颈癌。根据组织来源可分为子宫颈鳞状细胞癌（常见）和子宫颈腺癌。肉眼观可分为4型：糜烂型、外生菜花型、内生浸润型、溃疡型。

子宫颈癌扩散途径有：①直接蔓延：癌组织向上浸润破坏整段子宫颈，向下可累及阴道穹隆及阴道壁，向两侧可侵及宫旁及盆壁组织，向前可侵及膀胱，向后可累及直肠。②淋巴道转移：是子宫颈癌最常见和最重要的转移途径。癌细胞首先转移至子宫旁淋巴结，然后至闭孔、髂内、髂外、髂总、腹股沟及骶前淋巴结，晚期可转移至锁骨上淋巴结。③血道转移：晚期可经血道转移至肺、骨、肝等。

早期子宫颈癌常无自觉症状，随病变进展，因癌组织破坏血管，患者出现不规则阴道流血及接触性出血。宫颈腺体分泌亢进，白带增多，有腥臭味。癌组织浸润盆腔神经，可出现下腹部及腰骶部疼痛；侵及膀胱及直肠时，可引起尿路阻塞、子宫膀胱瘘或子宫直肠瘘。

四、乳腺癌

乳腺癌（carcinoma of the breast）是来自乳腺终末导管小叶上皮的恶性肿瘤，近年发病率呈上升趋势，已居于女性恶性肿瘤的首位。乳腺癌常发生于乳腺外上象限。男性乳腺癌少见，预后差。

【病因及发病机制】

乳腺癌的发病机制尚未完全阐明，雌激素长期作用、家族遗传倾向、环境因素和长时间大剂量接触放射线等与乳腺癌的发病有关。随着我国生活水平的提高，女性乳腺癌发病率明显升高。流行病学资料显示：雌激素的过量使用，高脂肪、高热量饮食，生活不规律等因素可诱发乳腺癌。脂肪可在芳香酶的作用下变成雌激素，雌激素与乳腺癌存在相关性。所以生活中女性应积极控制体重，适量运动，合理饮食，慎用雌激素。

【病理变化及与临床联系】

乳腺癌组织形态十分复杂，类型较多，大致上分为非浸润性癌和浸润性癌两大类。

1. 非浸润性癌　分为导管内原位癌和小叶原位癌。导管内原位癌癌细胞局限于扩张的导管内，导管基底膜完整。根据组织学改变分为粉刺型和非粉刺型导管内原位癌。粉刺型导管内原位癌常位于乳腺中央部位，切面可见扩张的导管内含灰黄色坏死物质，状如皮肤粉刺，故称为粉刺癌，间质纤维化；非粉刺型导管内原位癌，癌体呈实性、乳头状。小叶原位癌，乳腺小叶末梢导管和腺泡内为实性癌，无纤维组织增生。

2. 浸润性癌　可分为浸润性导管癌、浸润性小叶癌和特殊类型癌。

浸润性导管癌为最常见的乳腺癌类型。癌细胞突破导管基底膜向下浸润，癌细胞排列成巢状、条索状，间质内纤维组织增生。肉眼观：肿瘤呈灰白色、质硬，无包膜，与周围组织分界不清，活动度差。癌组织常呈树根状侵入邻近组织内，当癌细胞侵及连接腺体与皮肤的Cooper韧带，韧带收缩并失去弹性，可使皮肤凹陷；当癌肿侵及乳头深部导管，使乳头下陷；肿块继续增长，表面皮肤可因皮下淋巴管被癌细胞堵塞而引起淋巴回流受阻，使皮肤出现橘皮样外观。晚期癌组织可穿破皮肤，形成溃疡。

浸润性小叶癌由小叶原位癌穿透基底膜向间质浸润所致。癌细胞呈单行串珠状或细条索状浸润于纤维间质之间，或呈环形排列在正常导管周围。癌细胞小，大小一致，核分裂象少见，细胞形态和小叶原位癌的癌细胞相似。

特殊类型癌主要有髓样癌、小管癌、黏液癌及佩吉特病（Paget disease）。

乳腺癌的扩散途径：①直接蔓延：癌细胞沿乳腺导管直接蔓延，可累及相应的乳腺小叶腺泡；或沿导管周围组织间隙向周围扩散到脂肪组织，可侵及胸大肌和胸壁。②淋巴道转移：淋巴道转移是乳腺癌最常见的转移途径，首先转移至同侧腋窝淋巴结。③血道转移：晚期乳腺癌可经血道转移至肺、骨、肝和脑等组织或器官。

同步训练

一、名词解释

慢性子宫颈炎　葡萄胎　侵蚀性葡萄胎　绒毛膜上皮癌

二、填空题

1. 慢性子宫颈炎根据其病理变化常分为________、________、________和________4型。
2. 绒毛膜上皮癌是妊娠________细胞的恶性肿瘤。
3. 子宫颈癌根据组织来源可分为________和________，最常见的是________。
4. 子宫颈癌因癌组织破坏血管，患者出现________症状。
5. 乳腺癌常发生于________。
6. 乳腺癌最常见的转移途径是________，首先转移至________。

三、选择题

1. 子宫颈癌错误的描述是（　　）
   A. 子宫颈癌可分为原位癌和浸润性癌　B. 患者出现不规则阴道流血及接触性出血
   C. 子宫颈鳞状细胞癌最常见　D. 子宫颈鳞状细胞癌与鳞状上皮化生有关
   E. 子宫颈癌与早婚、多产、宫颈裂伤、局部卫生不良有关
2. 以下符合绒毛膜上皮癌的是（　　）
   A. 宫腔内见透明或半透明的薄壁水泡　B. 不形成绒毛和水泡状结构
   C. 水泡状绒毛侵入子宫肌层，引起子宫肌层出血坏死　D. 绒毛不浸润肌层
   E. 血或尿中绒毛膜促性腺激素正常
3. 不符合乳腺癌特点的是（　　）
   A. 导管内原位癌　B. 浸润性小叶癌　C. 浸润性导管癌
   D. 印戒细胞癌　E. 小叶原位癌

四、问答题

1. 慢性子宫颈炎有哪些病理类型?
2. 子宫颈癌和乳腺癌的扩散途径有哪些?
3. 乳腺癌有哪些病理类型?最常见的病理类型是哪一型?
4. 子宫颈癌和乳腺癌有哪些临床表现?这些表现是如何产生的?

五、病例讨论

患者,女,50岁,绝经1年。因发现左乳肿块1年、渐大伴疼痛2个月入院。病史:1年前左乳外上象限发现一质硬无痛性肿块,直径约2.0 cm,轻微活动,未诊治。随后肿块渐大变硬,半年前出现乳头内陷并固定。2个月前出现左乳皮肤红、肿、热、痛,左乳头可挤出少量褐色液体。查体:左乳有一2cm×2cm×3cm肿块,质硬,皮肤水肿呈"橘皮样",皮温升高,边界不清,不活动;左乳头内陷、固定,左腋下肿大,淋巴结融合成团,约4cm×3cm×3cm大小,质硬,界欠清,固定,无压痛。左乳腺穿刺组织活检:乳腺浸润性导管癌。

讨论题:

根据病情,推测此患者乳腺癌的发生过程,解释临床表现产生的病理基础。

第十三章　重要器官功能衰竭

第一节　心力衰竭

知识要点

心力衰竭是各种心脏疾病导致心功能不全的一种综合征，绝大多数情况下是由于心脏舒缩功能障碍或心脏负荷过重引起心肌收缩力下降，使心排出量不能满足机体代谢的需要，器官、组织血液灌流不足，同时出现肺循环和（或）体循环淤血及水、电解质和酸碱平衡紊乱等一系列临床表现。心力衰竭的发生除有基础病因作用外，大部分存在诱因。

血液在心脏有序地收缩和舒张下，沿心血管系统周而复始地循环流动，不断给组织、细胞供应代谢所需的氧气和营养物质，同时将代谢产物运送到排泄器官以排出体外，从而维持机体内环境的稳定状态。在血液循环过程中，心脏作为动力器官其功能犹如水泵一样，故也称心泵功能。

一、心力衰竭的概念

心力衰竭（heart failure）也称泵衰竭，是机体在各种致病因素的作用下，心脏的收缩和（或）舒张功能发生障碍，使心输出量绝对或相对降低，以至不能满足机体代谢需要的病理过程或临床综合征。它属于心功能不全的失代偿阶段，患者出现明显的临床症状和体征。

二、心力衰竭的原因和诱因

（一）原因

引起心力衰竭的原因很多，但从病理生理角度可将其分为两类，即原发性心肌舒缩功能障碍和心脏负荷过度。前者是引起心力衰竭的重要原因，包括心肌缺血、缺氧和各种原发性心肌病变。后者主要是指心腔的负荷，包括前负荷（容量负荷）和后负荷（压力负荷）两种。心脏长期负荷过度时，一旦超出其承受能力，会导致心肌舒缩功能继发性降低，进而引起心力衰竭的发生。引起心力衰竭的常见病因见表 13-1。

表 13-1 常见心力衰竭的病因

心脏舒缩功能障碍		心脏负荷过重	
心肌损害	代谢异常	容量负荷过重	压力负荷过重
心肌炎、心肌病、克山病、心肌中毒、心肌梗死、心肌纤维化等	维生素 B_1 缺乏，缺血、缺氧	动脉瓣膜关闭不全、动-静脉瘘、室间隔缺损、甲亢、慢性贫血	高血压、主动脉瓣膜狭窄、肺栓塞、肺源性心脏病、肺动脉高压

（二）诱因

临床上有许多因素可在心力衰竭基本病因的基础上诱发心力衰竭。据统计约 90% 心力衰竭的发病都有诱因的存在，凡能使心肌耗氧量增加或供血减少的因素，如感染、心律失常、酸碱平衡及电解质代谢紊乱、妊娠分娩、过度体力活动、情绪激动等，它们通过不同途径和作用方式增加心脏负荷，诱发心力衰竭。

三、心力衰竭的分类

心力衰竭有多种分类方法，常用的有：

1. 根据心力衰竭病情严重程度分类

（1）*轻度心力衰竭* 代偿完全，处于一级心功能状态（在休息或轻度体力活动情况下，可不出现心力衰竭的症状、体征）或二级心功能状态（体力活动略受限制，一般体力活动时可出现气急、心悸）。

（2）*中度心力衰竭* 代偿不全，心功能三级（体力活动明显受限，轻度体力活动即出现心力衰竭的症状、体征，休息后可好转）。

（3）*重度心力衰竭* 完全失代偿，心功能四级（安静情况下即可出现心力衰竭的临床表现，完全丧失体力活动能力，病情危重）。

2. 按心力衰竭起病及病程发展速度分类

（1）*急性心力衰竭* 发病急。心泵功能急剧降低，多见于急性心肌梗死、严重心肌炎等。

（2）*慢性心力衰竭* 发病缓。初期机体在代偿阶段症状不明显；后期机体进入失代偿阶段，心衰的临床表现逐渐显现出来。此类心衰常见于高血压病、心瓣膜病和肺动脉高压等。

3. 按心力衰竭的发病部位分类

（1）*左心衰竭* 主要由于左室受损或负荷过重，导致左室泵血功能下降，可出现肺循环淤血甚至肺水肿，左心衰竭常见于冠心病、心肌病、高血压性心脏病及二尖瓣关闭不全等。

（2）*右心衰竭* 一般是负荷过重所致，可导致体循环淤血，常见于大块肺栓塞、肺动脉高压、慢性阻塞性肺疾病、某些先天性心脏病（如法洛四联症）和二尖瓣狭窄。

（3）全心衰竭　可因病变同时侵犯左、右心室（如风湿性心肌炎、严重贫血等）所致，也可是左心衰波及另一侧演变而来。

除上述分类外，根据心输出量高低，可分为低输出量性和高输出量性心力衰竭；根据心肌舒缩功能障碍，分为收缩功能不全性和舒张功能不全性心力衰竭。

四、心力衰竭的发生机制

心力衰竭的发生机制较复杂，迄今尚未完全阐明。目前认为，尽管引起心力衰竭的病因多种多样，但各种病因都可通过削弱心肌舒缩功能从而引起心力衰竭的发生，这是心力衰竭最基本的发生机制，包括心肌收缩性减弱、心室舒张功能障碍和顺应性异常及心室各部舒缩活动的不协调。

（一）心力衰竭的发生机制

1. 心肌收缩性减弱

（1）心肌结构破坏　当严重的心肌缺血、缺氧、感染、中毒等造成心肌细胞变性、坏死、纤维化，使心肌收缩蛋白大量破坏时，引起心肌收缩性减弱而导致心力衰竭。

（2）心肌能量代谢障碍　①能量生成障碍：缺血性心脏病、严重贫血、休克及心肌过度肥大等引起的心肌缺血缺氧是导致心肌能量生成障碍的常见原因。此外，维生素 B_1 缺乏可使 ATP 生成减少。②能量利用障碍：当心肌肥大失代偿时，其 ATP 酶活性降低，使 ATP 的化学能转变为心肌收缩的机械能过程发生障碍，导致心肌收缩力减弱。

（3）Ca^{2+} 转运异常　在心肌兴奋的电信号转化为心肌收缩的机械活动中，Ca^{2+} 充当重要耦联作用。任何影响心肌细胞对 Ca^{2+} 转运、结合、处理（摄取、储存和释放）的因素都会使心肌兴奋－收缩耦联障碍，导致心肌舒缩功能减弱。常见因素有心肌过度肥大、心肌缺血缺氧或酸中毒等。

2. 心室舒张功能障碍和顺应性异常　心室的舒张功能和顺应性是保证心输出量的基本因素，心肌缺血、严重贫血、心肌炎、心脏压塞及心肌重构（心肌肥大、僵硬和间质纤维化）等，均可导致心室舒张功能障碍或顺应性降低，从而影响心室的扩张充盈，使心排出量和冠状动脉的灌流量减少，导致心力衰竭。

3. 心脏各部舒缩活动不协调　某些心脏疾病如心肌梗死、心肌炎、心肌传导阻滞等，可使心脏各部分舒缩活动在空间和时间上产生不协调性。心室收缩不协调，减少心室的射血量；心室舒张不协调，影响心脏的扩张充盈。二者均使心输出量下降。

必须指出，临床上心力衰竭的发生、发展，常存在着多种病因，是多种机制共同作用的综合结果。

（二）心力衰竭时机体的代偿反应

1. 心脏的代偿作用 当心脏负荷过重或心肌受损时，机体通过各种代偿活动（一定范围内）来维持心脏相对正常的功能，暂时不出现心力衰竭的临床表现，即代偿阶段。当病变继续加重，通过代偿（超出范围）不能使心输出量满足机体代谢需要时，才会出现心力衰竭的表现，即失代偿阶段。

（1）心率加快　这是一种最早出现、迅速有效的代偿方式。当心输出量减少引起动脉血压降低和（或）心房及腔静脉压力升高时，通过神经反射使交感神经兴奋，引起心率加快。在一定范围内的心率加快，可以提高心输出量和升高舒张压，维持动脉血压和组织的血液灌流。但心率过快超过一定范围（成人＞180 次 / 分）时，心脏舒张期缩短，心室充盈不足，使心输出量明显减少，而失去代偿意义。心率加快还会使心肌的耗氧量增加，加重心脏的负担。

（2）心脏紧张源性扩张　当心脏扩张时，心肌节被拉长，在一定限度内，心肌收缩力随肌节的拉长而增加。这种伴有心肌收缩力增强的心腔扩张称为心脏紧张源性扩张。这是心脏对容量负荷增加的一种代偿方式。但心腔过度扩张，心肌收缩力反而减弱，心输出量减少，而失去代偿意义，此时的心腔扩张称为肌源性扩张。

（3）心肌肥大　是指心肌细胞体积增大，重量增加。这是心脏对长期负荷过度而形成的一种慢性代偿反应，其作用特点是持久而有效。心肌肥大在一定范围内（向心性肥大）使收缩力加强。当心肌过度肥大（离心性肥大）时，出现血液供应相对不足、心肌代谢障碍等因素，使心肌收缩力明显减弱，从而失去代偿意义。

2. 心外的代偿作用 心力衰竭时，机体还可通过不同途径引起血容量增加、血流重新分布、红细胞增多和组织细胞利用氧的能力增加等来改善组织的供血供氧，这些都对心力衰竭起代偿作用。

五、心力衰竭时机体功能、代谢的变化

心力衰竭时机体发生的各种变化，其最根本的环节在于心泵功能降低，而其发生发展的基本环节是心输出量不足（缺血）和回流障碍（淤血），从而使各器官、组织血液灌流不足，肺循环、体循环淤血，引起器官功能障碍和代谢紊乱，并产生一系列临床表现。

（一）心输出量不足

心输出量绝对或相对减少是心力衰竭最具特征性的血流动力学变化，并由此出现一系列外周血液灌注不足的表现。急性心力衰竭时，由于心排出量急剧减少，可出现血压明显下降，心脑供血不足，表现为乏力、烦躁不安、尿量减少，严重时发生嗜睡、昏迷，甚至发生心源性休克而死亡。慢性心力衰竭时，交感 - 肾上腺髓质系统兴奋，机体可通过外周血管收缩、心率加快和血容量增多等多种代偿活动使动脉血压基本维持于正常水平，保证了心脑的血流灌注；但内脏血流量严重减少，尤其是肾血流量的减少，其

次是肝和皮肤等，患者表现出面色苍白、四肢湿冷、尿量减少、烦躁不安等。

（二）静脉淤血

心衰时心肌收缩性减弱，舒张末期心室残留血量增多，内压升高，同时由于尿量减少致水、钠潴留，静脉压升高，静脉回流受阻发生淤血。

1. 肺淤血　左心衰竭时，肺静脉血液回流障碍，发生肺淤血，表现为各种形式的呼吸困难和肺水肿。

（1）呼吸困难　按照病情的严重程度依次表现为：①劳力性呼吸困难：为左心衰竭的最早表现之一，是指伴随着体力活动而出现的呼吸困难，休息后可缓解。②端坐呼吸：左心衰竭严重时，患者平卧时也感到呼吸困难，被迫采取半卧位或端坐以减轻呼吸困难的现象，称为端坐呼吸。这是由于端坐时的重力作用使下半身静脉血回流减少，回心血量减少，使肺淤血减轻；且端坐时膈肌下移，胸腔容积加大，有利于肺的扩张，肺活量增加，改善肺通气。③夜间阵发性呼吸困难：患者夜间熟睡时突感气闷而惊醒，在端坐咳喘后缓解，称为夜间阵发性呼吸困难。若发作时伴有哮鸣音，则称为心源性哮喘。其发生机制为：熟睡的患者平卧时膈肌上移，肺活量降低，同时静脉回心血量增多，肺淤血加重；入睡后迷走神经相对兴奋，使支气管收缩，通气阻力增大；睡眠时呼吸中枢的兴奋性降低，只有当肺淤血使动脉血氧分压下降到一定水平时，才足以有效刺激呼吸中枢，引起患者突感呼吸困难而被憋醒。

（2）肺水肿　肺水肿是急性左心衰竭最重要的表现。左心衰发展到一定的程度时，肺静脉回流受阻严重，使肺毛细血管静压急剧上升及毛细血管通透性明显增加，使血浆渗入肺泡。另外，左心衰竭患者输液过多过快时，可使肺血容量急剧增加而加速肺水肿的发生。此时，患者表现为发绀、呼吸困难、咳粉红色泡沫样痰等，需要及时处置。

2. 体循环淤血　右心衰竭或全心衰竭时，体循环静脉回流受阻，使体循环静脉系统出现大量血液淤积，压力升高，导致内脏器官充血、水肿、功能障碍。临床主要表现有颈静脉怒张、肝肿大和肝功能障碍、胃肠道淤血、体腔积液及下肢甚至全身水肿等。

（三）水、电解质和酸碱平衡紊乱

1. 水、钠潴留　是慢性心力衰竭最重要的变化。由于肾血流量减少，肾素－血管紧张素－醛固酮系统激活及抗利尿激素的增加而引起，加上长期心力衰竭的患者可出现心房钠尿肽（ANP）的抵抗，不能及时排出多余的水、钠，导致钠、水潴留，加重心脏负荷，加重水肿。

2. 代谢性酸中毒　心力衰竭时，由于心排出量减少、静脉系统淤血导致缺氧及肾功能不全等可引起代谢性酸中毒。酸中毒既可降低心肌收缩力，又可导致高钾血症，从而加重心衰。

知识链接

心功能不全与心力衰竭

心功能不全与心力衰竭在本质上是相同的，只是在程度上有差别。心功能不全或心功能障碍理论上是一个更广泛的概念，包括从心功能障碍发生、发展到心力衰竭的全过程，分代偿阶段和失代偿阶段；而心力衰竭是伴有明显临床症状的心功能不全，属心功能不全的失代偿阶段。临床上，心功能不全和心力衰竭这两个概念往往是通用的，不进行严格区分。

同步训练

一、名词解释

心力衰竭　离心性肥大　端坐呼吸　夜间阵发性呼吸困难

二、填空题

1. 心脏承受的负荷有________和________。
2. 左心衰竭时出现呼吸困难的病理生理学基础是________和________。
3. 心功能不全时心脏本身的代偿方式包括________、________和________。
4. 心率加快是心功能不全时的一种重要代偿形式，但当心率大于 180 次 / 分时由于心脏舒张期________使心肌耗氧量________，心脏充盈量________，甚至因每分钟心输出量________而失去代偿意义。
5. 急性心力衰竭时由于心输出量的急剧减少，使动脉血压________；慢性心力衰竭时机体可通过压力感受器反射性地使外周小动脉________和心率________，以及通过血容量________等代偿方式使动脉血压维持于正常水平。

三、选择题

1. 下列哪一种疾病会伴有左心室压力负荷增加（　　）
   A. 肺动脉高压　B. 高血压病　C. 甲状腺功能亢进　D. 室间隔缺损　E. 心肌炎
2. 下述哪一种疾病会引起左心室容量负荷增加（　　）
   A. 主动脉瓣关闭不全　B. 肥厚性心肌病　C. 心肌炎　D. 高血压病　E. 心肌梗死
3. 下列因素中哪项不增加心脏耗氧量（　　）
   A. 心率加快　B. 收缩性加强　C. 回心血量增加
   D. 周围血管阻力下降　E. 左室射血阻抗增加

4. 严重贫血引起心力衰竭的主要机制是（　　）

A. 心肌能量生成障碍　B. 心肌能量利用障碍　C. 兴奋 – 收缩耦联障碍

D. 心肌收缩蛋白破坏　E. 心肌能量储存障碍

5. 急性心力衰竭时不易出现下列哪种代偿方式（　　）

A. 血液重新分布　B. 交感神经兴奋　C. 心脏紧张源性扩张

D. 心肌肥大　E. 心率加快

6. 心力衰竭时血液灌注量减少最明显的器官是（　　）

A. 肝脏　B. 骨骼肌　C. 肾脏　D. 皮肤　E. 心脏

7. 左心衰竭患者新近出现右心衰竭，会表现为（　　）

A. 肺淤血加重、体循环淤血减轻　B. 肺淤血、水肿减轻

C. 肺淤血、体循环淤血均减轻　D. 肺淤血、体循环淤血均加重

E. 肺淤血、水肿加重

8. 关于心力衰竭时的心率加快，下列哪项说法不正确（　　）

A. 增加心输出量　B. 与交感神经兴奋有关　C. 心率越快代偿效果越好

D. 心率加快是最容易和最迅速被动员的一种代偿方式

E. 无论急性或慢性心力衰竭心率都加快

9. 下列哪项关于心肌肥大的叙述不正确（　　）

A. 心肌肥大的代偿功能也有一定限度

B. 向心性肥大和离心性肥大都有重要的代偿意义

C. 心肌肥大是一种较为经济和持久的代偿方式

D. 单位重量的肥大心肌收缩力增加

E. 心肌肥大主要是指心肌细胞体积增大、重量增加

10. 下列哪项疾病最容易引起离心性肥大（　　）

A. 二尖瓣狭窄　B. 主动脉瓣关闭不全　C. 肺动脉高压

D. 主动脉瓣狭窄　E. 高血压病

11. 破坏心脏舒缩活动协调性最常见的原因是（　　）

A. 各种类型的心律失常　B. 水肿　C. 收缩性减弱

D. 甲状腺功能减退　E. 心肌细胞凋亡

12. 左心功能不全引起呼吸困难的主要机制是（　　）

A. 支气管平滑肌敏感性增强　B. 体循环淤血，回心血量减少

C. 肺淤血、肺水肿　D. 低血压　E. 心肌缺血缺氧

13. 心功能降低最早表现为（　　）

A. 动脉血压降低　B. 心力储备降低　C. 射血分数降低

D. 心脏指数降低　E. 心输出量降低

14. 右心衰竭患者不可能出现下列哪项表现（　　）

A. 食欲不振，恶心呕吐　B. 下肢水肿　C. 少尿　D. 肝肿大　E. 心源性哮喘

四、问答题

1. 心功能不全时，心率加快和心肌肥大各有什么代偿意义？其各自优缺点有哪些？

2. 左心衰竭时最早出现的症状是什么？其发生机制有哪些？

3. 左心衰竭患者为什么会出现端坐呼吸和夜间阵发性呼吸困难？

五、病例讨论

男性，患者，65 岁。风湿性心脏病史 20 年。近日感冒后出现胸闷、气促、咳粉红色泡沫样痰，夜间不能平卧，腹胀，双下肢水肿。查体：颈静脉怒张，肝颈静脉回流征阳性。双肺可闻及湿性啰音。心界向两侧扩大，心音低钝，心尖部可闻及Ⅲ级舒张期隆隆样杂音。肝大，肋下 3 指。

讨论题：

1. 患者发生了什么病理过程？请用病理生理知识解释其临床表现？

2. 试述该患者的发病原因、发病过程及机制。

第二节 呼吸衰竭

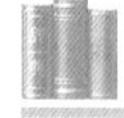

知识要点

呼吸衰竭是外呼吸功能严重障碍，导致 PaO_2 降低或伴有 $PaCO_2$ 升高的病理过程。临床诊断的血气标准是 PaO_2 低于 60mmHg，伴有或不伴有 $PaCO_2$ 高于 50mmHg。呼吸衰竭发生的原因和机制是肺通气功能障碍和肺换气功能障碍。

机体通过呼吸活动不断从大气摄取 O_2 和排出 CO_2，以维持新陈代谢和其他功能活动的正常进行。一旦呼吸活动异常，必将影响机体的正常功能活动，甚至危及生命。呼吸过程包括外呼吸（肺通气和肺换气）、气体在血液中运输和内呼吸三个相互衔接的环节，任何一个环节出现异常都会导致呼吸无法完成。

一、呼吸衰竭的概念

呼吸衰竭（respiratory failure）是指由于外呼吸功能严重障碍，导致动脉血氧分压（PaO_2）降低，伴有或不伴有动脉血二氧化碳分压（$PaCO_2$）升高的病理过程。一般以 PaO_2 低于 60mmHg、$PaCO_2$ 高于 50mmHg 作为判断呼吸衰竭的血气标准。

呼吸衰竭有以下分型：①根据 $PaCO_2$ 是否升高，可分为低氧血症型（Ⅰ型）呼吸衰竭和伴有低氧血症的高碳酸血症型（Ⅱ型）呼吸衰竭；②根据发生机制不同，可分为通气性和换气性呼吸衰竭；③根据原发病部位不同，可分为中枢性和外周性呼吸衰竭；④根据发病的缓急程度，可分为急性和慢性呼吸衰竭。

二、呼吸衰竭的原因和发生机制

外呼吸包括肺通气和肺换气两个环节。肺通气是肺泡与外界进行气体交换的过程，肺换气是肺泡与肺泡周围毛细血管的血液进行气体交换的过程。呼吸衰竭是由肺通气和（或）肺换气功能障碍引起的。

（一）肺通气功能障碍

正常成人静息状态下肺泡通气量约为 4L/min [肺泡通气量 =（潮气量 – 死腔通气量）× 呼吸频率]。当肺通气功能障碍使肺泡通气不足时可发生呼吸衰竭。肺通气障碍可分为限制性通气不足和阻塞性通气不足两种类型。

1. 限制性通气不足 是指吸气时，由于胸廓或肺的活动受限，使肺泡扩张受到限制而引起的通气不足。其原因及发生机制是：

（1）*呼吸肌活动障碍* 中枢或周围神经的器质性病变如颅脑外伤、脑血管意外、脑炎、多发性神经炎等；过量使用镇静安眠药、麻醉药所引起的呼吸中枢抑制；呼吸肌本身的功能障碍，如长时间呼吸困难等引起的呼吸肌疲劳、营养不良性肌萎缩；低血钾、缺氧、酸中毒等所致的呼吸肌无力等，均可累及吸气肌的收缩功能而引起限制性通气不足。

（2）*胸廓和肺的顺应性降低* 严重的胸廓畸形、胸膜纤维化、严重的肺纤维化、各种原因引起的肺泡表面活性物质减少等，可限制胸廓和肺的扩张而引起通气不足。

（3）*胸腔积液和气胸* 胸腔大量积液或张力性气胸压迫肺，使肺扩张受限。

2. 阻塞性通气不足 是由于气道狭窄或阻塞使气道阻力异常升高所引起的肺通气不足，常见于慢性阻塞性肺疾病、异物阻塞气道、肿瘤等。气道阻塞以气管杈为界可分为中央性和外周性，其中胸外气道阻塞可引起吸气性呼吸困难，而胸内气道阻塞则引起呼气性呼吸困难。

肺泡通气不足，肺泡通气量下降，引起肺泡气氧分压降低而二氧化碳分压升高，最终导致 PaO_2 降低和 $PaCO_2$ 升高而发生Ⅱ型呼吸衰竭。

（二）肺换气功能障碍

影响肺泡与周围毛细血管气体交换的主要因素有：呼吸膜的厚度、面积，通气 / 血流比值和肺扩张容量，以上因素异常都可导致肺换气功能障碍，包括弥散障碍、肺泡通气与血流比例失调及解剖分流增加。

1. 弥散障碍 是指主要由肺泡膜面积减少或肺泡膜异常增厚和弥散时间缩短引起的气体交换障碍。

（1）*肺泡膜面积减少* 正常成人肺泡膜总面积为 70 ~ $80m^2$。静息时参与换气的为

35 ~ 40m^2。运动时增大，由于储备量大，只有当肺泡膜面积减少一半以上时才会影响肺换气功能，导致气体弥散障碍。肺泡膜面积减少见于肺实变、肺不张、肺叶切除等。

（2）*肺泡膜厚度增加*　虽然肺泡膜由6层结构组成，但其薄部厚度不足1μm，是气体交换的部位，弥散速度很快。当肺水肿、肺泡透明膜形成、肺纤维化及肺泡毛细血管扩张或血液稀释使血浆层变厚时，可因弥散距离增大使弥散速度减慢，影响气体交换。

气体弥散障碍时，由于二氧化碳的弥散能力大，一般对其影响较小。因此单纯弥散障碍时，一般仅引起低氧血症型，即Ⅰ型呼吸衰竭。

2. 肺泡通气与血流比例失调　静脉血流经肺泡时能否完全动脉化，即能否获得足够的O_2和充分地排出CO_2，还取决于肺泡通气量与血流量的比例。正常成人在静息状态下，肺泡通气量（V_A）约为4L，每分钟肺血流量（Q）约为5L，通气/血流比值（V_A/Q）为0.8，这是最佳比例，气体交换效率最高。当肺部发生病变时，V_A/Q发生改变，但无论是升高还是降低均会使气体交换减少，导致换气功能障碍。主要表现在以下两个方面：

（1）*部分肺泡通气不足*　肺部的疾病如支气管哮喘、慢性支气管炎、慢性阻塞性肺气肿、肺纤维化和肺水肿等均可引起阻塞性或限制性通气障碍，从而导致肺泡通气的严重不均匀。因病变肺泡通气明显减少，而血流未减少，通气/血流比值明显降低，流经病变部位肺泡的静脉血未经充分动脉化便掺入到动脉血内。这种情况类似动-静脉短路，故称为功能性分流，又称静脉血掺杂。

（2）*部分肺泡血流不足*　肺动脉栓塞、弥散性血管内凝血、肺肿瘤压迫血管等发生时，部分肺泡血流减少，而通气未相应减少，使通气/血流比值显著升高，该部位肺泡未完成气体交换，通气不能充分利用，称为死腔样通气（图13-1）。

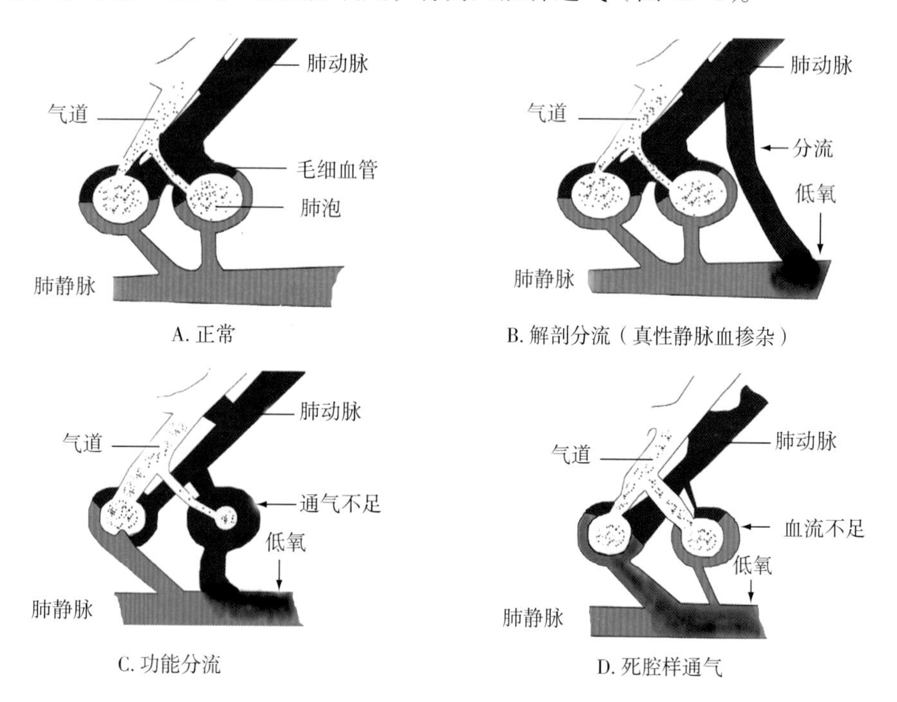

图13-1　肺泡通气与血流关系模式图

总之，无论是部分肺泡通气不足引起的功能性分流增加，还是部分肺泡血流不足引起的功能性死腔增加，均可导致 PaO_2 降低，而 $PaCO_2$ 可正常或稍低，严重时也可升高。也就是说，肺泡通气与血流比例失调一般引起Ⅰ型呼吸衰竭，极严重时也可引起Ⅱ型呼吸衰竭。

3. 解剖分流增加　生理情况下，肺内也存在解剖分流，即未经氧合的血液直接掺入到肺静脉血内，其血流量占心输出量的 2% ~ 3%。支气管扩张症、严重肺不张、肺实变等可使解剖分流增加，静脉血掺杂异常增多，导致呼吸功能不全的发生。解剖分流的血液完全未经气体交换过程，故称为真性分流。临床上吸入纯氧可有效地提高功能性分流的 PaO_2，但对真性分流作用不大。

临床实践中，呼吸衰竭的发生往往是多因素共同作用的结果，几种机制并存或相继发生作用。因此，对呼吸衰竭的发生机制与病情变化，必须全面分析，以采取最佳防治方案。

三、呼吸衰竭时机体功能、代谢的变化

呼吸衰竭时，外呼吸功能障碍导致低氧血症和高碳酸血症，后者可影响全身各系统功能和代谢，引起一系列代偿适应性反应和后期严重的代谢功能紊乱。

（一）酸碱平衡及电解质紊乱

呼吸衰竭时可出现各种单纯性酸碱平衡紊乱，但临床更多见的是混合性酸碱平衡紊乱。①Ⅰ型呼吸衰竭时，因低氧血症可引起代谢性酸中毒和代偿性呼吸性碱中毒；②Ⅱ型呼吸衰竭时，低氧血症和高碳酸血症并存，因此可有代谢性酸中毒和呼吸性酸中毒；③若给呼吸衰竭患者应用人工呼吸机、过量使用利尿剂或 $NaHCO_3$ 等则可引起医源性代谢性碱中毒。

（二）呼吸系统变化

1. 原发病的影响　①阻塞性通气障碍时，发生于上呼吸道的表现为吸气性呼吸困难，发生于下呼吸道的表现为呼气性呼吸困难；②肺的顺应性降低所致的限制性通气障碍时，呼吸浅而快；③中枢性呼吸衰竭时，呼吸浅而慢或出现呼吸节律异常，如潮式呼吸、间歇呼吸、抽泣样呼吸和叹气样呼吸等。

2. PaO_2 和 $PaCO_2$ 的影响　①当 PaO_2<8kPa（60mmHg）时，可通过兴奋外周化学感受器，反射性引起呼吸加深加快；$PaCO_2$ 一定程度升高时，可兴奋中枢化学感受器，引起呼吸加深加快；② PaO_2<4kPa（30mmHg）或 $PaCO_2$>10. 67kPa（80mmHg）时，可直接抑制呼吸中枢，引起呼吸变浅变慢。

（三）循环系统变化

一定程度的 PaO_2 降低和 $PaCO_2$ 升高可兴奋心血管中枢，使心率加快、心肌收缩力增强和外周血管收缩。但缺氧和二氧化碳潴留直接对心血管的作用是抑制心脏的活动和

血管扩张（肺血管除外）。严重缺氧与二氧化碳潴留可直接抑制心血管中枢，直接抑制心脏活动和扩张血管，导致心收缩力下降、血压下降及心律失常等。缺氧和二氧化碳潴留可使心肌受损，还可使肺小动脉收缩导致肺动脉高压，增加右心负荷，引起右心衰竭。

（四）中枢神经系统变化

中枢神经系统对缺氧最敏感。当 PaO_2 降至 8kPa（60mmHg）时，可出现智力和视力减退，当 PaO_2 迅速降至 5.33 ~ 6.67kPa（40 ~ 50mmHg）就会引起一系列神经精神症状，如头痛、头晕、烦躁不安、言语不清、精神错乱、嗜睡、昏迷等。由呼吸衰竭引起的中枢神经系统功能障碍称为肺性脑病，它的发生与缺氧、二氧化碳潴留、酸中毒等密切相关。

（五）肾功能变化

呼吸衰竭患者常并发肾功能不全。轻者表现为尿中出现蛋白、红细胞、白细胞和管型等；重者可发生急性肾功能衰竭，表现为少尿、氮质血症和代谢性酸中毒等。这些主要是由于呼吸衰竭时缺氧和高碳酸血症反射性通过交感神经使肾血管收缩，肾血流量严重减少所致。同时缺氧、酸中毒、心力衰竭、水电解质代谢紊乱等可直接损伤肾脏。

（六）胃肠变化

呼吸衰竭还常并发消化道功能障碍。轻者表现为厌食与食欲不振等；重者由于胃壁血管收缩和胃酸分泌增多，降低胃黏膜的屏障保护作用，引起消化道黏膜糜烂、坏死、溃疡形成和出血。

同步训练

一、名词解释

呼吸衰竭　功能性分流或静脉血掺杂　死腔样通气　解剖分流或真性分流

二、填空题

1. 根据引起呼吸衰竭的病变部位，分为________性呼吸衰竭和________性呼吸衰竭。

2. 根据有或无高碳酸血症，呼吸衰竭可分为________型呼吸衰竭和________型呼吸衰竭，其共同特点是有________血症。

3. 肺通气功能障碍可分为________和________。

4. 正常成人肺泡通气 / 血流比值（V_A/Q）约为________，死腔样通气导致病肺肺泡 V_A/Q________，功能性分流则引起病肺 V_A/Q________。

5. 严重缺氧对呼吸中枢有直接的________作用，$PaCO_2$ 升高对呼吸中枢有________作用，但当 $PaCO_2$ 超过 80mmHg 时，反而________呼吸中枢。

6. 呼吸衰竭常伴有肺动脉压________，从而引起右心________和________，即肺源性心脏病。

三、选择题

1. 呼吸功能不全通常是（　　）
   A. 外呼吸功能严重障碍的后果　B. 内呼吸功能严重障碍的后果
   C. 内、外呼吸功能严重障碍的后果　D. 血液不能携氧的后果
   E. 组织细胞不能利用氧的后果

2. 下述哪一项可作为呼吸衰竭的诊断标准（　　）
   A. 动脉血氧分压低于 70mmHg　B. 动脉血氧分压低于 60mmHg
   C. 动脉血氧分压低于 50mmHg　D. 动脉血氧分压低于 40mmHg
   E. 动脉血氧分压低于 30mmHg

3. 出现严重胸膜病变时，患者可发生（　　）
   A. 弥散障碍　B. 限制性通气不足　C. 阻塞性通气不足
   D. 死腔气量增加　E. 肺表面活性物质受破坏

4. 阻塞性通气不足产生的原因之一是（　　）
   A. 白喉　B. 重症肌无力　C. 肺泡水肿　D. 麻醉过深　E. 早产婴儿

5. 直接影响气道阻力的最主要因素是（　　）
   A. 气道内径　B. 气道长度和形态　C. 气流速度
   D. 气流类别（层流、湍流）　E. 气体的密度

6. 阻塞性通气不足可见于（　　）
   A. 低钾血症　B. 多发性神经炎　C. 胸腔积液　D. 化脓性脑膜炎　E. 慢性支气管炎

7. 一般情况下，弥散障碍主要导致动脉血中（　　）
   A. 氧分压升高、二氧化碳分压升高　B. 氧分压降低、二氧化碳分压降低
   C. 氧分压不变、二氧化碳分压不变　D. 氧分压不变、二氧化碳分压升高
   E. 氧分压降低、二氧化碳分压不变

8. 表面活性物质减少时（　　）
   A. 肺泡表面张力不变而肺顺应性增加　B. 肺泡表面张力降低而肺顺应性不变
   C. 肺泡表面张力增加而肺顺应性降低　D. 肺泡表面张力降低而肺顺应性增加
   E. 肺泡表面张力不变，肺顺应性不变

9. 下列哪种情况不易导致功能性分流的发生（　　）
   A. 支气管哮喘　B. 慢性支气管炎　C. 阻塞性肺气肿　D. 肺纤维化　E. 肺动脉栓塞

10. 下列哪种情况易导致肺换气功能障碍（　　）
A. 弥散性间质纤维化　B. 喉头水肿　C. 支气管异物
D. 吗啡中毒　E. 肿瘤压迫气道
11. 急性缺氧可引起（　　）
A. 肾小动脉扩张　B. 皮肤血管扩张　C. 脑血管扩张
D. 肺小动脉扩张　E. 骨骼肌动脉扩张
12. 对只有缺氧而无二氧化碳潴留的患者，给氧治疗的原则是（　　）
A. 给高浓度氧（浓度在 50% 以下）B. 间断性给低浓度低流量氧　C. 给纯氧
D. 给高压氧　E. 持续给低浓度低流量氧

四、问答题

1. 试述通气与血流比例失调表现的两种形式。
2. 试述呼吸衰竭发生肺源性心脏病的机制。

五、病例讨论

陈某，男，68 岁，因心悸、气短、腹胀、双下肢浮肿 5 天收入住院。10 年来患者经常出现咳嗽、咳痰，尤以冬季为甚。近 5 年以来，自觉心悸、气短，活动后加重，有时双下肢浮肿，但经过休息可以缓解。5 天前因受凉病情加重，出现腹胀，不能平卧。患者有吸烟史 48 年。体格检查：患者端坐呼吸，神智清楚，口唇发绀，颈静脉怒张，桶状胸，心音遥远。肝脏下缘在右锁骨中线肋缘下 4cm、剑突下 8cm，脾脏在肋下缘可以触及。腹部叩诊可见移动性浊音。双下肢凹陷性浮肿。实验室检查：白细胞 12.0 × 10^9/L，动脉血氧分压 7. 8kPa（59mmHg），动脉血二氧化碳分压 8. 0 kPa（60mmHg）。

讨论题：
1. 根据学过的病理学知识，为患者作出诊断，并提出诊断依据。
2. 试分析患者的疾病演变过程。

第三节　肝性脑病

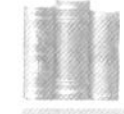

知识要点

肝性脑病是继发于严重肝脏疾病的神经精神综合征，主要是毒性物质引起脑组织的代谢和功能障碍所致。肝细胞严重受损时，由于清除氨的能力下降和产氨过多，导致血氨升高。氨通过干扰脑组织的能量代谢，影响脑内神经递质，抑制神经细胞兴奋性而引起肝性脑病的发生。

肝脏参与体内的消化、代谢、排泄、解毒及免疫等多种功能。肝脏虽有强大的代偿储备能力，但当肝细胞严重受损时，可引起多种功能障碍和一系列临床表现，严重的可导致肝功能衰竭。

一、肝性脑病的概念

肝性脑病（hepatic encephalopathy）是继发于严重肝疾病的一组神经精神综合征。根据临床症状轻重可分 4 期：①一期（前驱期）：轻微的神经精神症状，如欣快感、淡漠、易激动烦躁等。②二期（昏迷前期）：症状加重，出现行为异常、嗜睡、定向理解力减退及精神错乱、频发扑翼样震颤。③三期（昏睡期）：有明显的精神错乱、昏睡等表现。④四期（昏迷期）：意识丧失，进入昏迷状态，称肝昏迷。

二、肝性脑病的原因和分类

根据原因不同，肝性脑病可分为内源性和外源性两类：

1. 内源性肝性脑病（急性肝性脑病） 多见于病毒性急性重型肝炎、伴有广泛肝细胞坏死的中毒或药物性肝炎等。常为急性经过，无明显诱因，血氨可不升高，病情发展快，又称暴发型肝性脑病。

2. 外源性肝性脑病（慢性肝性脑病） 多见于门脉性肝硬化、血吸虫性肝硬化和酒精性肝硬化等。一般呈慢性经过，常有明显诱因，血氨往往升高，又称门－体型脑病。

三、肝性脑病的发生机制

肝性脑病的发生机制尚不完全清楚。一般认为，主要是由于脑组织的功能和代谢障碍引起的。

（一）氨中毒学说

临床上约 80% 的肝性脑病患者血及脑脊液中氨浓度升高，采用各种降血氨的治疗有效。临床观察也表明大部分肝性脑病的发生与血氨升高有关，以上都说明了氨的代谢障碍与肝性脑病的发生有密切关系。

1. 血氨升高的机制 生理情况下，血氨的来源与去路保持着动态平衡，浓度能维持在正常范围。血氨水平升高主要是氨的清除不足和生成过多所致。其中清除不足在肝性脑病的发生中更为重要。

（1）氨的清除不足 氨的清除主要是在肝内经鸟氨酸循环转化成尿素后经肾排出而被清除。①肝功能严重障碍时，ATP 供给不足，肝内参与此代谢的酶系严重受损，导致经鸟氨酸循环转化成尿素受阻；②门－体分流的形成使来自肠道的氨绕过肝直接进入体循环，致血氨升高。

（2）氨的生成增多 ①肝功能发生障碍，尤其是肝硬化时，影响肠道消化吸收和排空，肠道细菌繁殖增多，由细菌合成的促使氨生成的酶增多，同时产氨原料增多，使肠道内氨的合成和吸收增多；②合并肾功能不全时，肾生成的氨向血液弥散增多；③患者烦躁和肌肉抽搐，肌肉收缩活动加强致肌内产氨增多。

知识链接

肠道的 pH 值对氨吸收的影响

肠道的 pH 值影响氨的吸收，当肠道处于酸性环境时，NH_3 与 H^+ 结合成不易吸收的 NH_4^+ 而随粪便排出。反之，当肠道处于碱性环境时，肠道吸收氨增多，使血氨含量增加，加重对脑的毒性作用。临床上常采用酸化肠道环境来减少氨的吸收。

2. 氨对脑组织的毒性作用

（1）干扰脑的能量代谢 脑组织能量主要靠葡萄糖代谢提供，氨通过干扰葡萄糖的代谢来影响脑组织的能量供应，致脑能量代谢障碍。

（2）对神经元细胞膜的抑制作用 氨干扰钠泵的功能，对 K^+ 产生竞争性抑制。影响神经元膜的生物电活动，导致脑细胞功能、代谢和形态的异常。

（3）使脑内神经递质发生改变 脑内氨增多可使脑内兴奋性神经递质（谷氨酸和乙酰胆碱等）减少，而使抑制性神经递质（γ－氨基丁酸和谷氨酰胺等）生成增多，引起脑功能紊乱。

（4）刺激大脑的边缘系统 边缘系统与情绪、记忆、性格和行为等密切相关，氨能使海马和杏仁核边缘系统异常兴奋，从而产生一系列精神症状。

（二）假性神经递质学说

由于肝功能严重受损和门－体静脉侧支循环建立时，肠道内蛋白质分解产生的氨基酸在细菌作用下生成苯乙胺和酪胺大量入血，并在脑内转化为苯乙醇胺和羟苯乙醇胺。它们的化学结构与正常的神经递质去甲肾上腺素和多巴胺非常相似，但其生理功能只有正常的 1/10，故称为假性神经递质。后者与正常神经递质竞争突触受体，导致神经信息传递受阻，从而使脑干网状结构上行激活系统功能抑制，患者出现神经精神症状，甚至昏迷。

该学说获得临床上通过应用左旋多巴可以明显改善肝性脑病的病情的支持。机制是左旋多巴进入脑内转变成多巴胺和去甲肾上腺素，正常神经递质增多，与假性神经递质的竞争增强，使神经传导功能恢复，促进患者的苏醒。

四、肝性脑病的诱因

外源性肝性脑病大多有明确的诱因，如上消化道出血、感染、发热、碱中毒、长期使用中枢抑制性药物、便秘、大量饮酒、高蛋白饮食，以及过多、过快放腹水等，均可通过加重肝细胞的损害和产氨增多来促进肝性脑病的发生、发展。防止诱因的产生和及早采取措施，对于治疗肝性脑病有重要意义。

同步训练

一、名词解释

肝功能衰竭　肝性脑病

二、填空题

1. 肝性脑病时血氨升高的主要原因是________和________，二者以________为主。
2. 引起肝性脑病的假性神经递质主要是指________和________。
3. 肝功能不全时，在网状结构中由于正常兴奋性递质________或假性递质________，致使神经冲动的传递发生障碍，使皮质不能处于清醒状态而发生昏迷。
4. 诱发肝性脑病的常见的因素是________，它诱发肝性脑病的主要机制是________。

三、选择题

1. 外源性肝性脑病主要继发于（　　）
   A. 肝硬化　B. 肝细胞性黄疸　C. 急性重型肝炎　D. 肝血吸虫病　E. 肝癌
2. 临床应用左旋多巴治疗部分肝性脑病的机制是（　　）
   A. 降低血氨　B. 促进支链氨基酸进入脑组织　C. 促进芳香族氨基酸进入脑组织
   D. 促进神经递质前体形成真性神经递质　E. 促进脑组织合成 ATP
3. 肝性脑病时血氨生成过多的最主要原因是（　　）
   A. 肠道产氨增多　B. 肌肉产氨增多　C. 脑产氨增多
   D. 氨从肾重吸收增多　E. 血中 NH_4^+ 向 NH_3 转化增多
4. 血氨升高引起肝性脑病的最主要机制是（　　）
   A. 使脑内形成乙酰胆碱增多　B. 使脑内形成谷氨酰胺减少　C. 抑制大脑边缘系统
   D. 干扰脑细胞能量代谢　E. 使去甲肾上腺素作用减弱
5. 肝性脑病患者氨清除不足的原因主要是（　　）
   A. 三羧酸循环障碍　B. 谷氨酸合成障碍　C. 谷氨酰胺合成障碍
   D. 鸟氨酸循环障碍　E. 肾小管分泌氨减少
6. 结肠内 pH 值降到 5.0 时（　　）
   A. 肠道吸收氨↑，以 NH_4^+ 形式排出体外↑
   B. 肠道吸收氨↑，以 NH_4^+ 形式排出体外↓
   C. 肠道吸收氨↓，以 NH_4^+ 形式排出体外↑
   D. 肠道吸收氨↓，以 NH_4^+ 形式排出体外↓
   E. 肠道吸收氨不变，以 NH_4^+ 形式排出体外↑

7. 氨中毒时（　　）

A. 脑内谷氨酸↑，乙酰胆碱↑，γ－氨基丁酸↑，谷氨酰胺↑

B. 脑内谷氨酸↓，乙酰胆碱↓，γ－氨基丁酸↑，谷氨酰胺↑

C. 脑内谷氨酸↑，乙酰胆碱↑，γ－氨基丁酸↓，谷氨酰胺↓

D. 脑内谷氨酸↑，乙酰胆碱↓，γ－氨基丁酸↑，谷氨酰胺↓

E. 脑内谷氨酸↓，乙酰胆碱↑，γ－氨基丁酸↓，谷氨酰胺↑

8. 肝性脑病时脑内增加的假性神经递质有（　　）

A. 苯乙胺和酪胺　B. 苯乙胺和苯乙醇胺　C. 酪胺和多巴胺

D. 苯乙胺和多巴胺　E. 苯乙醇胺和羟苯乙醇胺

9. 假性神经递质引起肝性脑病的机制是（　　）

A. 干扰脑的能量代谢　B. 使脑细胞产生抑制性突触后电位　C. 干扰脑细胞膜的功能

D. 与正常递质竞争受体，但其效应远较正常递质为弱　E. 引起血浆氨基酸失衡

10. 下列哪项不是引起肝性脑病的毒性物质（　　）

A. 羟苯乙醇胺　B. 苯乙醇胺　C. 多巴胺　D.5－羟色胺　E. 短链脂肪酸

11. 下述诱发肝性脑病的因素中最常见的是（　　）

A. 消化道出血　B. 利尿剂使用不当　C. 便秘　D. 感染　E. 尿毒症

12. 下列哪项因素不易诱发肝性脑病（　　）

A. 感染　B. 便秘　C. 消化道出血　D. 代谢性酸中毒　E. 应用利尿剂

13. 消化道出血诱发肝性脑病的最主要机制是（　　）

A. 引起失血性休克　B. 肠道产氨增加　C. 脑组织缺血缺氧

D. 血中苯乙胺和酪胺增加　E. 破坏血脑屏障，假性神经递质入脑

四、问答题

1. 肝病时为何容易发生肠源性内毒素血症？

2. 肝硬化伴有消化道出血患者发生肝性脑病的可能机制是什么？

五、病例讨论

男性，45 岁，5 年前诊断为肝硬化，间歇性乏力、纳差 2 年。1 天前进食不洁肉食后，出现高热、频繁呕吐，继之出现说胡话、扑翼样震颤，即进入昏迷。查体：体温 38. 2℃，脉搏 110 次 / 分，血压 75/45mmHg，肝病面容，颈部可见蜘蛛痣，四肢湿冷，腹壁静脉可见曲张，脾肋下 4cm，肝脏未及，腹水征阳性。

讨论题：

1. 该患者可能的诊断有哪些？分析其形成的原因和机制。

2. 如何预防它们的发生与发展？

第四节 肾功能衰竭

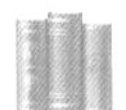

知识要点

肾功能衰竭是肾脏功能大部分或全部丧失的病理状态。按其发作之急缓分为急性和慢性两种。急性肾功能衰竭系因多种疾病致使两肾在短时间内丧失排泄功能，简称急性肾衰。慢性肾功能衰竭是由各种病因所致的慢性肾脏疾病发展至晚期而出现的一系列临床症状的综合征。根据肾功能损害的程度将慢性肾功能衰竭分为 4 期。

肾具有多种生理功能：①排泄功能：排出机体内大部分代谢终产物、药物、毒物和多余物质；②调节功能：调节水、电解质和酸碱平衡及维持血压；③内分泌功能：分泌肾素、激肽释放酶、促红细胞生成素、羟化维生素 D_3 和前列腺素等。

一、肾功能衰竭的概念

肾功能衰竭是指各种原因造成的肾脏泌尿功能和内分泌功能障碍所引起的机体内环境紊乱的一种综合征或病理过程。临床上出现多种代谢产物、药物、毒物等在体内蓄积，水、电解质和酸碱平衡紊乱，以及肾脏内分泌功能障碍的一系列表现。本病可分为急性肾功能衰竭和慢性肾功能衰竭，两者的严重阶段均可发展为尿毒症。

二、急性肾功能衰竭

（一）概念

急性肾功能衰竭（acute renal failure，ARF）是指各种原因在短期内引起肾脏泌尿功能急剧障碍，以致机体内环境出现严重紊乱的病理过程。临床表现有水中毒、氮质血症、高钾血症和代谢性酸中毒。分少尿型和非少尿型急性肾功能衰竭，前者更常见，但两者均有肾小球滤过率明显降低。

（二）原因及分类

根据病因可分为肾前性因素、肾性因素和肾后性因素三类。

1. 肾前性因素　由肾前性因素引起的称肾前性肾功能衰竭，是因肾灌流量急剧降低、肾小球滤过率降低所致。常见于大量失血、重度脱水、心功能衰竭和休克早期等。肾前性肾功能衰竭属功能性肾功能衰竭，如能及时去除病因，肾功能可迅速恢复；否则转为器质性，发展为肾性肾功能衰竭。

2. 肾性因素 是由肾实质病变引起的器质性肾功能衰竭。常见于急性肾小球肾炎、急性肾间质性肾炎、急性肾盂肾炎、狼疮性肾炎、肾移植排斥反应、持续性肾缺血、肾中毒等。

3. 肾后性因素 是由急性尿路梗阻引起的。常见于输尿管结石、盆腹腔肿瘤、前列腺癌、前列腺肥大、急性膀胱功能障碍等。与肾前性一样，肾后性肾功能衰竭属功能性肾功能衰竭，如能及时解除尿路梗阻，肾功能可迅速恢复正常，否则也可发展为肾性肾功能衰竭。

（三）发生机制

发生急性肾功能衰竭的中心环节是肾小球滤过率的显著降低。不同病因的其发生机制也不尽相同，简单归纳如下：

1. 肾血流量不足 休克或高浓度肾毒物等均可使交感－肾上腺髓质系统兴奋，并激活肾素－血管紧张素系统，共同作用导致肾小球入球小动脉收缩，肾小球滤过率急剧下降，进而导致急性肾功能衰竭。

2. 肾小管阻塞 肾小管受损致其重吸收障碍，小管液内的蛋白质和脱落的坏死上皮细胞等可形成各种管型阻塞肾小管，近侧小管内压升高，逆行引起肾小球滤过率降低，导致肾泌尿功能障碍并引起急性肾功能衰竭。

3. 原尿返漏 肾小管损伤严重时，其上皮细胞变性、坏死，基膜被破坏，原尿经断裂损伤的基膜处扩散到间质，使间质水肿，这又可压迫肾小管和周围毛细血管，进而加重肾小管阻塞。肾小球滤过率随之下降，尿量减少，因而发生急性肾功能衰竭。

4. 肾细胞损伤 目前的研究表明，肾小管细胞、肾小球内皮细胞和系膜细胞、肾小囊脏层上皮细胞等受损、肿胀、相互融合、坏死等，可导致滤过膜通透性降低和肾小管阻塞，共同作用下导致肾小球滤过率降低，促进急性肾功能衰竭的发生发展。

（四）机体功能和代谢的变化

1. 少尿型急性肾功能衰竭 临床较多见，其发病过程可分为少尿期、多尿期和恢复期三个阶段。

（1）少尿期 此期是病情最危重阶段。主要表现为尿量显著减少和内环境紊乱严重等。尿量平均每天为 100 ~ 200ml，少尿期持续时间的长短与预后相关，少尿期一般持续 7 ~ 14 天，少于 5 天者预后较好，超过 30 天者，即使尿量恢复正常，预后亦较差，肾功能较难恢复。

此期患者可出现：少尿（尿量 <400ml/24h）、无尿（尿量 <100ml/24h）、蛋白尿、各种管型；高钾血症，是最危险的并发症，严重者可引起室颤等心律失常，甚至心跳骤停，这是少尿期患者死亡的最主要原因；氮质血症、代谢性酸中毒、高血镁、高血磷、低血钙、低蛋白血症、水肿甚至水中毒。

（2）多尿期 在少尿期末，患者的尿量逐渐增多，当尿量 >400ml/24h 时，标志进入多尿期，显示肾功能已经开始恢复。随着病情的好转，患者尿量成倍增加。3 ~ 5 天后尿量可达 3000 ~ 4000ml/24h，其后甚至高达 4000 ~ 6000ml/24h。多尿的发生机制主要是因为：肾缺血改善，肾小球滤过功能逐渐恢复；新生的肾小管重吸收和浓缩功能尚弱；肾小管阻塞及肾间质水肿逐渐解除；潴留的尿素等使小管液中的溶质浓度升高，引起渗透性利尿。

此期患者虽然尿量增多，病情好转，但仍不能大意，肾功能尚未完全恢复，早期的氮质血症、高血钾、代谢性酸中毒等未能立即改善，而患者的多尿可出现脱水、低血钾等。故应注意纠正水和电解质代谢紊乱，及时补充水、钾、钠、钙，补充营养物质和设法提高机体的抵抗力等，使患者能顺利度过多尿期而进入恢复期。

（3）恢复期　多尿期持续 1 ~ 3 周，多转入恢复期。恢复期患者的尿量开始减少并逐渐恢复正常，血中非蛋白氮含量下降，水、电解质和酸碱平衡紊乱得到纠正。但肾小管功能完全恢复需要数月甚至更长时间。少数患者由于肾小管上皮细胞和基底膜破坏严重，出现肾组织纤维化而转变为慢性肾功能衰竭。

2. 非少尿型急性肾功能衰竭　20% ~ 30% 的急性肾功能衰竭患者为非少尿型，发生机制与少尿型基本相同，但肾小球滤过率降低程度和肾小管损伤程度均较少尿型轻，但肾小管的损害导致尿浓缩功能障碍较重，故患者的尿量减少不明显。本型患者的临床症状一般较轻，病程较短，高钾血症较少见，病死率较低，预后较好。但若不及时治疗或治疗失当，也可转化为少尿型急性肾功能衰竭。

三、慢性肾功能衰竭

（一）概念

慢性肾功能衰竭（chronic renal failure，CRF）是指各种原发性或继发性肾脏疾病晚期，由于肾单位进行性破坏，残存肾单位不能充分排出代谢废物和维持内环境稳定，使体内发生代谢产物积聚，水、电解质和酸碱平衡紊乱以及肾脏内分泌功能障碍，出现一系列临床综合征的病理过程。

慢性肾功能衰竭发展呈渐进性，病程迁延，病情复杂，常以尿毒症为结局而导致死亡。

（二）原因、发展阶段及发生机制

1. 原因　凡能引起肾实质慢性破坏的疾病，均可引起慢性肾功能衰竭。

（1）肾疾病　慢性肾小球肾炎、慢性肾盂肾炎、肾结核、全身性红斑狼疮等。其中慢性肾小球肾炎为最常见病因，占总数的 50% ~ 60%。

（2）肾血管疾病　高血压肾病和结节性动脉周围炎等。

（3）尿路慢性梗阻　尿路结石、前列腺肥大、前列腺肿瘤和尿道狭窄等。

（4）累及肾的全身性代谢性疾病　糖尿病和肾淀粉样变性等。

2. 发展阶段　慢性肾功能衰竭的发生是一个非常缓慢而渐进的病理过程。根据病变发展和肾功能受损程度，可将其分成 4 个阶段，即代偿期、肾功能不全期、肾功能衰竭期和尿毒症期（表 13–2）。

表 13–2　慢性肾功能衰竭的发展阶段

分期	内生肌酐清除率（ml/min）	血尿素氮（mmol/L）	血肌酐（μmol/L）	氮质血症	临床表现
代偿期	>50	<9	<178	无	除原发病外，一般无临床症状或仅有乏力、贫血、多尿、夜尿、消化道不适
肾功能不全期	20 ~ 50	9 ~ 20	178 ~ 445	轻或中度	
肾功能衰竭期	<20	20 ~ 28	445 ~ 707	较重	严重贫血、代谢性酸中毒、低钙、高磷、高氯、低钠血症
尿毒症期	<10	>28.6	>707	严重	尿毒症的各种症状

3. 发生机制　对慢性肾功能衰竭的发生机制尚不完全清楚，目前主要有以下三种学说：

（1）健存肾单位学说　该学说认为，健存的肾单位会随着病情发展逐渐减少，当减少到不能维持肾的正常泌尿功能时，机体的内环境开始发生紊乱，即失代偿，临床上出现慢性肾功能衰竭的一系列临床表现。

（2）矫枉失衡学说　在肾疾病晚期，体内出现某些代谢物的蓄积，机体可通过适应性反应，促使某种调节因子的分泌增多，以促进这些物质的排泄，这就是“矫枉”作用。但当这种调节因子分泌过多时，又可引起另外一些不良影响，使机体内环境在另一层面上发生紊乱，即“失衡”，从而造成机体损伤。

（3）肾小球过度滤过学说　研究发现，慢性肾功能衰竭时，健存的肾单位球内压和流量均增加，导致过度滤过，借此代偿仍能维持机体的内环境稳态。但长期的过度滤过，肾小球会发生纤维化和硬化，从而促进肾功能衰竭的发生发展。

近年来，随着对慢性肾功能衰竭发生发展的深入研究，发现存在一些独立风险因子在进行性肾脏疾患发展成慢性肾功能衰竭过程中有着重大作用，如肾素 – 血管紧张素系统、醛固酮、氧自由基的氧化应激、蛋白尿等。

（三）机体功能和代谢的变化

1. 尿的变化　慢性肾功能衰竭可出现夜尿、多尿、等渗或低渗尿、蛋白尿甚至血尿、脓尿，晚期尿量减少，表现为少尿。

（1）夜尿　正常人每日尿量为 1 ~ 2L，平均为 1.5L，白天尿量较夜间多 2 ~ 3 倍。而慢性肾功能衰竭患者夜间排尿量与白天相近，甚至超过白天，称为夜尿。其发生机制尚不清楚。

（2）多尿　慢性肾功能衰竭患者每天尿量可持续超过 2L，即发生多尿。发生多尿的可能机制是：①原尿生成增多：健存的肾单位代偿力增大，肾的血流集中到这些肾单位，致滤出的原尿量增加；②肾小管重吸收不足：由于原尿生成增多，流速快，重吸收不充分而致尿量增多；③渗透性利尿：由于尿素等增多使小管液溶质浓度升高，引起渗透性利尿；④肾浓缩功能障碍：由于肾髓质病变和肾小管重吸收功能障碍，使尿浓缩功能障碍，致远曲小管和集合管的水分重吸收减少，出现稀释性多尿。

（3）尿渗透压变化　早期患者的肾浓缩功能减退但稀释功能正常，因而出现低比重尿，甚至低渗尿。后期肾浓缩和稀释功能均丧失，尿比重固定形成等渗尿。

（4）尿液成分的变化　肾小球滤过膜通透性增加，而肾小管重吸收障碍，均可导致蛋白尿，严重的甚至出现血尿、脓尿。

（5）少尿　晚期，肾单位极度减少，每日尿量可少于400ml。

2. 氮质血症　慢性肾功能衰竭患者早期血中非蛋白氮（如尿素、肌酐、尿酸等）升高不明显，晚期肾单位大量破坏和肾小球滤过率降低，血中非蛋白氮含量增加（>28. 6mmol/L），称为氮质血症。临床上，通过血液中非蛋白氮含量（主要是尿素氮和肌酐）的测定来反映肾功能情况。但由于慢性肾功能衰竭早期，尿素氮和肌酐的变化不明显，所以临床上常采用更敏感的指标——内生肌酐清除率（尿中肌酐浓度 × 每分钟尿量 / 血浆肌酐含量）来判断病情的严重程度。

3. 水、电解质和酸碱平衡紊乱

（1）水代谢紊乱　慢性肾功能衰竭时，肾脏的调节能力降低，浓缩稀释功能障碍。当水摄入过多时，可引起水潴留、水肿和充血性心力衰竭，甚至水中毒；当水摄入不足或丢失过多时，可导致血容量减少和脱水，重者可导致血压下降。

（2）电解质代谢紊乱　①钠代谢紊乱：由于肾的调节适应能力降低，过多限制钠的摄入或丢失过多，易引起低钠血症；而过多补充钠，可造成钠水潴留。②钾代谢紊乱：慢性肾功能衰竭早期，血钾浓度多正常，但如进食少或呕吐、腹泻时，可出现低钾血症；晚期由于尿量减少、酸中毒、使用保钾利尿剂、分解代谢增强（如感染、发热、创伤等）和溶血等情况，也可能发生高钾血症。③钙磷代谢紊乱：在慢性肾功能衰竭早期，通过机体的代偿调节，钙磷能维持在正常水平。但到晚期，随着肾小球滤过率进一步降低，肾排磷量进一步下降，继发性甲状旁腺素分泌增多已不能促使磷的排出，使血磷升高。同时，高磷血症及肾实质破坏后，羟化维生素 D_3 分泌减少、毒性物质的蓄积等导致肠吸收钙障碍，共同引起血钙降低。④镁代谢紊乱：少尿或无尿导致肾排镁减少，引起高镁血症。

（3）代谢性酸中毒　由于肾小管泌 H^+、产氨能力下降，碳酸氢钠重吸收减少，尤其是硫酸、磷酸等酸性代谢产物排出受阻而在体内潴留，导致代谢性酸中毒。

4. 肾性高血压　因肾实质病变引起的高血压称为肾性高血压。慢性肾功能衰竭伴发高血压的机制有：①肾素－血管紧张素系统活动增强：慢性肾功能衰竭时，肾缺血引起肾素分泌增多，激活肾素－血管紧张素系统，使血管收缩，外周阻力增大，血压升高，称为肾素依赖性高血压；②钠水潴留：肾排钠排水功能降低，钠水潴留，引起血容量和心输出量增多，导致血压升高，称为钠依赖性高血压；③肾降压物质生成减少：慢性肾功能衰竭时，肾单位大量破坏，其产生的激肽、前列腺素 A_2 和 E_2 等降压物质减少，引起血压升高。

5. 肾性骨营养不良　是肾功能衰竭后期严重的并发症，由于钙磷代谢紊乱引起的高磷低钙、甲状旁腺激素分泌增加、羟化维生素 D_3 分泌减少、胶原蛋白代谢障碍及酸中毒等，导致幼儿肾性佝偻病和成人的骨质软化、骨质疏松、纤维化骨炎、骨囊性纤维化等，引起肾性骨营养不良，亦称肾性骨病。患者出现骨痛、行动困难，并且易发生病理性骨折。

6. 肾性贫血　大部分慢性肾功能衰竭患者伴有贫血。这是由于肾实质破坏，促红细胞生成素减少及体内蓄积的毒性物质抑制骨髓的造血功能；还与出血、红细胞破坏增多、毒性物质阻碍肠道对铁、蛋白质等造血原料的吸收有关。

7. 出血倾向　慢性肾功能衰竭患者常伴有出血倾向，表现为皮下淤斑和黏膜出血，如鼻衄、胃肠道出血等，可能与体内蓄积的毒性物质（尿素、胍类、酚类化合物等）抑制血小板的功能有关。

四、尿毒症

尿毒症（uremia）是急慢性肾功能衰竭的最严重阶段，除水、电解质、酸碱平衡紊乱和肾脏分泌功能失调外，还出现内源性毒性物质蓄积而引起的一系列自身中毒症状。

尿毒症是一个非常复杂的病理过程，可能是多种因素共同作用的结果，目前对尿毒症的发生关注度较高的是尿毒症毒素，虽然尚待确定的尿毒症毒素种类较多，但认为比较重要的有尿素、尿酸、胍类化合物、甲状旁腺素、多胺、结构未明的中分子量物质及肌酐等。

在尿毒症期，除慢性肾功能衰竭时泌尿功能障碍、水与电解质代谢紊乱、酸碱平衡紊乱、贫血、高血压和出血等表现进一步加重外，还出现全身各系统、器官的功能代谢障碍。

1. 神经系统　尿毒症患者发生的中枢神经系统功能紊乱称为尿毒症脑病。临床主要表现有头痛、头昏、烦躁不安、思维不集中、失眠、理解力和记忆力减退等，严重时出现抑郁、嗜睡甚至昏迷。周围神经病变的表现有乏力、足部麻木、腱反射减弱或消失，最后可发生麻痹。这些表现可能与尿毒症毒素的蓄积，水、电解质、酸碱平衡紊乱，肾性高血压等引起神经细胞变性甚至坏死有密切关系。

2. 消化系统　症状出现最早、最突出，有食欲不振、厌食、恶心、呕吐、腹泻、口腔黏膜溃疡和消化道出血等。这些表现与肠道细菌的尿素酶分解尿素，产氨增多和胃泌素灭活减少，导致胃肠道黏膜发生溃疡有关。恶心、呕吐也与中枢神经系统的功能障碍有关。

3. 心血管系统　主要表现为充血性心力衰竭和心律失常，晚期可出现尿毒症心包炎。这是由于肾性高血压、酸中毒、高钾血症、钠水潴留、贫血以及毒性物质等作用引起的。

4. 呼吸系统　呼吸加深加快，严重时可出现酸中毒固有的深大呼吸。尿素经唾液酶分解生成氨，使呼出气体有氨味。心力衰竭、低蛋白血症、钠水潴留、尿素、磷酸钙等因素可导致患者发生肺水肿、尿毒症肺炎、纤维素性胸膜炎和肺钙化，可表现出呼吸困难、咳泡沫痰，两肺可闻及干、湿性啰音等。

5. 免疫系统　常并发免疫功能障碍，以细胞免疫异常为主，故尿毒症患者常有严重感染，并成为其主要死因之一。这可能与毒性物质对淋巴细胞的分化和成熟有抑制作用，或者对淋巴细胞有毒性作用等有关。

6. 内分泌系统　常有性腺功能减退。女性可出现月经紊乱、自然流产等，男性可有阳痿，精子少、活力低和雄激素水平降低等。

7. 皮肤变化　患者常出现皮肤瘙痒、干燥、脱屑和颜色改变等，其中瘙痒可能与毒性物质刺激皮肤感觉神经末梢及继发性甲状旁腺功能亢进所致皮肤钙沉积有关。由于肾排泌障碍，尿素随汗液排出，在皮肤汗腺开口处形成的细小白色结晶，称为尿素霜。

8. 代谢障碍　可出现葡萄糖耐量降低，消瘦、恶病质、低蛋白血症等负氮平衡体征及高脂血症等。

同步训练

一、名词解释

急性肾功能衰竭　慢性肾功能衰竭　氮质血症　夜尿　尿毒症

二、填空题

1. 根据发病原因，通常将急性肾功能不全分为________、________和________三类。

2. 少尿型急性肾功能不全的发病过程可以分为________、________和________三期。

3. 慢性肾功能不全患者常出现钙磷代谢障碍，表现为________磷血症和________钙血症，都是引起肾性骨营养不良的因素。

4. 根据尿量的变化，可将急性肾功能不全分为________型和________型两种类型。

5. 临床上常用血________和血________浓度作为判定氮质血症的指标。

6. 慢性肾功能不全的临床发展过程可分为肾功能________期、肾功能________期、肾功能________期和________期4个阶段。

三、选择题

1. 下述哪项不是急性肾功能不全患者的主要临床表现（　　）

A. 高钠血症　B. 水潴留　C. 高钾血症　D. 氮质血症　E. 代谢性酸中毒

2. 引起肾前性急性肾功能不全的常见病因是（　　）

A. 急性肾炎　B. 急性肾盂肾炎　C. 休克　D. 汞中毒　E. 尿路梗阻

3. 以肾小球损害为主的疾病是（　　）

A. 急性肾小球肾炎　B. 急性中毒性肾小管坏死　C. 急性间质性肾炎

D. 肾肿瘤　E. 肾结石

4. 判断少尿的标准是尿量低于（　　）

A.1500ml/24h　B.1000ml/24h　C.800ml/24h　D.400ml/24h　E.100ml/24h

5. 急性肾功能不全少尿期，水平衡紊乱的主要表现是（　　）

A. 高渗性脱水　B. 低渗性脱水　C. 等渗性脱水　D. 水肿　E. 水中毒

6. 急性肾功能不全少尿期，患者最常见最危险的电解质紊乱是（　　）

A. 高钠血症　B. 高钾血症　C. 低钾血症　D. 高钙血症　E. 低镁血症

7. 下列尿毒症患者的临床表现，哪项主要是因肾脏的内分泌功能障碍所致（　　）

A. 氮质血症　B. 出血　C. 代谢性酸中毒　D. 高钾血症　E. 应激性溃疡

8. 下述哪项可以用做判定功能性肾功能不全或是器质性肾功能不全的指标（　　）

A. 肾小球滤过率　B. 肾小管稀释功能　C. 尿比重　D. 尿钾含量　E. 氮质血症

9. 下述哪项变化在功能性肾功能不全时不应出现（　　）

A. 肾血流量减少　B. 肾小管上皮细胞对水重吸收增加

C. 肾小管上皮细胞对钠重吸收减少　D. 血尿素氮含量增高　E. 血钾升高

10. 急性肾功能不全恢复期，肾功能恢复最慢的是（　　）

A. 近曲小管对钠的重吸收　B. 肾小管的浓缩功能　C. 肾小管的稀释功能

D. 远曲小管对钾的分泌　E. 肾小管泌 H^+ 的功能

11. 慢性肾功能不全最常见的致病因素是（　　）

A. 慢性肾盂肾炎　B. 慢性肾小球肾炎　C. 肾结石

D. 高血压性肾小动脉硬化　E. 尿路结石

12. 慢性肾功能不全患者较早出现的症状是（　　）

A. 少尿　B. 夜尿　C. 高钾血症　D. 尿毒症　E. 肾性骨营养不良

13. 慢性肾功能不全患者出现等渗尿标志着（　　）

A. 健存肾单位极度减少　B. 肾血流量明显降低　C. 肾小管重吸收钠减少

D. 肾小管泌钾减少　E. 肾小管浓缩和稀释功能均丧失

14. 尿毒症患者最早出现和最突出的症状是（　　）

A. 尿毒症心包炎　B. 外周神经感觉异常　C. 消化道症状

D. 心力衰竭　E. 尿毒症肺炎

15. 慢性肾功能不全患者易发生出血的主要原因是（　　）

A. 毛细血管壁通透性增加　B. 血小板功能异常　C. 血小板数量减少

D. 凝血物质消耗增多　E. 纤溶系统功能亢进

16. 下述哪种物质不属于尿毒症的常见毒素（　　）

A. 胍基琥珀酸　B. 尿素　C. 中分子物质　D. 甲状旁腺素　E. 甲状腺素

17. 慢性肾功能不全时导致甲状旁腺功能亢进的主要刺激是（　　）

A. 低血磷　B. 低血钙　C. 低血钾　D. 低血镁　E. 低血钠

18. 少尿型急性肾功能不全少尿期，采用严格控制补液量和输液速度的目的是为了防止（　　）

A. 酸中毒　B. 水中毒　C. 高钾血症　D. 氮质血症　E. 高镁血症

四、问答题

1. 急性肾功能不全少尿期最危险的并发症是什么？简述其发生机制。
2. 简述慢性肾功能不全时出现多尿的机制。
3. 试述肾性高血压发生的机制。

五、病例讨论

男性，9 岁，浮肿、血尿 10 天，进行性少尿 8 天。患儿 10 天前晨起发现双眼睑浮肿，尿色发红。8 天前尿色变浅，但尿量进行性减少，每日 130 ~ 150ml，化验血肌酐 498. 6μmol/L，曾给扩容、补液、利尿、降压等处理，病情仍重。3 天前用甘露醇和中草药交替灌肠，口服氧化淀粉及速尿治疗，尿量增至 300 ~ 400ml/ 日。查体：血压 145/80mmHg，重病容，精神差，眼睑浮肿，双下肢可凹性水肿。化验：尿蛋白（++），红细胞 10 ~ 12 个 / 高倍，白细胞 1 ~ 4 个 / 高倍，比重 1. 010，24 小时尿蛋白定量 2. 2g。血生化：尿素氮 36. 7mmol/L，肌酐 546. 60μmol/L，总蛋白 60. 9g/L，白蛋白 35. 4g/L，胆固醇 4. 5mmol/L，补体 C3 0. 48g/L，抗 ASO 800IU/L。

讨论题：

1. 作出诊断并提出诊断依据，用病理生理知识解释其临床表现。
2. 提出对急性肾功能衰竭患者在治疗和护理上应注意的事项。

实验指导

实验一　细胞和组织的适应、损伤与修复

【实验目的与要求】

1. 观察辨认各种适应性变化的大体标本及病理切片的镜下病变特征。

2. 观察辨认各种变性、坏死的大体标本及病理切片的镜下病变特征。

3. 认识肉芽组织大体及镜下病变特征。

【实验材料与方法】

大体标本、病理切片、显微镜等。

运用大体标本观察法及病理切片观察法对发生适应、变性、坏死及肉芽组织的大体标本及病理切片进行观察。

【病理标本描述】

1. 大体标本描述

（1）肾盂积水　肾盂内见有结石，有的结石已取出，肾盂及肾盏明显扩张，肾实质受压变薄萎缩。

（2）心肌肥大　高血压病患者心脏、体积明显大于正常心脏，重量增加，心肌肥厚，尤以左心室增厚最为明显。

（3）肝脂肪变性　肝脏体积增大，包膜紧张，边缘变钝，切面黄色，有油腻感。

（4）脾凝固性坏死　脾切面可见灰白色三角形坏死区，质地干燥致密，界限清楚，周围有暗红色出血带，稍隆起于周围组织。

（5）肺结核干酪样坏死　肺切面可见多处灰黄色干酪样坏死物质，质松脆，部分坏死物排出，形成空洞。

（6）肝液化性坏死　肝切面可见数个脓腔，腔内有灰黄色脓液，周围有灰白色的脓肿壁，脓肿周围肝组织正常。

（7）足干性坏疽　足趾、足背及足底部分皮肤坏死，呈黑褐色，坏死区干燥、质硬，坏死部位与正常组织界限清楚。

2. 病理切片描述

（1）支气管黏膜鳞状化生　支气管黏膜上皮细胞变性、坏死脱落，部分假复层纤毛柱状上皮被鳞状上皮细胞取代，支气管壁可见血管扩张及炎细胞浸润。

（2）肾细胞水肿　病变的肾小管（以近曲小管为主）上皮细胞明显肿胀，向管腔突出，胞质疏松淡染，管腔不规则且变小，细胞质内出现大量红染的细颗粒。

（3）肝细胞脂肪变性　肝小叶结构存在，在一些肝小叶周边部位的肝细胞胞质内出现大小不等的圆形空泡，有的空泡较大，将细胞核挤于一边。

（4）脾中央动脉玻璃样变　脾小体中央动脉管壁增厚，管腔变小；内膜下可见均匀红染无结构物质。

（5）肉芽组织　表面有一层纤维素性渗出物，其下可见大量新生毛细血管向表面垂直生长，其间有成纤维细胞。深部血管减少，成纤维细胞逐渐成熟变为纤维细胞，并有胶原纤维形成，其排列方向与表面平行。在肉芽组织中还可见到各种炎细胞。

【实验报告】

1. 病例讨论：李某，男，65 岁，农民，既往发现有糖尿病史数年。近日出现右小腿肿胀、疼痛，右足 5 趾及足底中部呈现暗黑色，趾间、趾端均有破溃，足背动脉搏动消失。随即到当地医院诊治，经截趾等治疗，愈合出院。

讨论：结合所学内容，判断该患者右下肢出现了哪种病变？这种病变是如何形成的？

2. 描述肝脂肪变性大体病变特点。

3. 绘画肉芽组织镜下简图。

实验二　局部血液循环障碍

【实验目的与要求】

1. 观察辨认肝、肺淤血的大体标本及病理切片的镜下病变特点。

2. 观察辨认混合血栓的形态特点。

3. 熟悉梗死的形态特点。

【实验材料与方法】

大体标本、病理切片、显微镜等。

运用大体标本观察法及病理切片观察法对发生淤血、血栓形成及梗死的大体标本及病理切片进行观察。

【病理标本描述】

1. 大体标本描述

（1）慢性肺淤血　肺重量增加，被膜紧张，边缘变钝，呈暗红色，肺质地较实。

（2）慢性肝淤血　肝脏体积增大，表面光滑，包膜紧张。表面及切面呈暗红色区和黄色区，状似槟榔，称为“槟榔肝”。

（3）静脉血栓　静脉腔内见一血栓，充满整个管腔，和静脉壁粘连，表面干燥易碎，红白相间呈交替的层状结构。

（4）脾贫血性梗死　脾脏一侧切面可见似三角形梗死灶，灰白色，质地较实，界限清楚，其尖端指向脾门，周围有暗红色充血出血带。

（5）肠出血性梗死　小肠一段已剖开。梗死的肠段呈黑褐色，肠壁因淤血、水肿和出血明显增厚，黏膜皱襞消失。

2. 病理切片描述

（1）慢性肺淤血　肺泡壁增厚，肺泡壁内毛细血管高度扩张充血，肺泡腔内含淡红色水肿液、红细胞、巨噬细胞及含有含铁血黄素的心衰细胞。

（2）慢性肝淤血　肝小叶中央静脉及周围肝血窦扩张、充血，近中央静脉的肝细胞萎缩甚至消失，肝小叶边缘的肝细胞发生脂肪变性。

（3）静脉内混合血栓　血栓为深红色（红细胞堆积）和淡红色（血小板小梁）两部分相互层叠相间，血小板小梁呈纵横交错波浪状，小梁边缘可见黏附的白细胞，小梁间为浅红色纤维素网，其内充满大量红细胞。

【实验报告】

1. 病例讨论：

病例1：某男，50岁。因大面积烫伤而入院。为抢救患者，在住院期间多次从下肢静脉穿刺、切开进行输血和输液。虽经一个多月的治疗，但因病情严重而死亡。尸检中发现：下肢静脉内有暗红色血栓形成，部分已脱落；左肺下叶呈暗红色、肿胀，与周围分界不清；肺动脉内有一暗红色血栓。

讨论：（1）分析该患者死亡的原因，并说明理由。

（2）该患者下肢静脉、左肺及肺动脉内分别形成了哪些病变？

（3）临床护理工作中应遵循哪些护理原则？

病例2：女性，60岁。5年前已确诊为脑动脉粥样硬化，4天前早晨醒来自觉头晕并发现左侧上、下肢不能自如活动，且病情逐渐加重，至次日上午左侧上、下肢麻痹、偏瘫。

讨论：患者发生了什么病变？为什么会发生？如何预防？

2. 描述慢性肝淤血大体病理变化。

3. 绘出慢性肺淤血的镜下简图。

实验三　炎　　症

【实验目的与要求】

1. 熟悉各种类型炎症大体标本和病理切片的病理变化特点。

2. 认识各种炎细胞的形态。

【实验材料与方法】

大体标本、病理切片、显微镜等。

运用大体标本观察法及病理切片观察法对发生炎症的大体标本及病理切片进行观察。

【病理标本描述】

1. 大体标本描述

（1）假膜性炎（白喉） 喉、气管及支气管黏膜表面有一层灰白色膜状渗出物覆盖，即假膜。

（2）浆膜纤维素性炎（纤维素性心包炎） 心包脏层及壁层表面粗糙，失去正常光泽，覆以一层灰白色渗出物，呈绒毛状。

（3）脓肿（脑脓肿） 标本为冠状切面，切面上见一脓腔，腔内脓液已大部分流出，在脓肿壁尚附少许脓性物质，脓肿壁增厚。

（4）蜂窝织炎（化脓性阑尾炎） 切除的阑尾肿胀变粗，浆膜面失去光泽，附有黄白色脓性渗出物，可见血管扩张充血，切面阑尾壁明显增厚，阑尾腔内亦见脓性渗出物。

（5）变质性炎（急性重型肝炎） 肝体积明显缩小，尤以左叶明显，包膜皱缩，切面呈黄色或红褐色，有些区域呈红黄相见的斑纹状。

（6）增生性炎（慢性扁桃体炎） 扁桃体因慢性炎症、淋巴组织及纤维组织增生，体积明显肿大，呈灰白色，质较硬。

（7）炎性息肉（子宫颈息肉） 子宫颈外口突出，下垂一个带蒂的结节状肿物，蒂与宫颈内口相连，直径约1cm，呈红色。

2. 病理切片描述

（1）各种炎细胞

①中性粒细胞 中性粒细胞胞浆为淡粉红色，HE染色中，中性粒细胞颗粒不明显，胞核紫蓝色、分叶状（2 ~ 3叶居多）。

②单核细胞 单核细胞体积较大，胞浆丰富，核呈椭圆或肾形，常偏于细胞一侧。核染色质分布均匀，着色较浅。

③淋巴细胞 淋巴细胞体积较小，核呈圆形、浓染，胞浆极少。

④浆细胞 大多数浆细胞呈椭圆形，核偏于一侧，核染色质呈车轮状排列，细胞胞浆丰富，呈嗜碱性染色。

⑤嗜酸性粒细胞 细胞体积与中性粒细胞相同，胞浆内有嗜酸性颗粒，染成鲜明的伊红色，细胞核常为两叶。

（2）化脓性阑尾炎 阑尾各层均明显充血水肿，并有大量中性粒细胞弥漫性浸润，黏膜层部分上皮细胞坏死脱落，阑尾腔内有大量脓细胞（坏死的中性粒细胞）、纤维蛋白和坏死脱落的黏膜上皮。浆膜表面附有少量纤维素及脓细胞。

【实验报告】

1. 病例讨论：某男，20 岁。因上腹部突发性疼痛 8 小时，转移性右下腹疼痛伴恶心、呕吐及发热 3 小时入院。查体：体温 39. 5℃，脉搏 115 次 / 分，呼吸 28 次 / 分，血压 116/85mmHg。急性病容。右下腹有明显压痛及反跳痛。血常规检查：白细胞计数 15×10^9/L，中性粒细胞 0. 91。手术切除阑尾，可见阑尾肿大、色暗红，浆膜面血管扩张充血并被覆灰黄色脓性渗出物。在靠近阑尾根部可见一绿豆大小的穿孔。

讨论：(1) 该患者的病理诊断是什么?

(2) 分析该患者阑尾的病理切片显微镜检查会有哪些病理变化?

(3) 患者所发生的炎症分别属于炎症的临床分类和病理分类的哪种类型?

(4) 试用病理学知识解释患者的临床表现和化验检查结果。

2. 描述绒毛心或急性化脓性阑尾炎或宫颈息肉的大体形态特征。

3. 绘出各种炎细胞的镜下简图。

实验四 肿瘤

【实验目的与要求】

1. 观察肿瘤的异型性及良、恶性肿瘤，癌与肉瘤的主要形态学区别。

2. 熟悉常见肿瘤的病理学类型及肿瘤的一般形态特点、生长方式和转移途径。

【实验材料与方法】

大体标本、病理切片、显微镜等。

运用大体标本观察法及病理切片观察法对常见肿瘤的大体标本及病理切片进行观察。

【病理标本描述】

1. 大体标本描述

(1) 皮肤乳头状瘤　肿瘤突出于皮肤表面，外形似桑葚，肿瘤基底部有蒂，可活动，无浸润现象；切面肿物呈乳头状，灰白色，界限清楚。

(2) 脂肪瘤　肿瘤呈圆或扁圆形、分叶状，包膜完整，黄色，质软有油腻感(似正常脂肪组织)；切面见瘤组织内有纤细的纤维组织间隔。

(3) 乳腺纤维腺瘤　肿瘤呈球形，有完整包膜；切面灰白色，可见交叉分布之纤维条索，实性，质地均匀。

(4) 子宫平滑肌瘤　子宫明显增大及变形，切面见肌层、内膜下或浆膜下可见多个手指尖至拳头大的结节状肿物，边界清楚，质韧；肿物切面呈灰白色，可见条索状编织交错排列的纹理。

(5) 皮肤鳞状细胞癌　皮肤表面见一菜花状肿块，表面有溃疡；切面灰白色，基底宽，肿瘤组织呈蟹足状向周围组织浸润性生长，无包膜，边界不清。

（6）肠腺癌　肿瘤突出于肠黏膜表面，呈蕈伞状或菜花状生长，表面可见坏死；切面灰白色，癌组织呈蟹足状向周边组织浸润，无包膜，边界不清。

（7）乳腺癌　乳房皮肤呈橘皮样外观，乳头收缩下陷；切面见肿物约鸡蛋大，质硬，灰白色，无包膜，呈浸润性生长（部分已侵入胸大肌）。

（8）肺癌　右肺中叶近胸膜处有一鸡蛋大、无包膜、灰白色、质地硬实的肿物。

（9）原发性肝癌　肝左叶有一约 6. 5cm × 12cm 大的灰黄色肿物，质较硬，无包膜，与周围分界不清，肿物周围可见少量残存的肝组织；切面见散在的出血坏死灶。

（10）胃癌肝转移　肝脏表面及切面均可见多个灰白色结节状肿物，大小不等，蚕豆至核桃大，与周围分界较清。

（11）股骨肉瘤　股骨下段肿大，形成一个 15cm × 4cm 的菱形肿物；切面见该段骨质已严重破坏，形成灰白色肿瘤组织，且浸润至骨髓腔及周围软组织。

（12）畸胎瘤　肿瘤呈圆形或椭圆形囊性肿物，包膜完整，表面光滑。切面见囊腔内充满黄色油脂样物和毛发，有的含骨组织、黏液或浆液等；囊壁一侧部分增厚，多种组织成分常在该处生长。

（13）黑色素瘤　肿瘤呈结节状，黑褐色；切面可见纤细的纤维条索。

（14）肠系膜恶性淋巴瘤　肠系膜淋巴结显著肿大融合，无包膜，浸润肠系膜至肠壁；切面质地均匀、细腻，灰红色，湿润部分区域有出血坏死。

（15）结肠多发性腺瘤性息肉　结肠黏膜有许多大小不等的息肉状肿瘤突出于黏膜表面，基底部有蒂，与肠黏膜相连，可活动。

2. 病理切片描述

（1）鳞状细胞癌　癌细胞呈巢状排列，即癌巢。癌巢呈片状或条索状，与间质分界清楚。高分化鳞癌癌巢中可见层状红染的圆形或不规则形角化珠（癌珠），低分化鳞癌则不见或少见角化物质。癌细胞大小不等，形态多样，核大、染色深，可见病理性核分裂象。间质内有纤维结缔组织，其中有淋巴细胞浸润。

（2）腺癌　癌细胞呈腺管状排列，管腔大小不等、形状不一，腺管有共壁和背靠背现象。癌细胞多层排列，表现为不同程度的异型性，细胞大小不一、形态各异，排列紊乱，核大深染，病理性核分裂象多见。实质与间质分界清楚。

（3）纤维肉瘤　瘤细胞与间质混杂，分界不清，弥漫排列。瘤细胞呈多形性，核大深染，核分裂象多见，可见病理性核分裂。间质血管丰富，部分肿瘤组织出血坏死。

【实验报告】

1. 病例讨论：某男，50 岁。因胃痛、胃出血两月余入院。患者曾有胃溃疡病史。胃镜检查示：胃小弯处有一直径 3. 2cm 的溃疡，底部凹凸不平，边缘不整齐，呈火山口样改变，周围黏膜皱襞中断。临床检查：左锁骨上淋巴结肿大，质硬，无压痛。组织学检查：胃内细胞呈不规则腺样组织，排列呈实性，异型性明显，见病理性核分裂象；肿大的淋巴结内有大量腺腔样结构，腺腔排列紊乱，细胞有明显的异型性。

讨论：（1）该患者胃部诊断为何种疾病？诊断依据是什么？

（2）淋巴结的病变是什么？与胃部病变是否有联系？

2. 思考：良性肿瘤与恶性肿瘤有哪些不同？临床上如何区别良、恶性肿瘤？

3. 绘出鳞癌或腺癌的镜下简图。

实验五　酸碱平衡紊乱

【实验目的与要求】

1. 通过复制酸碱平衡紊乱动物模型，观察动物血液酸碱指标的变化。

2. 结合动脉血气指标，掌握酸碱平衡紊乱的分析判断。

【实验材料】

1. 实验动物　家兔（1.5 ~ 2.5kg）。

2. 实验仪器　血气酸碱分析仪、静脉导管及输液装置、兔手术台、实验手术器械一套、三通活塞动脉导管烧杯、气管插管、纱布、颈动脉插管、注射器、试管等。

3. 实验药品　1 %戊巴比妥、生理盐水、蒸馏水、4 %乳酸溶液、2 % $NaHCO_3$ 溶液。

【实验步骤】

1. 麻醉、固定动物：取家兔 1 只，称重，使其仰卧于兔实验台上。由家兔耳缘静脉注入 1 %戊巴比妥溶液（3ml/kg 体重）进行麻醉。

2. 气管插管：家兔背位固定，自甲状软骨处向下切开颈正中皮肤 5 ~ 6cm，分离出气管，在气管下穿一条粗线备用。在甲状软骨下 0.5 ~ 1cm 处两个软骨环之间剪开气管，再向头端做纵向切口，使之成倒“T”形，插入气管插管，用线绑紧固定。

3. 颈总动脉插管：分离颈总动脉，穿两条粗线备用。结扎动脉远心端，动脉夹夹近心端，在靠近远心端结扎处的动脉壁上剪一斜口，插入预先充满生理盐水的连有三通活塞的动脉导管，用线固定后，慢慢松开动脉夹。

4. 血气分析：动脉抽血 1ml，测各血指标，同时观察家兔的呼吸频率及深度。

5. 经兔耳缘静脉注入 4 %乳酸溶液（10ml/kg 体重），每分钟 20 ~ 30 滴，10 分钟后从颈总动脉导管采血 0.5ml 进行血气分析，同时观察家兔表现。

6. 经兔耳缘静脉注入 2 % $NaHCO_3$ 溶液（10ml/kg 体重），每分钟 20 ~ 30 滴，10 分钟后从颈总动脉导管采血 0.5ml 进行血气分析，同时观察家兔表现。

7. 用止血钳完全夹闭气管插管上的乳胶管 1 ~ 1.5 分钟后，立即从颈总动脉导管采血 0.5ml 进行血气分析，观察家兔表现。

8. 将气管插管上的乳胶管与人工呼吸机相连，人工被动过度通气 3 ~ 5 分钟后，立即从颈总动脉导管采血 0.5ml 进行血气分析，观察家兔表现。

9. 注意事项：

（1）注意保持家兔呼吸道通畅。

（2）气管插管时应避免出血过多，防止血液流入器官被吸入肺而影响通气。

（3）取血时应注意隔绝空气，针管内气泡要立即排出。

【实验报告】

1. 观察实验中家兔不同条件下的血气变化，分析酸碱平衡紊乱的类型及特点。

2. 思考题：

（1）某慢性支气管炎合并肺气肿患者，近日因肺部感染入院。实验室检查结果显示：血 pH 值 7. 34，动脉血二氧化碳分压 9. 45kPa，标准碳酸氢盐 35mmol/L。请分析其酸碱平衡紊乱的类型，并说明诊断依据。

（2）某幽门梗阻引起剧烈呕吐患者，实验室检查结果显示：血 pH 值 7. 51，动脉血二氧化碳分压 7. 72kPa，标准碳酸氢盐 45mmol/L。请分析其酸碱平衡紊乱的类型，并说明诊断依据。

实验六　缺　　氧

【实验目的与要求】

1. 复制小白鼠不同类型的缺氧模型，了解缺氧的原因及类型。

2. 观察不同类型缺氧时小白鼠机体的变化。

【实验材料】

1. 实验动物　小白鼠。

2. 实验仪器　带塞广口瓶、天平、10ml 注射器、剪刀、镊子。

3. 实验药品　钠石灰、凡士林、5% 亚硝酸钠、0. 1% 氰化钾。

【实验步骤】

1. 低张性缺氧

（1）先将 5g 钠石灰放入 100ml 广口瓶中，取小白鼠称重后放入瓶中，观察小白鼠的一般状态和呼吸，皮肤、口唇黏膜的颜色等。

（2）然后将广口瓶塞紧软木塞，记录时间，每 3 分钟观察上述指标变化，直至小白鼠死亡。

（3）取正常小白鼠 1 只，用颈椎脱臼法处死后解剖，观察内脏及血液颜色。

（4）解剖缺氧死亡小白鼠，观察内脏和血液颜色，并与正常小白鼠对比。

2. 血液性缺氧

（1)取小白鼠 1 只称重，观察一般状态同上，按 0. 2ml/10g 向小白鼠腹腔内注射 5% 亚硝酸钠。观察记录小白鼠呼吸，皮肤、口唇黏膜颜色的变化，并记录死亡时间。

（2）解剖死亡小白鼠，观察内脏和血液颜色，并与正常小白鼠对比。

3. 组织性缺氧

（1）取小白鼠 1 只称重，观察一般状态同上，按 0. 1ml/10g 向小白鼠腹腔内注射 0. 1% 氰化钾。观察记录小白鼠呼吸，皮肤、口唇黏膜颜色的变化，并记录死亡时间。

（2）解剖死亡小白鼠，观察内脏和血液颜色，并与正常小白鼠对比。

4. 实验注意事项

（1）广口瓶瓶塞一定要塞紧，可在瓶塞边缘涂以薄层凡士林。

（2）氰化钾是剧毒药品，实验后一定要洗手，并将物品洗涤干净。

（3）对小白鼠进行腹腔注射时应避免将药物注入肝脏、肠腔及膀胱。

【实验报告】

通过观察，列表对比不同类型缺氧时小白鼠的呼吸，皮肤、口唇黏膜颜色，内脏、血液颜色的改变及死亡时间的不同，分析各型缺氧表现的相应机制。

实验七　休　　克

【实验目的与要求】

1. 通过复制失血性休克实验，观察大量失血对呼吸、循环等系统的影响。

2. 熟悉休克的发病机制及休克三期微循环的变化。

【实验材料】

1. 实验动物　家兔。

2. 实验仪器　兔实验台，动物呼吸、血压描记装置一套，急性动物实验手术用品一套，输液装置一套，测中心静脉压装置，输尿管插管，温度计，婴儿秤。

3. 实验药品　20% 乌拉坦溶液、1% 普鲁卡因、生理盐水、肝素溶液、3. 8% 枸橼酸钠、去甲肾上腺素注射液。

【实验步骤】

1. 麻醉、固定动物：取家兔 1 只，称重，使其仰卧于兔实验台上。由家兔耳缘静脉注入 20% 乌拉坦（4ml/kg 体重）进行麻醉。

2. 气管、输尿管插管：家兔背位固定，自甲状软骨处向下切开颈正中皮肤 5 ~ 6cm，分离出气管、左右颈总动脉，气管插管描记呼吸。在耻骨联合上做下腹部正中切口，长约 5cm，找出膀胱，排空尿液，将其从腹腔拉出，沿背面膀胱三角区找到双侧输尿管，分离并插管，记录尿量。

3. 动脉套管、静脉插管：由耳缘静脉注入肝素溶液（1250μ/kg 体重）。将带有三通管的动脉套管的一侧连接血压描记装置，另一侧管暂时夹闭以备放血用，插入颈动脉套管记录血压。从右侧颈外静脉插入 5cm 长的静脉插管，导管的外端用三通管连接输液装置和膀胱检压计以备输液和测定中心静脉压。

4. 放血前观察家兔一般情况及各项生理指标，如皮肤与黏膜颜色、肛温、血压、呼吸、心率、中心静脉压、尿量等。

5. 用 50ml 注射器连接夹闭的侧管，打开该侧管，进行放血，直至血压降为 30 ~ 40mmHg，并维持 15 ~ 20 分钟。观察注射器中血量、家兔各项生理指标的变化。

6. 停止放血，记录失血量，每分钟观察 1 次并记录结果，看有无休克发生。

7. 抢救：将注射器内的血液倒入输液瓶内，快速经兔耳缘静脉或颈外静脉插管输入，再输入相当于失血量的生理盐水（每分钟 150 滴）进行抢救。复查动物一般情况及各项生理指标。

8. 注意事项：

（1）麻醉深浅要掌握好。实验中尽量避免和减少因手术所致的出血，否则手术本身亦可引起休克。

（2）牵拉膀胱、肠管时动作要轻，以免引起创伤性休克。

（3）注意放血量不宜过多，血压控制在 30mmHg 以上。

【实验报告】

1. 观察实验动物失血性休克的病理生理学变化，描述失血性休克动物有哪些表现?

2. 分析实验动物失血量与血压、尿量的关系，讨论休克不同时期的功能代谢变化。

实验八　常见疾病

【实验目的与要求】

1. 掌握大、中动脉粥样硬化（主动脉、冠状动脉），高血压病，小叶性肺炎，急性、慢性病毒性肝炎，肝硬化和急性、慢性肾小球肾炎的病理变化。

2. 熟悉大叶性肺炎，胃、十二指肠溃疡，心肌梗死，原发性、继发性结核病，子宫颈癌和乳腺癌的病理变化。

3. 了解风湿性心瓣膜病、绒毛心、慢性肾盂肾炎、流行性脑脊髓膜炎、流行性乙型脑炎、细菌性痢疾、伤寒（肠道）和葡萄胎的病理变化。

【实验材料与方法】

大体标本、组织切片、显微镜等。

运用大体标本观察法及病理切片观察法对心血管系统、呼吸系统、消化系统和泌尿系统常见疾病、传染病及女性生殖系统疾病的大体标本及病理切片进行观察。

【病理标本描述】

1. 大体标本描述

（1）主动脉粥样硬化　动脉内膜面可见大小不等稍隆起的黄色斑纹，略高出内膜表面。部分内膜上散在大小不等的灰白色蜡滴状突起的斑块，有的斑块表面溃破，形成粥样溃疡，病灶多分布在动脉分支开口处。动脉的弹性降低，管壁变硬。

（2）高血压性心脏病　心脏体积增大、重量增加，主要表现为左心室壁明显增厚，乳头肌增粗，瓣膜无明显变化。心腔不大。右心室基本无变化。

（3）心肌梗死　左心室前壁和室间隔前 1/3 可见灰白色梗死灶，几乎累及全层。

（4）风湿性心瓣膜病　心脏体积增大，左心房肥厚扩张，内膜粗糙增厚。二尖瓣瓣膜增厚、变硬，瓣叶粘连使瓣膜口狭窄呈鱼口状，腱索增粗、变短。

（5）大叶性肺炎（灰色肝样变期）　病变肺叶肿大，呈灰白色，饱满，质实如肝。

切面见肺叶大面积的实变区，粗糙呈颗粒状。胸膜表面有纤维素渗出。

（6）小叶性肺炎　肺表面及切面可见多数散在分布大小不等的灰黄色小病灶，以肺下叶和背侧较重，部分互相融合成片，明显实变，略突出于肺表面。病灶中心可见扩张的细支气管，管腔内常有脓性渗出物。

（7）胃溃疡　胃窦部有一个椭圆形病灶，直径约1.5cm，边缘整齐，周围黏膜皱襞呈放射状。溃疡底部平坦，表面有少量渗出物。

（8）十二指肠溃疡　溃疡见于十二指肠球部，圆形，直径小于1cm，溃疡较浅。

（9）急性重症肝炎　肝脏体积明显缩小，尤以左叶为甚，质地柔软，表面被膜皱缩。表面及切面呈黄色或褐红色，有的区域呈红黄相间的斑纹状。

（10）门脉性肝硬化　肝体积缩小，重量减轻，硬度增加，边缘锐利。表面呈颗粒状或小结节状，结节大小较一致。切面见小结节周围为纤维组织条索包绕，其间隔较窄且较一致，弥漫分布于全肝。肝被膜增厚。

（11）急性肾小球肾炎　两肾脏的体积对称性增大，被膜紧张，充血——“大红肾”；表面及切面可见散在的出血点——“蚤咬肾”。

（12）慢性肾小球肾炎　双侧肾脏体积缩小，质地变硬，表面呈弥漫性细颗粒状，故称为颗粒性固缩肾。切面皮质变薄，皮质、髓质界限不清。

（13）慢性肾盂肾炎　肾脏体积缩小，质地变硬，表面出现不规则的瘢痕，如累及双侧，为不对称性硬化；切面皮质、髓质界限不清，肾乳头萎缩，肾盂因瘢痕挛缩而变形。

（14）原发性肺结核　病变肺叶见圆形灰黄色干酪样坏死灶（原发感染灶），色灰黄、质致密，相应的支气管周围淋巴结明显肿大，呈干酪样坏死改变。

（15）慢性纤维空洞型肺结核　病变肺可见较大空洞，空洞内面坏死物质已完全脱落干净，内面光滑，和周围境界清楚，有一厚层纤维性组织将其包绕，故称厚壁空洞。空洞附近组织有明显的纤维组织增生，胸膜增厚。

（16）流行性脑脊髓膜炎　蛛网膜下腔充满黄色脓性渗出物，覆盖于脑沟脑回使其结构模糊不清。

（17）流行性乙型脑炎　软脑膜充血、水肿，脑回变宽，脑沟窄而浅，切面大脑皮质可见散在点状出血及小的软化灶。

（18）细菌性痢疾　结肠黏膜表面附有一层污秽的灰白色假膜，呈糠皮样。假膜脱落处形成大小不等、形状不一的地图状浅表溃疡。肠壁因充血水肿而增厚。

（19）伤寒　回肠下端可见圆形或椭圆形灰白色肿物，表面凹凸不平，状似脑回。

（20）葡萄胎　宫腔内见透明或半透明的薄壁水泡，为高度水肿的胎盘绒毛，有蒂相连，形似葡萄。

（21）子宫颈癌　子宫颈表面可见呈菜花状肿物，表面糜烂。

（22）乳腺癌　皮肤溃烂，乳头下陷，肿瘤呈灰白色，质硬，无包膜，与周围组织分解不清，已经侵入胸大肌。

2. 病理切片描述

（1）主动脉粥样硬化　动脉管腔狭窄，内膜不平，部分向管腔内呈半月形突起，突起部分见纤维组织增生、玻璃样变，内膜增厚。内膜深层见一片浅伊红色无结构的坏死物，为粥样斑块。粥样斑块中有许多呈斜方形、菱形及针形的空隙，为胆固醇结晶在制片过程被溶解所留下的空隙。

（2）风湿性心肌炎　心肌间质充血水肿，心肌纤维排列疏松。间质内血管周围可见由成簇细胞构成的呈梭形或椭圆形病灶，即为风湿小体。高倍镜下风湿小体中央为纤维素样坏死，呈红染的片状或絮状物质，其外见许多风湿细胞（Aschoff 细胞）。外层有淋巴细胞等炎细胞浸润。

（3）大叶性肺炎（红色肝样变）　肺泡壁毛细血管扩张充血，肺泡腔内可见大量纤维素、红细胞、少量中性粒细胞以及单核巨噬细胞。

（4）大叶性肺炎（灰色肝样变）　肺泡壁毛细血管充血减退，呈贫血状态。肺泡腔扩张，其内充满大量纤维素和中性粒细胞及少量巨噬细胞，肺泡间孔明显扩张，部分区域可见纤维素穿过肺泡间孔与邻近肺泡腔内的纤维素网相连。

（5）小叶性肺炎　病灶以细支气管为中心，支气管壁充血水肿，黏膜上皮细胞部分坏死脱落，腔内可见脓性分泌物，周围肺泡腔内可见大量中性粒细胞、少量巨噬细胞、浆液及纤维素等，部分病灶内肺组织结构被破坏，形成小脓肿。病灶周围肺组织发生代偿性扩张。

（6）慢性胃溃疡　溃疡由浅到深可见 4 层结构：①炎性渗出物；②坏死组织；③新鲜的肉芽组织；④瘢痕组织。

（7）急性病毒性肝炎　广泛的肝细胞变性而坏死轻微。肝细胞变性以胞浆疏松化和气球样变为主；部分肝细胞缩小，胞浆浓缩变成深红色的嗜酸性小体。坏死多为散在的点状坏死，其中肝细胞消失；坏死处、汇管区和肝小叶内见轻重不等的炎细胞浸润；毛细胆管内有胆栓形成。

（8）门脉性肝硬化　正常肝小叶结构被破坏，见大小不等、圆形或椭圆形的肝细胞团，即假小叶。假小叶内肝细胞大小不等、排列紊乱，中央静脉缺如、偏位或有两个以上，有时包绕有汇管区。其周围增生的纤维组织中可见新生的小胆管和炎性细胞浸润。

（9）急性肾小球肾炎　肾小球体积增大，内皮细胞和系膜细胞增多，病变广泛，可见中性粒细胞和单核细胞浸润，毛细血管管腔狭窄或闭塞，肾小囊稍狭窄。

（10）慢性肾小球肾炎　大部分肾小球纤维化、玻璃样变，所属肾小管萎缩或消失，间质纤维化，伴有淋巴细胞及浆细胞浸润。病变轻的肾单位出现代偿性改变，肾小球体积增大，肾小管扩张，腔内可见各种管型。

（11）结核结节　肺组织中多个结节状病灶，有的中央可见红染无结构的颗粒状物质。结节中有胞质丰富的多核巨细胞，核呈花环状或马蹄状排列在胞质周边。结节的外围是多角形或梭形的类上皮细胞、成纤维细胞和淋巴细胞。

（12）流行性乙型脑炎　神经细胞变性、坏死，小胶质细胞增生，形成小胶质细胞结节。变性坏死的神经元及血管周围有炎细胞浸润，以单核、淋巴、浆细胞渗出为主，炎细胞围绕血管周围间隙形成袖套状。

（13）伤寒　回肠黏膜及黏膜下层见淋巴滤泡增生，淋巴滤泡内增生的巨噬细胞体积较大，胞浆丰富，核圆形或肾形，胞浆内有的可见吞噬的红细胞、淋巴细胞及组织碎片，此即伤寒细胞，多个伤寒细胞聚集形成伤寒小结。

【实验报告】

1. 病例讨论：

病例1：高某，男性，60岁，近两年来反复胸痛，发作与劳累及情绪有关，休息可以缓解。2小时前出现持续性胸痛，进行性加剧，服用血管扩张药物也不缓解。

讨论：请根据所学知识，对该患者做出病理诊断并分析其发生、发展的病理过程。

病例2：李某，男，48岁。上腹饱胀不适、纳差乏力3个月余，近1周加重入院。患者4年前发现有乙肝，近3个月前感到上腹饱胀不适，食欲减退，有时恶心，乏力明显。近1周来牙龈时有出血，腹胀加重。入院体检：面色萎黄，颈部有两处蜘蛛痣，心肺未见异常，腹水征阳性，腹壁静脉曲张，肝脏肋下未触及，脾肋下3cm、质中，双下肢凹陷性水肿。实验室检查：红细胞 3.08×10^{12}/L，血红蛋白70g/L；血清总蛋白52.3g/L，白蛋白24.0g/L，球蛋白32.9g/L。X线食管静脉造影提示：食管下段静脉曲张。

讨论：（1）根据症状体征、检查结果作出诊断，列出诊断依据。

（2）分析该患者所患疾病临床和病理联系。

病例3：张某，女，48岁。一年前发现右侧乳腺有一肿块。一年来，肿块由花生米大小增至鸡蛋大小，无红肿及疼痛，10天前见肿块表面溃烂，有血性液体渗出。查体见：右侧乳腺皮肤呈橘皮样，外上方有一鸡蛋大小的肿块，固定不活动，表面溃烂，乳头凹陷，右腋窝淋巴结肿大。手术见：肿块与周围组织粘连，无包膜，界限不清。镜检见：癌细胞呈实性条索状或巢状与腺样结构混合存在，实质与间质大致相等。

讨论：（1）请根据所学知识，对该患者作出病理诊断并说明诊断依据。

（2）分析患者为何出现皮肤橘皮样外观和腋窝淋巴结肿大等临床表现。

2. 描述肝硬化大体病理变化及绘出假小叶的镜下简图。

3. 绘出慢性肾小球肾炎镜下简图。

4. 描述乳腺癌的大体病理变化。

5. 绘出结核结节镜下简图。

实验九　重要器官功能衰竭

【实验目的与要求】

通过复制急性心力衰竭、呼吸衰竭、急性肾功能不全的病理模型，观察相应病理变化并分析其发生机制。

【实验步骤】

观看急性心力衰竭、呼吸衰竭、急性中毒性肾功能衰竭和肝性脑病等实验录像。

【实验报告】

1. 思考

（1）急性心力衰竭可导致哪些血流动力学改变?

（2）呼吸衰竭的原因和发生机制有哪些？相应的血气变化是什么?

（3）分析急性中毒性肾功能不全的发生机制。

（4）分析肝性脑病的发生原因与机制。

2. 病例　张某，男。因患慢性纤维空洞型肺结核气胸，导致肺不张、呼吸困难急诊入院，其血气分析为：动脉血二氧化碳分压 6.65kPa（50mmHg），动脉血氧分压 7.5kPa（56.4mmHg）。手术治疗后呼吸困难解除，血气分析结果正常。

讨论:（1）该患者发生了哪种类型呼吸衰竭?

（2）患者为什么发生呼吸困难？发生了哪一型缺氧?

主要参考书目

1. 黄玉芳．病理学．第9版．北京：中国中医药出版社，2012.
2. 李玉林．病理学．第7版．北京：人民卫生出版社，2008.
3. 金惠铭，王建枝．病理生理学．第7版．北京：人民卫生出版社，2008.
4. 王恩华．病理学．第2版．北京：高等教育出版社，2008.
5. 李桂源．病理生理学．第2版．北京：人民卫生出版社，2010.
6. 吴立玲．病理生理学．北京：人民卫生出版社，2011.
7. 王志敏．病理学基础．第2版．北京：人民卫生出版社，2008.
8. 丁运良．病理学与病理生理学．北京：高等教育出版社，2011.
9. 李小宁．病理学基础．南京：江苏科技出版社，2007.
10. 季润元．人体病理基础．南京：江苏教育出版社，2012.